DIE POWER FORMEL

+ Nur 30 Minuten pro Tag
+ Ohne Geräte
+ Wo immer du bist

MARCO SANTORO
GELA BRÜGGEMANN

DIE POWER FORMEL

+ Nur 30 Minuten pro Tag
+ Ohne Geräte
+ Wo immer du bist

südwest

INHALT

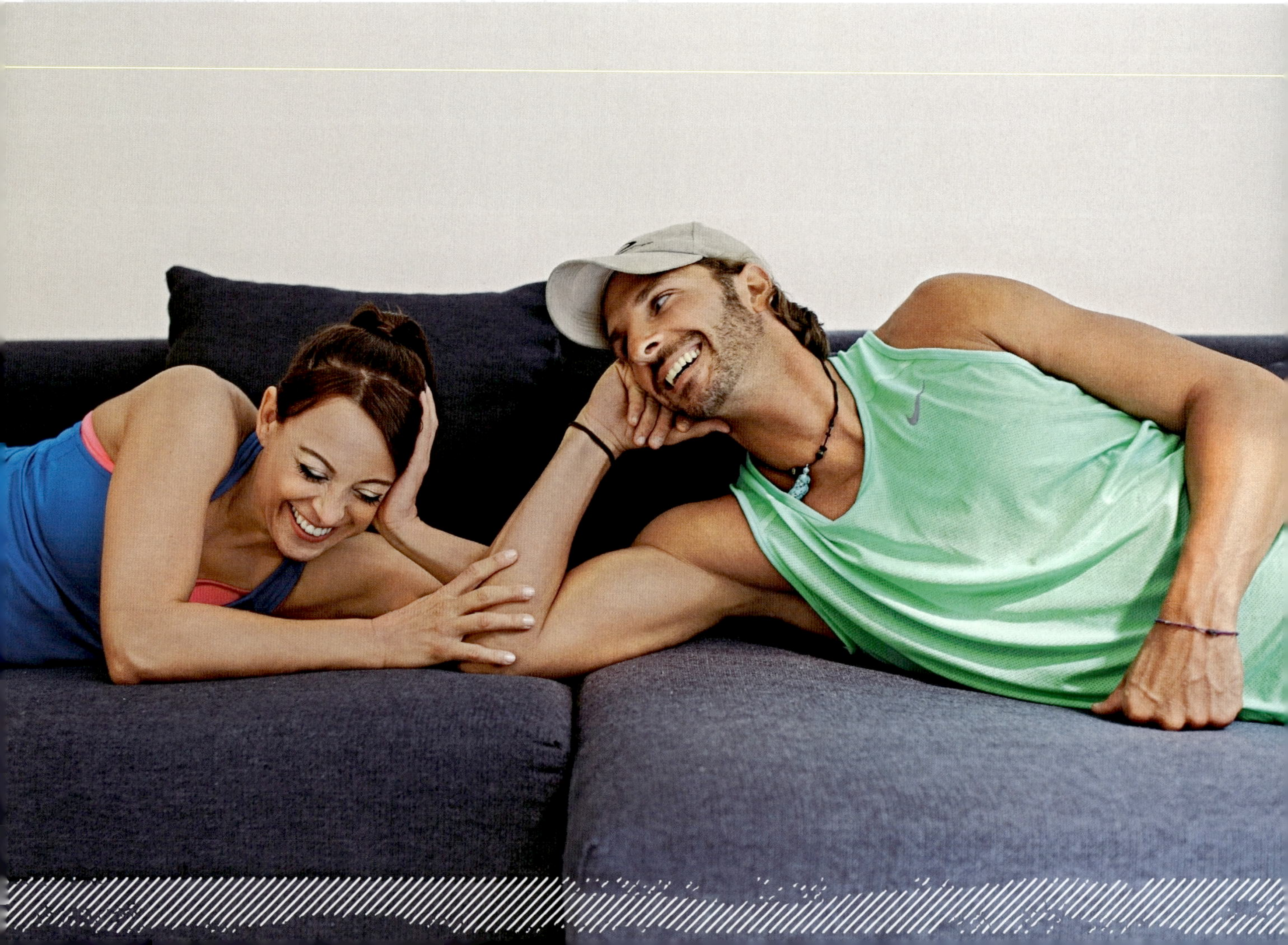

ENTFACHE DAS FEUER IN DIR!

WENN DU EINEN DÖNER IN DER HAND HÄLTST, DANN ISST DU IHN. WENN DU NEBEN EINER NACKTEN FRAU LIEGST, SCHLÄFST DU MIT IHR. UND WENN DU EINE WAFFE TRÄGST, DANN BENUTZT DU SIE.

Ein Zitat aus einem meiner Lieblingsfilme „Kurz und schmerzlos" von Fatih Akin. Es geht in dieser Szene um den Point of no Return – wenn alles unabwendbar in eine Richtung fließt, das Ziel klar ist und die Dinge früher oder später ihren Gang gehen. Was dann passiert, kann ganz banal sein, grausam oder wunderschön. Sicher ist, dass es passiert. Wenn diese Welle einsetzt, wird alles, was sich ihr in den Weg stellt, ohne Rücksicht niedergewalzt. Auf Sport bezogen heißt das: Alle Hindernisse wie eigene Zweifel, Versagensängste oder Bedenken aus dem Umfeld, die sich deinem Traum in den Weg stellen, werden eliminiert. Dein Ziel, einen Traumkörper zu formen, wird erreicht.

Wie gelangst du im Sport an diesen Point of no Return? Denn die bloße Anwesenheit einer Fitnessmatte auf den Wohnzimmerdielen bedeutet für seinen Besitzer noch nicht den Eintritt in den Fitnessolymp inklusive Traumfigur. Im Sport hast du diesen Punkt dann erreicht, wenn nach ein paar Wochen Training deine Muskulatur stark wird, die Übungsabläufe fließend werden und du alle Informationen über richtige Ernährung, Trainingsintensität und -vorbereitung abgespeichert hast. Du hast dich an deine tägliche Dosis Glückshormone gewöhnt und möchtest während des Trainings nirgendwo anders mehr sein. Ab hier geht es nur noch in eine Richtung: zu deinem Trainingsziel. Da hinzukommen ist nicht schwer. Du musst dich der Sache nur hingeben. Wenn du trainierst, tue es mit all deinen Sinnen. Lausche deinem Atem, spüre die Kraft deiner Muskeln und überprüfe im Geist das, was du tust, immer wieder auf Perfektion. Ab und zu zischt ein erfrischender Gedanke an deine zukünftige Traumfigur vorbei – genieße ihn. Training ist Training ist Training – DU musst dich nur dafür entscheiden. DU entscheidest, wohin du willst, wer du sein willst und was du erreichen willst. DU ENTSCHEIDEST, WER DU BIST.

Ich bin Sportler durch und durch. Mir persönlich bricht es mein Sportlerherz, wenn ich Sportler oder Sporttreibende, die ihre Sache nicht von Herzen machen, sehe: im Slow-Motion-Modus auf dem Crosstrainer, nebenbei die Glotze an. Nordic Walking mit schlaffen Armen, Laufen mit krummen Schultern und falschen Schuhen. Oder viel zu lange Pausen an den Hantelbänken. So bringt Sport genauso viel wie eine Kartoffel als Hausantenne. Warum nicht vollen Einsatz zeigen? Weil du es für dich selbst tust und dir keiner Geld oder gute Noten dafür gibt? Wenn aber nicht der kleinste Funke Motivation und Wertschätzung in dir vorhanden wäre, würdest du doch gar nicht erst mit dem Sport anfangen. Wir wollen aus diesem Funken eine Fackel machen. Ich habe unzählige Male gesehen, wie Sport aus einer Sparflamme eine Feuersbrunst entfacht hat und das zum Leuchten brachte, was in uns steckt. Let's start the fire!

Dein Marco

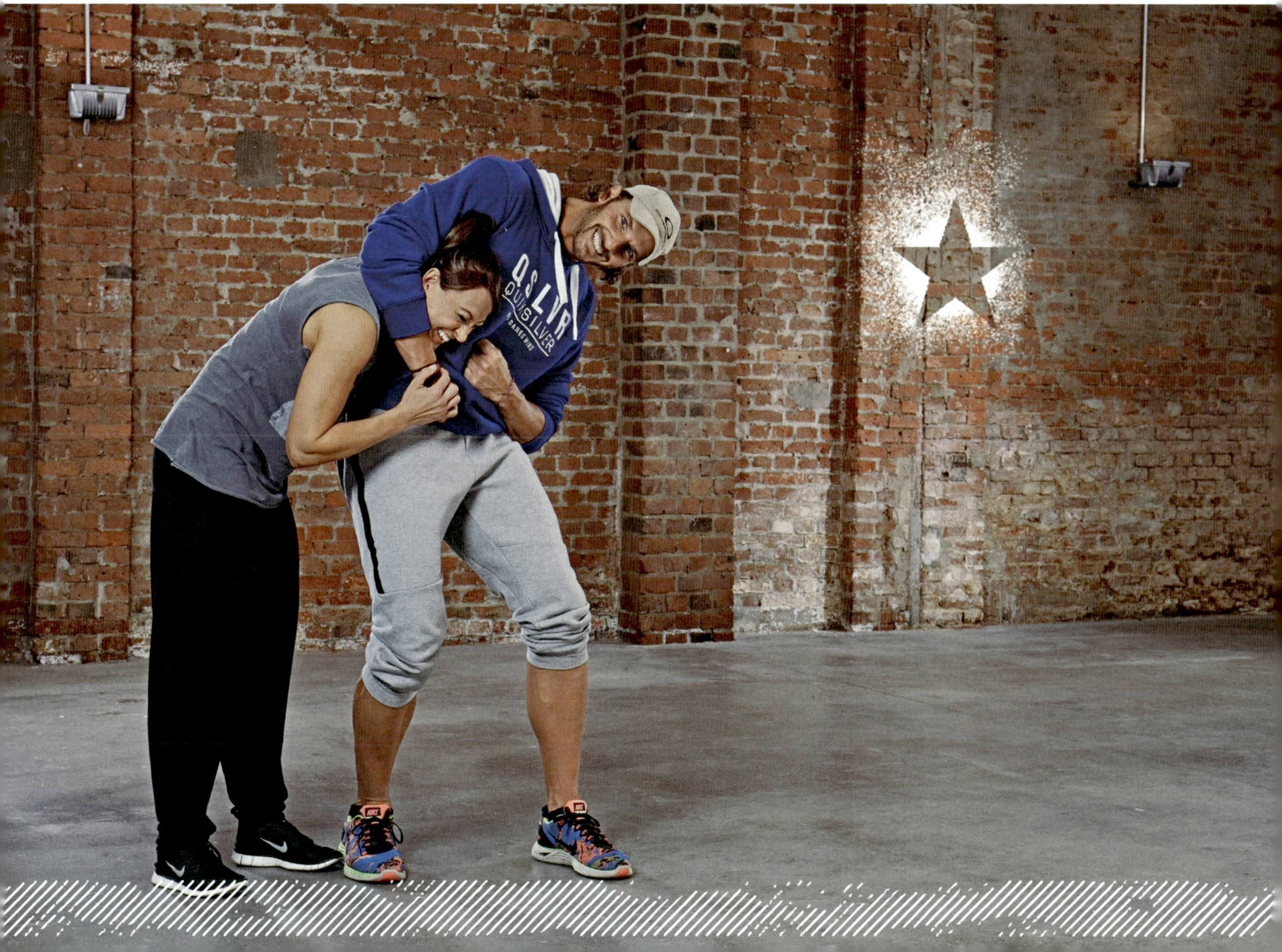

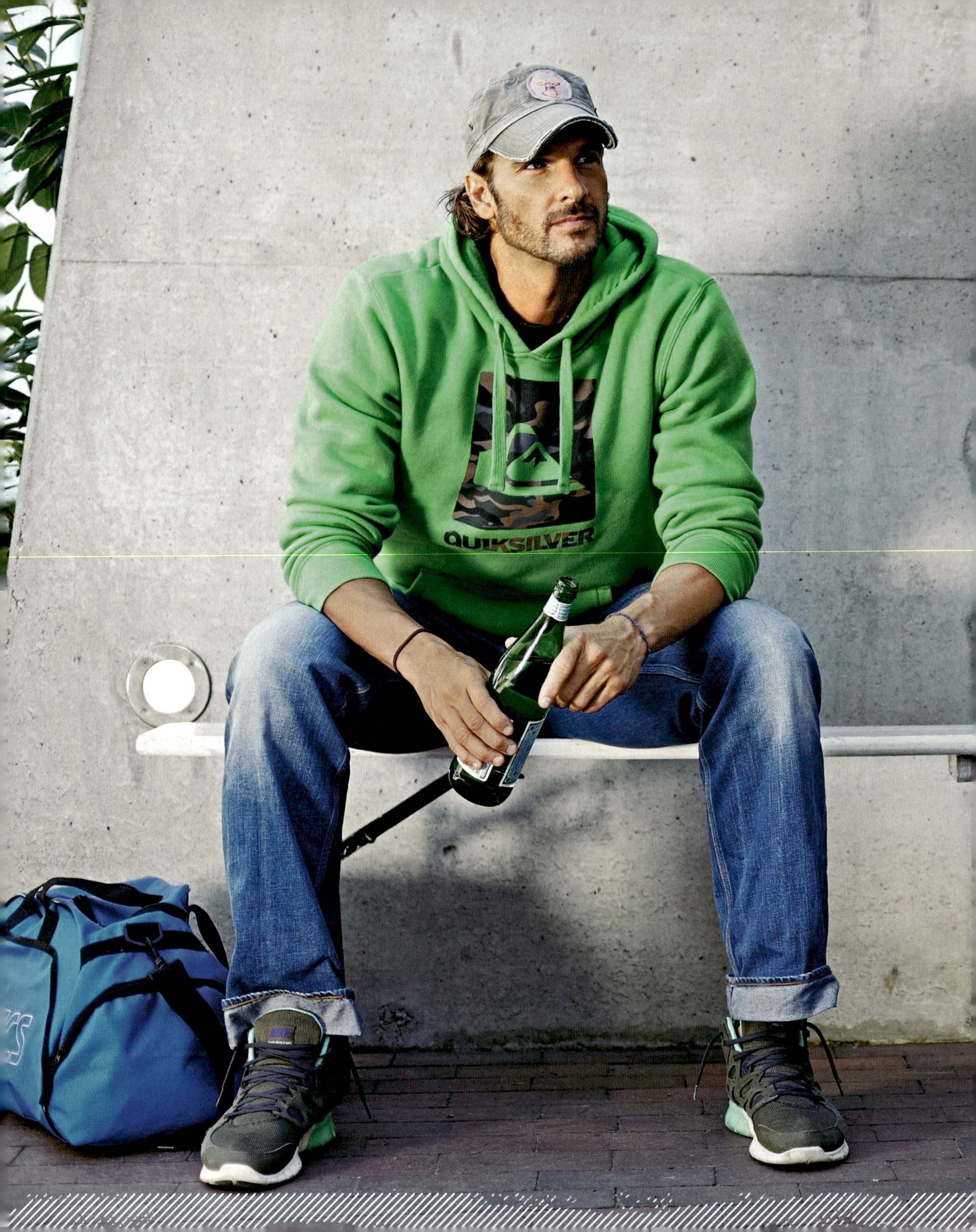
QUIKSILVER

LET'S START THE FIRE

Noch darfst du es dir gemütlich machen und dich dem, was jetzt kommt, völlig hingeben: Denn Hingabe ist – auch beim Sport – eine sehr wichtige Fähigkeit und ich erkläre dir gern, warum das so ist. Außerdem lernst du etwas über den McDonald's-Effekt und warum Fun nicht immer komisch ist. Schließlich räumen wir noch mit ein paar hartnäckigen Mythen auf. Komm mit auf eine gedankliche Reise aus Philosophie, Magie und Motivation und du wirst sehen: Sport ist viel mehr, als du glaubst.

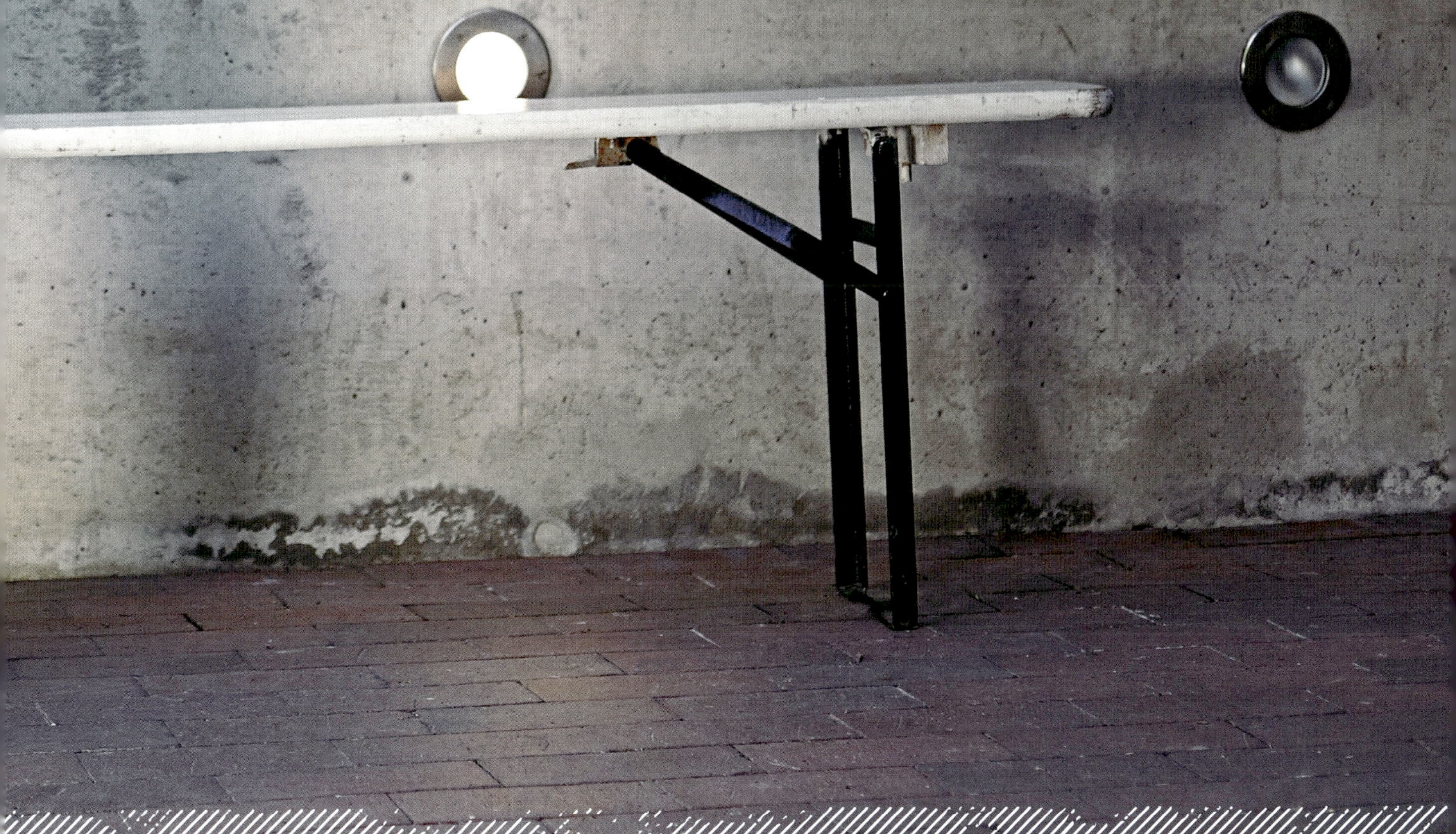

SCHLUSS MIT LUSTIG!

Man kann gar nicht genug Bücher zum Thema „Mythen im Sport" schreiben. Denn leider glauben die meisten Menschen, was die Presse schreibt, und die Presse schreibt, was die Leute lesen WOLLEN. Dazu zwei mögliche Schlagzeilen:

„Schlaf dich schlank"
Sensationelle Entdeckung: Wissenschaftler fanden jetzt heraus, dass täglich 60 Minuten Mittagsschlaf in drei Wochen drei Kilo Fett verbrennt.

„Workout macht schlank"
Wissenschaftler finden das perfekte Workout: 60 Liegestütze, 60 Kniebeugen, 60 Klimmzüge und 15 Minuten Jogging täglich machen drei Kilo weniger in drei Wochen.

Welche Zeitung würde sich wohl besser verkaufen? Natürlich die, die am wenigsten Aufwand verspricht. Solange es aber beim Sport gemütlich ist, passiert GAR NICHTS. Du musst dich beim Sport anstrengen WOLLEN – und ich erkläre dir auch, warum.

Warum Hingabe wichtiger ist als Spaß
Du und ich – wir sind hier ja unter uns, da kann ich es sagen: Ich werde verfolgt. Überallhin – in den Supermarkt, ins Schwimmbad, ins Restaurant, sogar bis nach Hause an meinen Briefkasten. Und über das Radio schon seit den 1990er-Jahren: „FUN" ist einfach überall. FUN Friday, FUN Records, FUN Reisen, FUN, FUN, FUN – ich kann es nicht mehr hören. Es nützt nichts, nein, es nervt! Und noch mehr als das: Es erschwert mir die Arbeit! Ich versuche Menschen dazu zu bringen, alles im Sport zu geben. FUN – mein Gegenspieler – sagt jedoch: „Oooch, es muss ja auch Spaß machen." Aber über seine Leistungsgrenze hinauszugehen und bis zur Erschöpfung zu trainieren, macht jedoch nicht allen Menschen sofort Spaß. An diesen Ehrgeiz im Sport muss man sich herantasten. Letztens saß ich wieder mit FUN-Tinnitus am Rechner und habe meinen Feind bei Google eingegeben. Dabei kam ein interessantes Ergebnis heraus:

Geld: 290 Millionen Treffer
Sex: 700 Millionen Treffer
Sport: 930 Millionen (!) Treffer
FUN: über 2 Milliarden (!!!) Treffer

Grundsätzlich nachvollziehbar. Das Ergebnis zeigt nichts anderes als das dringende Bedürfnis der Menschen nach Glück. Leider gibt es immer noch viele, die nicht wissen, was ihnen wirklich Spaß macht, sondern ziellos dem Wörtchen FUN folgen wie ein Hund seinem Herrchen. Sorry, im Sport rennt ihr damit gegen eine Wand. Natürlich soll dir Sport Spaß machen. Aber es geht eben nicht nur um kurzfristigen FUN, sondern um HINGABE. Denn es gibt einen wesentlichen Unterschied zwischen Fun und Glück. Ersteres ist eine Mogelpackung – enthalten ist lediglich eine Ablenkung vom wahren Glück, wie es zum Beispiel bei vielen Genussgiften der Fall ist. Nehmen wir das Rauchen: kurzer Rausch, Nerven beruhigt. Im Anschluss kommt der Nikotinkater und mit ihm das schlechte Gewissen und der Ärger über die Dummheit, dafür auch noch Geld ausgegeben zu haben. Das ist kein Glück, das ist Selbstbetrug.

Kleines Erfolgserlebnis – große Motivation

Sport dagegen hat das Potenzial, das größte Glück auf Erden zu sein. Ich spreche aus Erfahrung, denn ich liebe meinen Beruf. Doch einmal pro Woche halbherzig ins Studio zu rennen, um bei Zumba, Step oder Aerobic wie eine Marionette den Anweisungen des Trainers zu folgen, das ist kein Sport. Das ist Zeitverschwendung. Sich ab und zu mal ein bisschen zu bewegen, weil es gesund sein soll, kannst du glatt vergessen. Damit erreichst du keine sportlichen Ziele. Es mag vielleicht Spaß machen und du bringst damit dein Herz-Kreislauf-System für einen kurzen Moment ein bisschen auf Touren. Mit Sport hat eine Zumba-Stunde einmal pro Woche aber nichts zu tun. Sport machst du nicht wegen der anderen, sondern deinetwegen. Zum Sport gehören Ehrgeiz und der Wunsch, Erfolge zu erzielen. Erfolge kannst du immer erzielen und sei es, dass du es schaffst, ein paar Kilo abzunehmen oder die Übung genauso sauber auszuführen, wie der Trainer es vormacht. Sport ohne Erfolgserlebnisse ist wie Urlaub ohne Sonne.

Ein Beispiel aus meinem Leben: Beachvolleyball gehört zu meinen größten Leidenschaften. Seit Jahren spiele ich einmal wöchentlich in einem Mixed Team. Einmal im Jahr startet eine Turnierserie im Winter. Das bedeutet, sonntags mit Freunden an den Hamburger Stadtrand zu fahren und den ganzen Tag im Sand zu verbringen. Klingt erst mal nach Fun (ups!). Im letzten Winter sagten meine Kollegen doch tatsächlich nach zwei verlorenen Spielen: „Ist doch egal, Hauptsache, wir haben Spaß." - „Ach ja?", entgegnete ich. „Ich habe ganz vergessen, wie viel Spaß es macht, morgens um 6.30 Uhr an einem Sonntag aufzustehen, bei Minusgraden meine Windschutzscheibe mit einem Eiskratzer zu bearbeiten, um dann 45 Minuten später in einer eiskalten Halle zwei Spiele zu verlieren."

Versteh mich nicht falsch. Natürlich bin ich keine Spaßbremse und nehme alles bierernst. Und natürlich kann ich an einem lauen Sommerabend eine Runde Volleyball auch mal nur aus reinem Fun spielen. Aber wenn ich während der Turnierserie wöchentlich trainiere und auch noch meine Sonntage mit Sport verbringe, dann will ich auch gewinnen und nicht nur „zum Spaß" verlieren. Und genau so ist es auch mit allen anderen Sportarten: Wenn du nur hin und wieder laufen gehst oder einen Crunch machst, wirst du nicht besser werden. Du wirst keine Muskeln aufbauen und keine Kondition – und es wird dir garantiert keinen Spaß bereiten, sondern nur Mühe. Du kommst einfach nicht in den Flow, du erringst keine Erfolge und du fühlst kein Glück dabei.

Sport ist etwas anderes, als nur ins Kino oder essen zu gehen oder Radio zu hören. Essen sättigt und bereitet Genuss, Kino unterhält dich im besten Fall, Radiohören kann bilden oder mit Musik den Moment verzaubern. Sport aber hat ein langfristiges Ziel: Er kann und soll dein Leben verbessern. Das funktioniert aber nur, wenn du richtig und regelmäßig trainierst. Verabschiede dich von deinem halbherzigen Sportler-Ich und gib dem Sport mehr Raum in deinem Leben. Mehr Sport – mehr Glück. Du hast die Wahl zwischen den beiden folgenden Trainingseffekten:

- McDonald's-Effekt: kurzes Glück (uneffektive Funsportart, Fast Food), dafür langes Leid (schlechtes Gewissen, Erfolglosigkeit und Übergewicht)
- Santoro-Effekt: kurzes Leid (Training), dafür lebenslanges Glück (Topfigur, Selbstbewusstsein)

Etwas ernst zu nehmen, für etwas zu kämpfen, Erfolg zu haben, stolz auf seine Leistung zu sein, sein Ziel erreicht zu haben, für das man alles gegeben hat, das macht am Ende glücklich, und zwar langfristig.

THE MAGIC OF SPORTS

Eine der schönsten Erfahrungen in meinem Beruf ist, immer wieder miterleben zu dürfen, wie durch Sport aus Aschenputtel die Prinzessin oder aus dem Frosch ein Prinz wird. Ich würde dir gern eine dieser Geschichten erzählen, weil sie stellvertretend für viele andere stehen kann und deutlich macht, wie viel Potenzial im Sport, der am meisten unterschätzten Nebensache der Welt, steckt. Training ist Training fürs Leben.

Vor etwa vier Jahren bekam ich eine Nachricht auf Facebook: „Hallo, ich habe seit zwei Jahren keinen Sport mehr gemacht. Vor Kurzem ist mir auf dem Kursplan Tae Bo aufgefallen. Ich würde das gern ausprobieren, habe aber Bedenken, ob ich durchhalte. Was meinst du?" Die Frage war berechtigt, denn Tae Bo, eine Mischung aus Kampfsport und Cardiotraining, ist eines der anstrengendsten Workouts überhaupt. „Klar. Wir trainieren zwar in einer Gruppe, aber du gibst, was du kannst, und trainierst auf deinem individuellen Level. Komm vorbei", antwortete ich.

Am nächsten Tag stand sie vor mir: fahle Gesichtshaut, erschöpfter Blick, hängende Schultern, Speckröllchen und sie roch fürchterlich nach Zigaretten. Kurz: ein Haufen Elend auf zwei Beinen. Sie stellte sich mir vor und versteckte sich dann schüchtern in der letzten Reihe, während die anderen Teilnehmer erwartungsvoll mit den Sportschuhen scharrten.

Ich beobachtete sie im Spiegel. Ich weiß nicht, welches Schicksal sie mit sich herumtrug, aber alles an ihr deutete darauf hin, dass sie sich momentan nicht gerade auf der Sonnenseite des Lebens befinden konnte. Aber ich kriege ja kein Mitleid, sondern einen Auftrag, wenn ich so etwas sehe. Nach fünf Minuten Warm-up dachte ich: Gleich kippt sie um. Ihre Gesichtsfarbe hatte von Weiß zu Lila gewechselt und sie war so nass geschwitzt, als hätte jemand einen Eimer Wasser über ihr ausgekippt. Nach dem Warm-up begann der Teil der Stunde, der darüber entscheidet, ob man Tae Bo liebt oder hasst: kraftvolle Boxelemente, Kicks, Sprünge – auspowern à la Jackie Chan am Rande der Leistungsgrenze und darüber hinaus. Wenn man da vorn steht und die begeisterten Gesichter sieht, wie sich alle Teilnehmer zu lauten, mitreißenden Bässen synchron den Kampfsportbewegungen hingeben, sich im Tunnelblick der Erschöpfung von der Musik tragen lassen und nur noch funktionieren, dann springt der Funke über. Jubelschreie der Teilnehmer heizen die Stimmung bis zum Anschlag an – ein absolut magischer Moment im Sport. Es war so weit: Teilnehmer, Beat und Bewegungen waren eins geworden. Ich sah zu ihr hinüber und unter dem erschöpften, lilafarbenen Schwitzgesicht sah ich eine überglückliche junge Frau, die ihre untrainierten Arme und Fäuste tapfer im Takt durch die Luft boxte. Es hatte funktioniert. Am Ende der Stunde sah sie aus, als hätte sie mit Kleidern geduscht – aber sie strahlte, als wären Weihnachten, Ostern und Geburtstag an einem Tag.

Eine Woche später kam sie wieder in meinen Kurs. Sie sah irgendwie frischer aus, hatte ihr verwaschenes T-Shirt gegen ein Sportshirt getauscht und lächelte. Woche für Woche wurden Koordination und Kondition besser und nach knapp einem Vierteljahr wirkte sie komplett verwandelt. Stolz betrat sie den Raum, sah gepflegt und athletisch aus und war nun selbst zu einer der Kursteilnehmerinnen geworden, die andere mitreißen konnte. Was mich am meisten freute, war, zu sehen, dass sie dieses neue kleine Glück, das sie im Sport gefunden hatte, auch mit hinaus in ihr Leben nahm.

SPORT IST DAS GLÜCK IN TURNSCHUHEN.

Sport macht nicht nur fit, Sport kann heilen und glücklich machen. Sport erzeugt Energie, so heiß wie Feuer. Er verbrennt alte Sorgen, gibt Wärme und Kraft und bringt die Menschen dazu, wieder selbst zu leuchten – so hell und so stark, dass es jeder sehen kann. So geht es allen Menschen, die sich dem Sport hingeben. Manche müssen ein bisschen suchen, bis sie ihre Passion darin gefunden haben, aber wenn der Moment da ist, wirst du es bemerken und du wirst weitermachen, obwohl du nicht mehr kannst. Du wirst dankbar sein für den Schmerz in deinen Muskeln. Du wirst plötzlich kämpfen können und andere damit anstecken und antreiben mitzukämpfen. Doch warum hat Sport eigentlich diese Macht?

Einen Großteil der Magie des Sports machen die Menschen aus, die wegen ihrer sportlichen Erfolge wie Helden gefeiert werden. Und wir brauchen diese Helden, die scheinbar Übermenschliches leisten. Was wäre das Leben ohne Helden? Die Filmindustrie um Hollywood könnte nicht existieren, die Olympischen Spiele ebenfalls nicht und all die Helden aus unserer Kindheit erst recht nicht. Doch wann ist ein Held wirklich ein Held? In jedem Heldenmythos gibt es den Moment der Verwandlung: Nachts wird Bruce Wayne zu Batman und Peter Parker zu Spiderman oder ein Zaubertrank von Miraculix verhilft Asterix zu übermenschlichen Kräften im Kampf gegen die Römer. Was wäre, wenn es sich tatsächlich ganz ähnlich zugetragen hätte, wie es in den beliebten Comics dargestellt wird? Mit dem Unterschied, dass der Zaubertrank nicht wirklich ein Zaubertrank war, sondern eher ein Energydrink aus viel grünem Gemüse, rohen Eiern, erlesenen Kräutern und anderem Powerfood?! Dazu eine Mission, nämlich das kleine gallische Dorf zu verteidigen, plus Motivation von der kampflustigen gallischen Crew – schon sind die Grundbedingungen für Heldentaten gegeben. Übertragen auf unser Projekt heißt das: Eine große Portion Wille, eine Mission (Traumfigur) und die richtigen Zutaten im Kühlschrank – fertig ist das Geheimrezept für heldenhafte sportliche Leistungen. Ich sage es immer wieder gern: Du kannst ALLES schaffen, was du willst, du musst nur daran glauben.

Das Wunderwerk der Anpassung

Warum brechen Marathonläufer direkt an der Ziellinie – nach 42,195 Kilometern – zusammen? Weil ihre Gedanken durch monatelanges Training darauf programmiert sind, es bis genau dorthin schaffen zu müssen. Ich behaupte, dass alle auch genauso gut 1000 Meter später zusammenbrechen würden, wenn man die Ziellinie heimlich etwas weiter weg verlegen würde. Erfolg spielt sich nur in deinem Kopf ab – der Schaltzentrale deines Lebens. Glücklicherweise ist unser Gehirn demokratisch eingestellt und lässt sich von besseren Argumenten, die mit Hartnäckigkeit und Vernunft vorgetragen werden, umstimmen. Das Prinzip ist eines der genialsten der Evolution: Anpassung. Was ist damit gemeint? Ich denke gerade an meinen letzten Thailandurlaub: Mittags war der Sand so heiß, dass man es in den ersten Tagen nur hüpfend bis ins Wasser geschafft hat. Doch dann haben sich meine Füße allmählich an den heißen Sand gewöhnt und an Tag vier konnte ich quasi über glühende Kohlen laufen. Genau das passiert bei allen neuen körperlichen Herausforderungen und auch beim Muskelaufbau. Das ist der Schlüssel zu sportlichen Erfolgen und damit zu deinem persönlichen Fitnessglück. Wenn wir über unsere Grenze gehen, obwohl wir glauben, nicht mehr zu können, und 30 statt 20 Liegestütze machen, melden die Muskelzellen dem Gehirn, dass sie Unterstützung brauchen, um diese Aufgabe zu meistern. Das Gehirn koordiniert die notwendigen Stoffwechselprozesse, um mehr Muskeln aufzubauen, und schon haben wir beim nächsten Training ein paar Muskelzellen mehr. Das erleichtert nicht nur das Durchhalten, sondern auch das Abnehmen, denn die beste Diät der Welt tragen wir den ganzen Tag mit uns herum: unsere Muskeln. Je mehr Muskeln vorhanden sind, desto besser läuft die Fettverbrennung. Dazu möchte ich eine Übung mit dir machen:

Nimm die Liegestützposition ein: Deine Hände sind direkt unter den Schultern positioniert, deine Füße sind hüftbreit geöffnet. Kippe jetzt deine Fersen nach rechts, sodass dein vorderer Fuß auf der Innenkante und dein hinterer Fuß auf der Außenkante ruht. Drehe gleichzeitig deinen Oberkörper zur linken Seite auf und strecke den linken Arm nach oben. Du stützt dich nur noch mit der rechten Hand ab. Halte diese Position nun für eine Minute.

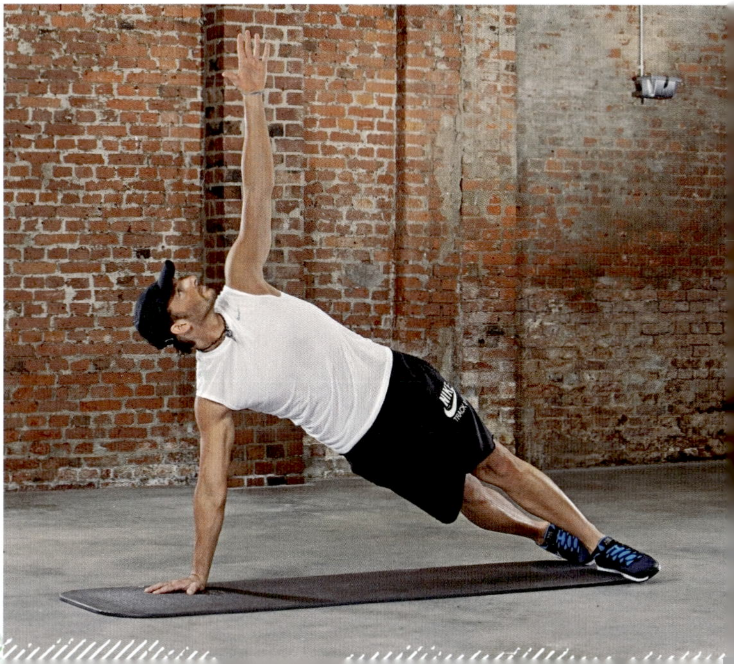

Diese Position wird sich, wenn du untrainiert bist, wackelig anfühlen. Aber keine Sorge, wenn du die Handfläche schön breit aufstellst und du deinen Blick auf einen Punkt vor dir an der Wand oder auf deine nach oben ausgestreckte Hand konzentrierst, kannst du die Position eine ganze Weile so halten. Vielleicht fängt dein Stützarm an zu zittern. Das macht nichts, dann zittert er eben. Nach diesem gesamten Projekt werden deine Arme so fit sein, dass du am Ende lächelnd auf die Zeit zurückblicken wirst, als dein Arm bei dieser Übung noch gezittert hat.

Die Minute ist vorbei. Wie fühlst du dich? Hast du die Übung mit Leichtigkeit gemeistert? Oder bist du schon an deine Grenze gekommen? Jetzt kommt Teil zwei dieser Übung. Ich sage dir, dass du diese Position locker sieben Minuten lang halten kannst. Lege dir eine Uhr in Sichtweite und nimm deine Startposition ein. Und go!

Na, sieben Minuten geschafft? Mal ehrlich: Wann hast du abgebrochen? Ich habe nicht ernsthaft erwartet, dass irgendjemand diese Position sieben Minuten lang halten kann. Darum ging es auch nicht. Es geht um deine Psyche. Je höher du das Ziel steckst, desto mehr erreichst du auch. Wenn ich sage: Du schaffst locker sieben Minuten, wirst du auf jeden Fall länger durchhalten als die vorherige eine Minute. Vielleicht waren es zweieinhalb Minuten. Auf jeden Fall mehr, als wenn ich einfach nur gesagt hätte: „Wiederhole die Übung." Prinzip verstanden? Gehe im Sport an deine Grenzen und darüber hinaus. Nur so kann sich dein Körper verändern.

Sei ehrlich zu dir

Ein Erfolgsgarant ist also, sich Ziele zu setzen. Ein weiterer wichtiger Erfolgsfaktor, der zu deinem zukünftigen Glück beitragen wird, ist Ehrlichkeit. Dazu müssen wir uns demaskieren und unsere Bedürfnisse offenlegen. Sei es, dass du unzufrieden bist mit deiner Partnerschaft, deinem Beruf, deinem Nachbarn oder – und darum geht es hier – mit deinem Körper. Hör mal genau in dich hinein. Meist ist es nur ein Flüstern, das dir sagt, wo es langgeht, denn der Alltagslärm übertönt oft unsere Bedürfnisse. Vor lauter Alltagsstress haben wir vergessen, wie unzufrieden und unglücklich wir über unseren Körper und unsere Lebensgestaltung sind. Dieses Projekt ist eine gute Gelegenheit, damit anzufangen, gesund, fit und glücklich zu werden. Nur in einem gesunden, glücklichen Körper wohnt auch ein gesunder, glücklicher Geist. Das Glück, das Sport dir bereitet, überträgt sich auch auf andere Bereiche deines Lebens. Wenn du deinen Schweinehund überwunden hast, wirst du nicht nur Veränderungen an deinen Muskeln wahrnehmen. Du wirst sie auch an deiner Haut, deinem Haar, deiner Körperhaltung oder deinem Selbstbewusstsein feststellen. Dein körpereigener Motivationscocktail besteht aus vielen Zutaten und er wird dir dabei helfen. Denn diese Motivation reicht bis in deinen Alltag hinein, Stichwort: Körperpflege. Ein Wort, das wir alle mit täglichem Zähneputzen, Duschen, Händewaschen, Haare-Stylen oder Rasieren verbinden. Meiner Meinung nach gehört regelmäßiger Sport auch dazu. Alles im Leben, was uns etwas bedeutet, muss durch einen aktiven Prozess erhalten werden. Ob Garten, Auto, Stammtisch oder Freundschaften – wir pflegen, was uns am Herzen liegt. Das nennen wir Zuneigung und in manchen Fällen wird daraus Leidenschaft.

Genauso verhält es ich mit dem Sport. Vielleicht hast du schon einmal davon gehört, dass beim Sport verschiedene Hormone ausgeschüttet werden, sogenannte Glückshormone. Sie sind der größte Feind des Schweinehunds, denn sie machen Lust auf Sport. Wenn du jeden Tag trainierst und der Körper registriert, dass dir das Training guttut, wirst du bald eine Sehnsucht danach entwickeln. Sport wird dir fehlen, wenn du ihn nicht ausführen kannst. So wie die Beziehung zwischen zwei Menschen funktioniert die Chemie des Lebens auch in der Mensch-Sport-Beziehung. Nicht ohne Grund hören wir oft Sätze wie „Ich liebe Boxen, Tanzen, Radfahren". Und hier kommt wieder der Point of no Return ins Spiel.

Doch um das Feuer zu entzünden, müssen wir genau erkennen, welche Rahmenbedingungen wir benötigen. Für das Erreichen des Point of no Return beim Sport brauchst du Freude an der Sache, das Wissen um die Bedürfnisse und die Funktion der Muskeln, die richtige Einstellung zur Ernährung und den effizientesten Trainingsplan mit den besten Übungen.

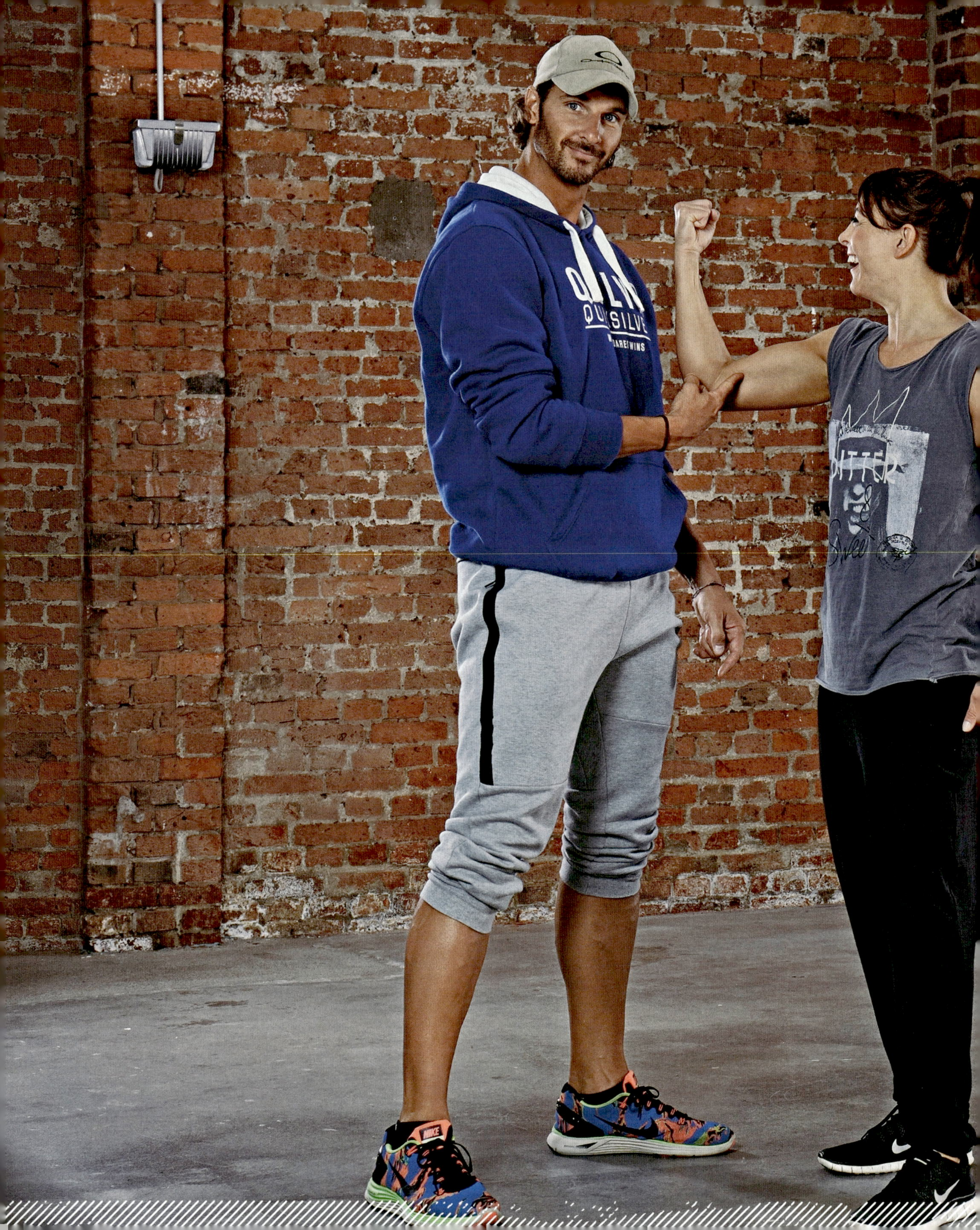

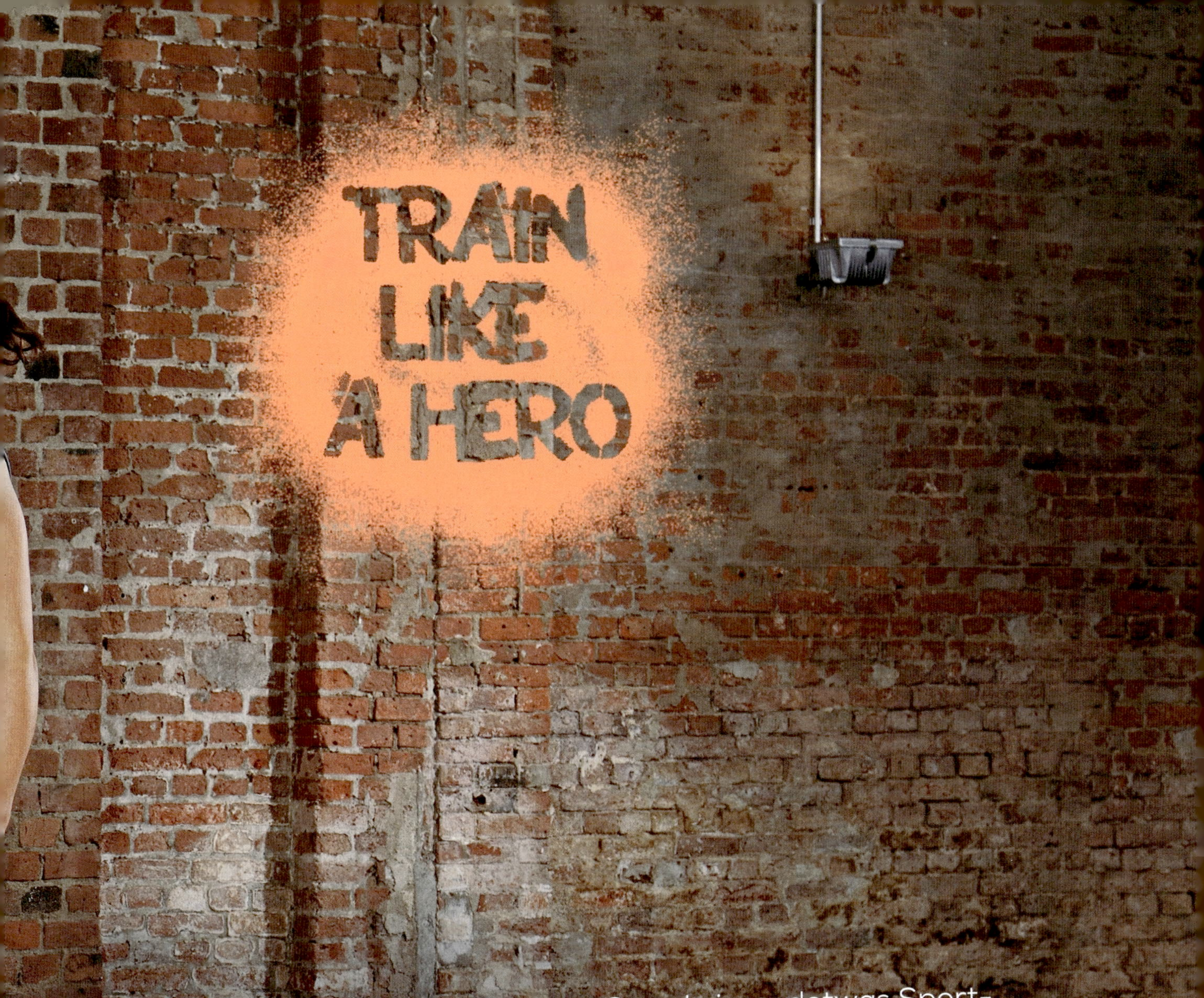

Natürlich ist es besser, eine halbe Stunde irgendetwas Sportliches zu tun, als eine halbe Stunde nur auf dem Sofa zu sitzen. Doch warum nicht das Bestmögliche? Denn Fett verbrennen wir nicht am Lagerfeuer, Muskelaufbau findet nicht auf dem OP-Tisch statt und wenn ich sage „Brust raus", meine ich nicht „T-Shirt aus". Kleiner Scherz. Bitte einsteigen und anschnallen. Wir halten an den Stationen: Muskelaufbau und wie er funktioniert, warum Elemente aus dem Functional Training wichtig sind und Schlaf der kleine Bruder des Sports ist.

MUSKELN – DER MENSCHLICHE MASCHINENRAUM

Abgesehen von menschlichen Trainingspartnern sind deine Muskeln deine besten Freunde beim Sport. 656 davon hat der Körper (Haarwurzelmuskeln nicht mitgezählt) und du willst, dass sie wachsen, damit sie dir helfen, deinem Ziel, das Traumkörper heißt, so schnell wie möglich näherzukommen. Natürlich denken wir bei Muskeln erst einmal an Kraft und ein durchtrainierter Körper ist von der Optik her auch nicht ganz zu vernachlässigen. Doch mit den Muskeln passiert noch viel mehr: Sie sind permanent aktiv, erzeugen Körperwärme und verbrauchen Energie. Insgesamt sogar knapp ein Viertel deiner Körperenergie. Das heißt gleichzeitig: mehr Muskeln, mehr Energieverbrauch – deine Muskeln sorgen also selbst dann, wenn du gerade nicht trainierst, dafür, dass du deiner Traumfigur näherkommst.

Wie sind Muskeln aufgebaut?

Deine Skelettmuskeln – das sind alle Muskeln, die du bewusst steuern kannst – bestehen jeweils aus Muskelfaserbündeln. Diese Bündel setzen sich wiederum aus zahlreichen Muskelfasern zusammen, die unter anderem aus Myofibrillen bestehen. Und diese Fibrillen sind zusammengebaut aus weiteren kleinen Einheiten, den Sarkomeren. Werden die Sarkomere durch Nervenimpulse angeregt, ziehen sie sich zusammen. Und da eben nicht nur ein einzelnes Sarkomer kontrahiert, sondern zahlreiche Muskelfasern, ergibt das eine Muskelkontraktion.

Jetzt wollen wir uns einmal ansehen, was im Muskel passiert, wenn wir ihn anspannen und wieder entspannen. Dafür gibt's ebenfalls Fachbegriffe, nämlich Kontraktion und Relaxation. Bei der Kontraktion, also der Muskelanspannung, verkürzt sich der Muskel. Wenn du zum Beispiel im Stehen den Muskel deiner Oberschenkelvorderseite, den Quadrizeps, anspannst, merkst du, wie er leicht nach oben gezogen wird. Wenn du ihn entspannst, fühlt es sich an, als würde er etwas nach unten gleiten. Diese Kontraktion wird auch als statisch bezeichnet, weil du dabei weder ein Gewicht stemmst noch eine Bewegung ausführst.

Die häufigste Muskelkontraktion findet aber zusätzlich mit einer Gelenkbewegung statt. Das ist meist eine Beugung, gefolgt von einer Streckung, fachmännisch ausgedrückt: eine Flexion oder eine Extension. Dabei wird ein Muskel gegen einen Widerstand, entweder ein Gewicht oder dein eigenes Körpergewicht, meist in die Länge gezogen. Man spricht dann von der exzentrischen Kontraktion. Nehmen wir zum Beispiel die Kniebeuge: Wenn du tief gehst, werden Knie- und Hüftgelenk gebeugt. Gleichzeitig werden die Oberschenkelmuskeln sowohl auf der Vorder- als auch Rückseite in die Länge gezogen. Sogar bei den Pomuskeln spürst du, wie sie sich strecken, denn sie sind ebenfalls daran beteiligt. Beim Hochdrücken müssen deine Muskeln noch mehr kontrahieren, da du dein Körpergewicht gegen die Schwerkraft wieder nach oben stemmen musst. Das Zusammenspiel von Muskeln und Gelenken wäre aber nicht möglich ohne starke Sehnen und Bänder, mit denen die Muskeln mit den Knochen verbunden sind. Durch sie wird die Kraft auf die Knochen übertragen.

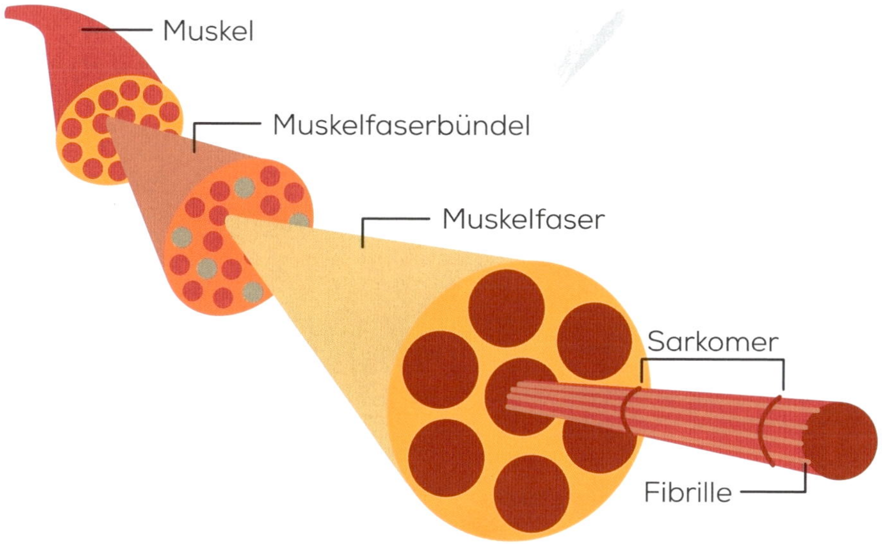

Hier siehst du vereinfacht dargestellt, wie ein Muskel aufgebaut ist.

Von wachsenden und verkaterten Muskeln

Wenn du deine Muskeln regelmäßig durch Trainingsreize beanspruchst, vergrößert sich die Anzahl der Myofibrillen und damit kommt es zu einer Querschnittsvergrößerung der Muskelfasern, was man Hypertrophie nennt. Doch bevor sich der Muskel vergrößert, verbessert sich erst einmal die intramuskuläre Koordination. Innerhalb eines Muskels werden nämlich nicht alle Muskelfasern zur gleichen Zeit angesprochen, egal, wie viel Kraft du einsetzt. Eine verbesserte Koordination bedeutet eine verbesserte Erregungsübertragung, und damit lassen sich mehr Muskelfasern willkürlich ansteuern. Du hast letztendlich mehr Kraft.

Natürlich werden deine Muskeln nicht von allein stärker. Das Zauberwort heißt Trainingsreiz und ja, wenn du deine Muskulatur ein bisschen zu stark „reizt", wird sie verkatert reagieren. Denn dabei reißen kleine Eiweißverbindungen, Filamente genannt, in den Sarkomeren. Diese sogenannten Mikrorisse in den Filamenten spürst du während des Trainings in Form von starkem Druck, die Reparaturarbeiten daran später in Form von Muskelkater. Ein Prozess, der in Maßen absolut gewünscht ist. Erst durch diesen „Alarmzustand" wird dem Gehirn gemeldet: „Zu wenige Filamente vorhanden, wir brauchen hier unten Eiweiß und noch ein paar andere Stoffe, um mehr Muskeln aufzubauen." Und schon wird das Muskelaufbauprogramm gestartet. Allerdings nicht direkt im Anschluss. Die Muskeln brauchen nach dem Training einige Zeit, um zu regenerieren, sonst findet kein Muskelaufbau statt. Mein Training ist aber so aufgebaut, dass du am nächsten Tag – auch mit Muskelkater – wieder trainieren darfst.

Das Superkompensationsprinzip

Wissenschaftler haben herausgefunden, dass der Körper nach dem Training beziehungsweise in der darauffolgenden Pause bereit ist, sein Leistungsniveau über das Ausgangsniveau hinaus zu steigern Das Ganze nennt man Superkompensation und funktioniert so:

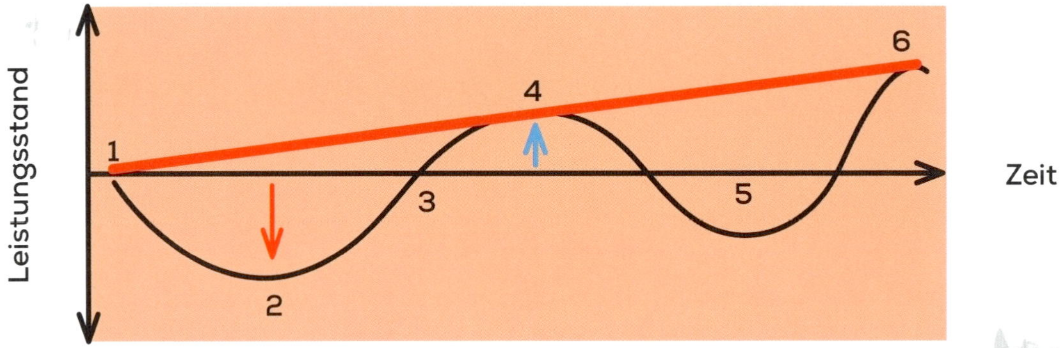

Du trainierst fleißig meine Übungen und setzt damit einen Trainingsreiz (1). Du powerst dich aus – dein Körper ist müde und du befindest dich in einer Phase der Leistungsverminderung/Erschöpfung (2). Diese Phase geht in die Regeneration (3) über, in der dein Körper alles daransetzt, sich zu erholen und wieder auf das Ausgangsniveau zu kommen. Weil er es aber prinzipiell gar nicht mag, so herausgefordert zu werden, und für kommende Überraschungen gewappnet sein will, steigert er sich sogar darüber hinaus und wird leistungsfähiger – das ist die Superkompensation (4). Und genau so geht es weiter: Den erneuten Trainingsreiz (5) setzt du an der Spitze dieser Superkompensation, um eine optimale Steigerung des Leistungsniveaus, also eine weitere Superkompensation (6), zu erreichen.

DIE SÄULEN EINES AUSGEWOGENEN TRAININGS

Bei Fitness denken viele nur an kräftige Muskeln und eine gute Ausdauer. Doch deine Leistungsfähigkeit fügt sich aus fünf motorischen Fähigkeiten zusammen: Kraft, Ausdauer, Schnelligkeit, Beweglichkeit und Koordination. Wenn du fit sein möchtest, sind natürlich Kraft und Ausdauer besonders wichtig, doch mit meinen Übungen und Workouts trainierst du alle fünf Fertigkeiten. Das ergibt nicht nur ein ausgewogenes Training, sondern am Ende auch deinen Traumkörper.

Denn wie so oft im Leben ist Einseitigkeit nicht besonders effizient und in unserem Fall auch nicht zielführend. Viele Freizeitsportler glauben immer noch, dass sie kein zusätzliches Krafttraining brauchen. Ein paar Joggingrunden im Park, noch ein, zwei zusätzliche Einheiten auf dem Crosstrainer – und schon ist alles in Butter. Aber woher soll dann auf lange Sicht die Kraft kommen? Trainiere vielseitig und intensiv, damit jede Muskelzelle in deinem Körper zu Höchstleistungen angespornt wird. Das gibt einen definierten Körper und ist besser als jede Diät!

Doch lasse uns die fünf motorischen Fähigkeiten noch mal genauer anschauen, damit du weißt, warum ich mein Training auf diesen fünf Säulen aufbaue.

Mehr Kraft durch Krafttraining
Kraft ist nicht gleich Kraft. Noch vor Kurzem wurde zwischen vier Formen unterschieden: Maximalkraft, Schnellkraft, Reaktivkraft und Kraftausdauer. Mittlerweile ist man in der Sportwissenschaft aber der Meinung, dass die Maximalkraft die übergeordnete Kraft für die weiteren Arten ist. Das klingt logisch, ist es auch. Denn bei deinem Training sollst du schließlich bei allen Übungen immer das Maximum geben. Die Maximalkraft kann deshalb auch als Basiskraft bezeichnet werden. Das Ziel aller Kraftarten ist immer ein Muskelwachstum, also die Hypertrophie, wie du bereits weißt. Auf der nächsten Seite folgt eine kurze Erklärung der Kraftarten.

Die **Maximalkraft** (Basiskraft) ist die höchste Kraft, die du gegen einen Widerstand aufbringen kannst, zum Beispiel wenn du Gewichte stemmst, etwa beim Bankdrücken. Das Ziel dabei ist immer, Muskeln aufzubauen und gleichzeitig mehr Kraft zu gewinnen. In der Sportwissenschaft werden zwei Methoden unterschieden, wie man trainieren kann:

Zum einen mit einer hohen Intensität beziehungsweise Belastung, wenigen Wiederholungen und einer explosiven Bewegung. Das spricht hauptsächlich die intramuskuläre Koordination an, die du bereits kennst. Zum anderen mit einer geringeren Intensität, mehr Wiederholungen und einer langsamen bis mittleren Bewegungsgeschwindigkeit, was einem reinen Hypertrophietraining entspricht. Im Trainingsalltag kann man von folgenden Zahlen ausgehen:

Belastung:	75–85 Prozent der Maximalkraft (das ist eine mittlere bis hohe Intensität)
Wiederholungen:	8–12
Sätze:	4 je Übung
Pausen:	2–3 Minuten zwischen den Sätzen

Die **Reaktivkraft** ist die Kraft, bei der hintereinander schnelle exzentrische und konzentrische Bewegungen stattfinden. Wichtig dabei ist, dass zuerst eine Dehnung, also die exzentrische Bewegung, kommt und danach die konzentrische. Das ist zum Beispiel bei Sprüngen der Fall, die ich bei einigen Übungen eingebaut habe, etwa beim High Jump, bei dem du zuerst in die Knie gehst, bevor du hochspringst. Der Übergang zur Schnellkraft ist hier fließend.

Die **Schnellkraft** ist die Kraft, bei der du einen Gegenstand oder dich selbst mit deiner Maximalkraft explosiv bewegen kannst. Entscheidend dabei ist, dass die Endgeschwindigkeit sehr hoch ist oder die Bewegung in einer sehr kurzen Zeit ausgeführt wird. Bei Wurf- oder Ballsportarten etwa ist Schnellkraft gefragt. Ein Beispiel aus meinen Übungen wären die Armkicks bei den Skippings.

Die **Kraftausdauer** ist die Kraft, bei der du über einen längeren Zeitraum eine hohe Kraft entweder halten (statisch) oder auch durch Wiederholungen (dynamisch) bewältigen kannst, zum Beispiel wenn du beim nächsten Umzug deine Bücherkisten ohne Aufzug in den fünften Stock trägst. Auch bei vielen Übungen aus meinem Training kommt die Kraftausdauer zum Einsatz, etwa bei den Plank Runnings oder dem Sprinter mit Kick.

Wie du siehst, fördert mein Training alle Kraftformen, doch besonders die Schnellkraft und die Kraftausdauer, verbunden mit der Reaktivkraft. Unser Ziel dabei ist, Muskeln aufzubauen und so mehr Muskelmasse zu entwickeln. Dabei geht es jedoch nicht darum, der nächste Arnold Schwarzenegger zu werden. Das ist mit meinem Programm ohnehin nur begrenzt möglich, da wir ausschließlich mit dem eigenen Körpergewicht trainieren. Du wirst deinen Körper also so formen, dass deine Muskeln schön zur Geltung kommen, du kraftvoller und stärker wirst, aber nicht übertrieben muskulös wirkst.

Krafttraining ist, wenn man es gezielt einsetzt und den ganzen Körper ausgewogen trainiert, jedoch noch viel mehr: Mit kräftigeren Muskeln kannst du Fehlhaltungen korrigieren, sie richten deinen Körper auf. Oft vernachlässigte Muskelgruppen werden miteinbezogen, sämtliche Muskeln korrespondieren wieder harmonisch miteinander und lassen dich einfach gut aussehen. Das Sprichwort „Schönheit kommt von innen" kannst du hier wörtlich nehmen. Denn mit Krafttraining wird die Durchblutung gefördert und somit der Stoffwechsel angekurbelt, und das wirkt sich sowohl auf Haut und Haare als auch auf deine Ausstrahlung positiv aus. Mal abgesehen davon, dass du noch eine Menge für deine Gesundheit tust. Aber das Beste am Krafttraining ist, dass du damit optimal Fett verbrennst.

Mehr Ausdauer durch Ausdauertraining

Studien haben bewiesen, dass regelmäßiges Ausdauertraining unter anderem vor Diabetes und Herz-Kreislauf-Erkrankungen schützt, Depressionen mildert, das Immunsystem stärkt und die Gedächtnisleistung verbessert – eine Riesenportion Gesundheit ohne Pillen oder OP. Ausdauer trainierst du natürlich mit Ausdauersportarten wie Laufen oder Radfahren, aber zum Beispiel auch mit Intervalltraining. Diese Trainingseinheiten sind vor allem gesund, verbrauchen viele Kalorien und bewirken, dass dir auch bei Übungen aus anderen Bereichen nicht so schnell die Puste ausgeht. In meinem Trainingsplan gibt es deshalb regelmäßige Laufeinheiten mit Steigerungen in Dauer und Geschwindigkeit.

Größere Schnelligkeit

Schnelligkeit ist sicherlich die Fähigkeit, die wir hier am wenigsten trainieren. Das liegt zum einen daran, dass es unterschiedliche Arten von Schnelligkeit gibt – wenn du 100 Meter sprinten willst, ist das eine andere Schnelligkeit, als wenn du reaktionsschnell einen Ball zurückschlägst. Zum anderen setzt sich Schnelligkeit aus verschiedenen Komponenten zusammen wie eben Reaktionszeit, Kraft oder Kondition. Aber ich habe dir ja versprochen, dass mein Programm alle fünf Säulen bedient, deshalb findest du selbstverständlich auch Übungen wie den Sprinter alternierend im High Impact, die durch ihre explosiven Eigenschaften deine Schnelligkeit verbessern.

Gesteigerte Flexibilität

Wer regelmäßig trainiert, ist vor Hexenschüssen ganz gut geschützt. Noch geringer wird das Verletzungsrisiko, wenn ein hohes Maß an Flexibilität hinzukommt. Mit der Geschmeidigkeit einer Katze können Muskeln, Gelenke, Sehnen und damit auch das Skelettsystem auf überraschende Wendemanöver im Alltag besser reagieren. Außerdem bewegen wir uns anmutiger und aufrechter, wenn wir flexibel sind. Viele der Übungen in diesem Buch sind aus dem Yoga, das neben Pilates, Turnen und Ballett eine der besten Sportarten ist, um die Beweglichkeit zu verbessern. Achte bei den Übungen darauf, dass du immer die größtmögliche Bewegung ausführst. Wenn du also den Arm beispielsweise beim Open Sprinter nach oben nimmst, streck ihn ganz durch und zieh dich von der Ferse bis zum Scheitel in die Länge. Dafür gibt's auch einen Begriff, den du vielleicht schon mal gehört hast: Full Range of Motion (ROM). Man spricht hier vom größtmöglichen Bewegungsspielraum. Denn nur so machst du Fortschritte.

Bessere Koordination

Ein Bekannter von mir sieht beim Kochen ziemlich lustig aus. Während seine rechte Hand die Nudeln salzt, ahmt seine linke Hand die Bewegung nach. Hier funktioniert die harmonische Zusammenarbeit von Hirn und Hand nicht so gut, wie sie könnte. Wenn die Hirnhälften nicht unabhängig voneinander mit den Körperhälften reagieren können, schränkt uns das in unserer Bewegungsvielfalt im Alltag ein. Je unkoordinierter unser Körper funktioniert, desto unkoordinierter bewegt sich auch unser Geist. Koordination ist wichtig für einen besseren Gleichgewichtssinn, sie korrigiert Haltungsschäden und fördert die Hirnleistung. Wir können uns Schrittfolgen und Bewegungsabläufe, etwa im Kampfsport, beim Tanzen oder in Stepkursen, besser merken. Bezogen auf mein Trainingskonzept hilft eine gute Koordination, die teilweise komplexen Übungsabläufe zu erinnern und nach und nach immer fließender auszuüben. Andersherum schulen die komplexen Bewegungsabläufe aber auch deine Koordination. Dafür verantwortlich ist das zentrale Nervensystem. In unserem ganzen Körper, in den Muskelzellen, Sehnen und Gelenken, befinden sich sozusagen kleine Fühler, Propriozeptoren genannt, die ständig Impulse an unser Gehirn weiterleiten. Auf das Training bezogen spricht man hier von der neuromuskulären Koordination, also dem Zusammenspiel von Muskeln und Nerven.

Wenn du abnehmen willst und dir einen athletischen Körper erarbeiten möchtest, kommt es auf eine sinnvolle Kombination dieser fünf Komponenten an, plus die richtige Regenerationszeit. In diesem Trainingsprogramm findest du daher bei jeder Übung eine Skala, die dir zeigt, wie intensiv du welchen Aspekt mit der jeweiligen Übung trainierst. Aber wer hart trainiert, muss auch Pausen machen. Dass sich deine Muskeln zwischen den Trainingsphasen wieder regenerieren müssen, weißt du jetzt bereits im Schlaf. Und genau das ist es, was dein Körper ebenso braucht: ausreichend Schlaf.

SCHLAF – DER KLEINE BRUDER DES TRAININGS

„Train hard, eat well, sleep like a baby" ist ein gern zitiertes Motto in der Fitnessbranche. Punkt eins haben wir schon besprochen und Punkt zwei werden wir uns im Kapitel Ernährung (ab Seite 30) widmen. Aber wie geht eigentlich gut schlafen? Mal ehrlich, wann bist du zum letzten Mal morgens aufgewacht und hast dich so richtig erholt gefühlt? Wie viele Nächte ist es her, dass du nicht wach geworden bist, weil die Blase gedrückt hat? Oder du hast stundenlang wach gelegen, obwohl du eigentlich zeitig ins Bett gegangen bist? Dabei ist es so einfach, erholsam zu schlafen. Denn guter Schlaf ist eine der wesentlichen Zutaten für eine abgeschlossene Regeneration der Muskeln.

Vitamin C – ein heimlicher Wachmacher

Da denkt man, sich etwas Gutes zu tun, mixt sich abends noch schnell einen Fruchtshake und wundert sich anschließend, dass man nicht schlafen kann. Hintergrund der gestörten Nachtruhe kann zu viel Vitamin C sein, auch als Ascorbinsäure bekannt. Es pusht den Stoffwechsel und sollte besser zum Frühstück verzehrt werden, sonst findet der Körper nachts keine Ruhe. Auch in vielen Nahrungsergänzungsmitteln ist oft Vitamin C – allerdings synthetisch hergestelltes – beigemischt. Depotkapseln beispielsweise, die Vitamin C im 24-Stunden-Rhythmus an den Körper abgeben sollen, sind besonders schwierig mit erholsamem Schlaf zu vereinbaren, weil hierbei, trotz früher Einnahme, auch abends und nachts Vitamin C ausgeschüttet wird.

Zu spät trainiert

Wer Vollzeit arbeitet, wird das nicht gern hören: Aber zu spätes Training kann zu Schlafstörungen, Einschlafstörungen, aber auch zu wenig erholsamem Schlaf führen, da der Kreislauf seine Zeit braucht, um sich wieder im Normalbereich einzupendeln. Ich rate dir deshalb, deine Sporteinheiten nicht nach 21 Uhr zu starten. Versuche doch einmal, dafür lieber morgens eine Stunde früher aufzustehen und zu sporteln. Für Morgenmuffel, deren Kreislauf vormittags einfach mehr Zeit zum Hochfahren braucht, sind Sporteinheiten am frühen Abend die bessere Wahl. Und falls du doch mal zu spät trainieren solltest, wähle ein Training, das dich nicht allzu sehr pusht, wie eine ruhige Yogastunde, ein paar gemächliche Bahnen im Schwimmbad, eine kurze Kräftigungseinheit oder Stretching, aber kein Cardiotraining.

Mal früher schlafen gehen

Wissenschaftliche Studien zum Thema Schlafdauer stapeln sich wie Altpapier – täglich etwas Neues und 24 Stunden später ist das Ganze schon wieder überholt. Es gibt keinen generellen Richtwert für die Schlafdauer. Die einen brauchen mehr, die anderen weniger. Kurz gesagt: Fühlst du dich ausgeschlafen, war es genug. Meine Erfahrungen ergeben: Acht Stunden Schlaf sind gut, mehr ist besser. Wer das in der Woche nicht schafft, sollte versuchen, zwischendurch oder am Wochenende für ausreichend Erholungspausen oder Entspannung zu sorgen. Ein kleiner Trick: Verordne dir selbst mal eine Woche Fernsehverbot. Viele gehen ohne Glotze früher ins Bett, weil sie ohne Ablenkung besser spüren, wie müde sie sind. Außerdem glauben Forscher, dass das blaue Licht von Fernseher und Computer die Produktion des Schlafhormons Melatonin hemmt. In der Naturheilkunde sagt man sogar, dass jede Stunde Schlaf vor Mitternacht mit zwei Stunden Schlaf nach Mitternacht vergleichbar ist.

Die optimale Raumtemperatur

Grundsätzlich kann man seine Räume natürlich so temperieren, wie man es mag. Fakt ist aber, dass eine Schlafzimmertemperatur von 16 bis 17 Grad von Experten empfohlen wird. Was den Körper auch irritiert, sind Heizungen, die mit Thermostat gesteuert sind. Diese springen nachts immer wieder an, um nachzuheizen. Sie stören aber zum einen durch das Geräusch, zum anderen durch das nachgelieferte, fließende heiße Wasser den Organismus. Das ist ähnlich irritierend, wie auf einer Wasserader zu schlafen.

Kräutertee – der beste Schlummertrunk

Studien belegen, dass die ätherischen Öle der Melisse in Kombination mit der beruhigenden Wirkung von Hopfen und Baldrian sehr beruhigend und damit schlaffördernd auf den Körper wirken. Auch Lavendel, Hafer, Orangenblüten oder Kamille sorgen für einen ruhigen Schlaf. Es gibt fertige Teemischungen mit unterschiedlichen Kombinationen der genannten Kräuter, du kannst dir die Zutaten für eine individuelle Teemischung aber auch in der Apotheke zusammenstellen lassen.

Den Tee nicht mit kochendem Wasser übergießen, sondern das Wasser nach dem Kochen eine Minute stehen lassen und dann erst aufbrühen. Danach sechs bis acht Minuten ziehen lassen. Wenn du Tee mit echten ätherischen Ölen verwendest, solltest du ihn beim Ziehen abdecken, da sich die Öle sonst verflüchtigen. Anschließend lasse das Kondenswasser einfach wieder in die Tasse laufen. Mein Tipp: Koche dir den Tee eine halbe Stunde vor dem Schlafengehen, damit er entsprechend wirken kann.

Bei Kräutertees als Einschlafhilfe gilt jedoch: Geduld. Damit die Kräuter ihre volle Wirkung im Körper entfalten können, dauert es etwa ein bis zwei Wochen. Das ist wie beim Sport. Wenn du eine Übung nur einmal machst, bekommst du am nächsten Tag vielleicht Muskelkater, aber dein Muskel braucht ebenfalls Zeit, sich an eine Bewegung zu gewöhnen, damit er kräftiger werden kann.

Wer nicht so viel Geduld mitbringt, kann es zum Beispiel mit Baldriantropfen versuchen, denn Baldrian steht unter den pflanzlichen Einschlafhelfern an erster Stelle. Mit den Tropfen kann die Dosierung exakt vorgenommen werden und die konzentrierte Form wirkt schneller. Trotzdem sollte man auf ein hochwertiges Produkt achten, denn je nach Hersteller kann die Wirkstoffmenge schwanken.

Eiweiß am Abend

Eiweißreiche Nahrung am Abend ist in doppelter Hinsicht gut: Zum einen hilft Eiweiß dem Stoffwechsel beim Fettabbau, zum anderen produziert der Körper mithilfe von Eiweiß die für den Schlaf dringend benötigte Aminosäure Tryptophan, aus der das Schlafhormon Melatonin gebildet wird. Es ist also was dran an Omis Hausrezept der warmen Milch am Abend. Dabei spielt übrigens auch die Temperatur eine Rolle, weshalb auch Tee so gut funktioniert. Wer abends noch etwas Warmes trinkt, signalisiert dem Körper: Wärme abbauen, damit der Stoffwechsel auf Schlaftemperatur abkühlen kann. Mit einer warmen Milch oder einer Tasse beruhigendem Tee verstärkt man dieses Signal und schläft entsprechend schneller ein. Wer weder Tee noch warme Milch mag: Buchweizen beispielsweise ist voller Eiweiß. Die Keimlinge enthalten außerdem eine Vielzahl an Vital- und hochwertigen Mineralstoffen. Einfach einen Esslöffel in den Salat oder ins Müsli streuen. Auch ungesüßte Quarkspeisen sind eine geeignete eiweißreiche Alternative zur Milch.

LECKER ESSEN UND TROTZDEM ABNEHMEN

Ich kann es gar nicht oft genug sagen: Du bist, was du isst, und man sieht es dir auch an. Mittlerweile bin ich gut darin, via Gesichtsdiagnose in die Kühlschränke der Menschen zu sehen. Dort finde ich vor allem zu viel Zucker, aber auch zu viel schlechte Fette. Jetzt schüttelst du vielleicht ratlos den Kopf: „Was darf ich dann überhaupt noch essen?“ Die Rezepte hat übrigens Franca Mangiameli, Ökotrophologin und Buchautorin, zusammengestellt. Sie arbeitet in Hamburg als Personal-Food-Coach in ihrer eigenen Ernährungsberatung, dem essteam – und weiß daher genau, was du essen kannst und sollst, um fit und schlank zu sein.

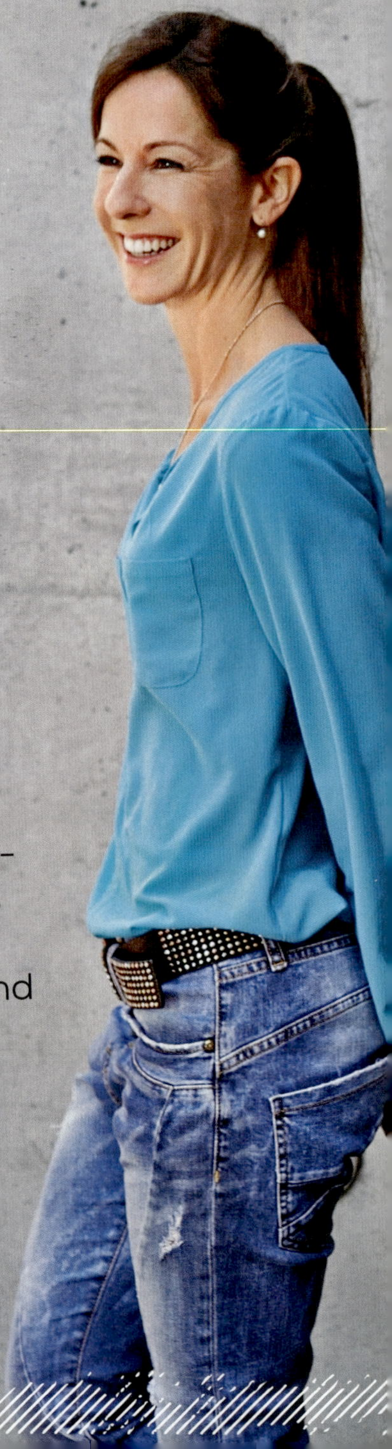

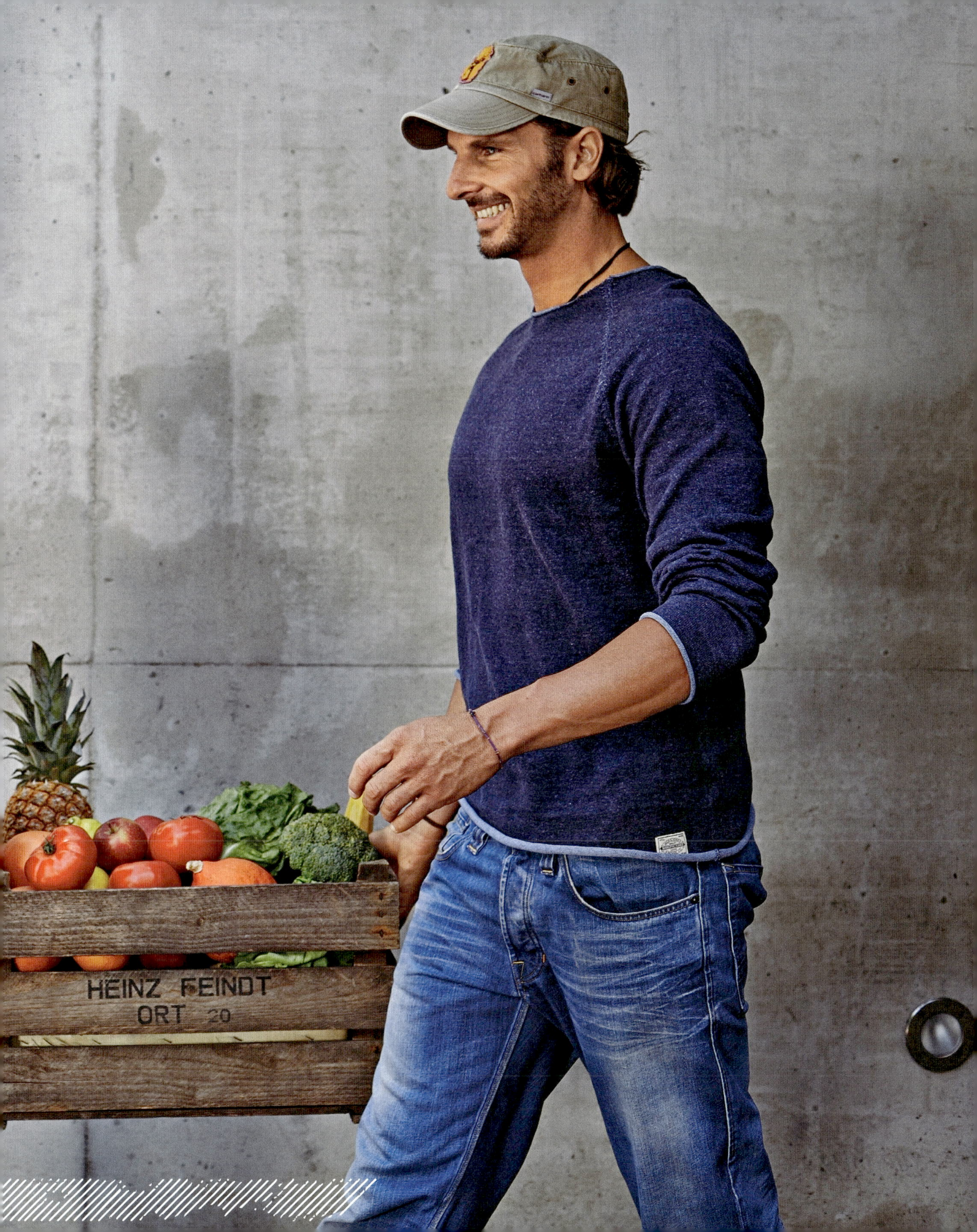
HEINZ FEINDT
ORT 20

FETTE, KOHLENHYDRATE, EIWEISSE – DIE BASIS DEINER GESUNDHEIT

Das Fundament für ein gesundes Leben ist eine gesunde Ernährung. Vor allem für Sportler, die ihrem Körper manchmal das Äußerste seiner Leistungsfähigkeit abverlangen und regelmäßig die Nährstofftanks plündern, ist eine ausgewogene Ernährung unverzichtbar. Insgeheim wissen wir alle, was gesund ist. Nur mit der Umsetzung hapert es. Kein Wunder, denn in unserer schnelllebigen Welt ist es oft einfacher, „mal eben schnell" eine Currywurst und Pommes oder einen Döner zu essen. Aber „mal eben schnell" hatte noch nie Qualität, in keinem Bereich des Lebens. Mach dir lieber die Mühe, einmal pro Woche mit dem Wissen, das du gleich erhältst, in Ruhe einkaufen zu gehen und dir dann jeden Tag etwas Frisches zuzubereiten. Ich verspreche dir: Frisches Essen, mit Achtsamkeit eingekauft und gekocht, ist der erste große Schritt, um einen gesünderen und glücklicheren Menschen aus dir zu machen. Doch alles, was du tust, solltest du auf seine Gültigkeit und Richtigkeit hin überprüfen. Das gilt auch für das Essen. Also, lass uns ein paar Grundsteine für dein (nicht nur) kulinarisches Glück legen.

Streitfaktor Fett

Fett ist ein Makronährstoff der Superlative. Seine Bedeutung hat im Ansehen der Ernährungswissenschaftler im Lauf der letzten 30 Jahre eine radikale Wende erlebt und der Körper braucht ihn für viele verschiedene Prozesse.

Fett ist nicht grundsätzlich schlecht, denn es liefert uns Energie. Fett ist außerdem eine notwendige Substanz, um die Vitamine A, D, E und K aufzuspalten, die fettlöslich sind, also vom Körper nur verwertet werden können, wenn Fett vorhanden ist. Aber vor allem ist es ein Geschmacksträger, der den Geschmack der Speisen verstärkt. Deshalb ist es oft so, dass fettige Speisen besonders lecker schmecken, obwohl sie einen relativ unspektakulären eigenen Geschmack haben, wie Frittiertes oder Gebratenes. Der Nachteil: Fett hat viele Kalorien – doppelt so viele wie Kohlenhydrate oder Eiweiße. Wenn wir jedoch nur die vom Körper tatsächlich benötigte Menge an Fett essen und zudem gesunde Fette wählen, sind diese nicht nur unbedenklich, sondern sogar gesund. Doch in welchen

JEDER MENSCH HAT EIN RECHT AUF GLÜCK. ER MUSS NUR BEREIT SEIN, SEIN LEBEN LANG ETWAS DAFÜR ZU TUN. Buddha

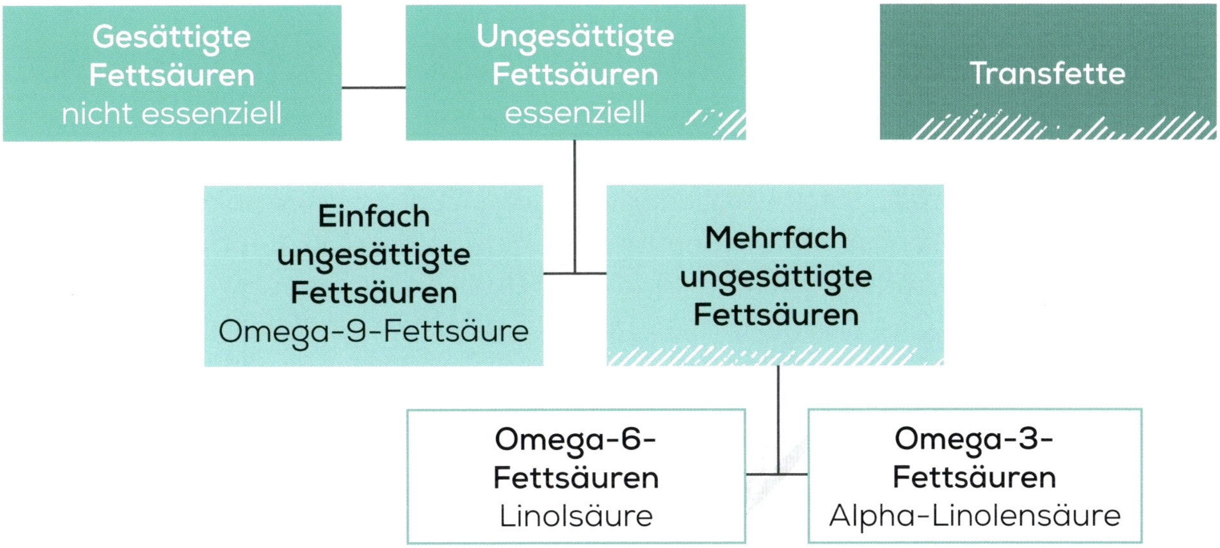

Lebensmitteln stecken die guten und in welchen die schlechten Fette? Und welche Fette gibt es überhaupt? Eigentlich sind alle Fette für unseren Körper von Bedeutung, einzig von den Transfetten sollten wir die Finger lassen (siehe Grafik).

Transfette stecken in all diesen fiesen kleinen Speisen mit großem Suchtfaktor und entstehen, wenn pflanzliche Öle gehärtet oder stark erhitzt werden. Chips, Blätterteig, Margarine und alles Frittierte ist auf Basis dieser ungesunden Transfette hergestellt. Sie gelten als krebserregend und steigern das Risiko von Herzerkrankungen, Schlaganfällen und Diabetes – und sie machen dick, weil der Körper sie nicht verwerten kann. Ihr Anteil sollte ein Prozent des Tagesbedarfs nicht überschreiten.

Gesättigte Fettsäuren sind in – meist tierischen – Lebensmitteln, die vor allem in der klassischen deutschen Hausmannskost vorkommen, zu finden, wie Fleisch, Butter, Sahne oder Wurst, aber auch in Fast Food. Zu viel gesättigte Fettsäuren erhöhen das LDL-(Low Density Lipoprotein)Cholesterin, auch als „schlechtes" Cholesterin bekannt, im Blut. Das LDL-Cholesterin lagert sich an den Gefäßwänden ab und verengt sie, das Blut kann nicht mehr ungehindert fließen. Diese Verengung kann zu Arteriosklerose – einer chronischen Erkrankung der Schlagadern, auch als Arterienverkalkung bezeichnet –, Herzinfarkt und Schlaganfall führen. Besonders gefährlich sind diese Fette bei Menschen, die bereits übergewichtig sind, Diabetes oder Vorschädigungen durch Herz-Kreislauf-Erkrankungen haben.

Einfach und mehrfach ungesättigte Fettsäuren sind die gesunden Fette. Diese stecken vor allem in pflanzlichen Ölen, Avocados, Nüssen und Fisch. Sie unterstützen zahlreiche Stoffwechselvorgänge, wirken Entzündungsprozessen entgegen, senken das schlechte LDL-Cholesterin, verringern also die Blutfettwerte, und erhöhen damit das gute Cholesterin, das HDL-(High Densitiy Lipoprotein)Cholesterin. Außerdem stärken sie das Immunsystem, lindern Verstimmungen und sollen bestimmte Krebsarten, etwa Darm- oder Brustkrebs, verhindern.

Eine einfach ungesättigte Fettsäure ist die Omega-9-Fettsäure. Sie steckt vor allem in Oliven- und auch Rapsöl. Unser Körper kann sie sogar aus gesättigten Fettsäuren selbst herstellen.

Zu den mehrfach ungesättigten Fettsäuren gehören die Omega-3-Fettsäure (Alpha-Linolensäure) und die Omega-6-Fettsäure (Linolsäure). Beide Fettsäuren sind essenziell, da sie unser Körper nicht selbst herstellen kann, wir sie aber für wichtige Körperfunktionen benötigen. Wir müssen sie also über die Nahrung aufnehmen. Omega-3-Fettsäuren, deren aktivste Vertreter die Eicosapentaensäure (EPA) und die Docosahexaensäure (DHA) sind, kommt hauptsächlich in Lein-, Walnuss- und Rapsöl sowie in fettreichen Fischen wie Makrele oder Lachs vor. Ernährungswissenschaftler empfehlen, zweimal pro Woche Fisch zu essen. Omega-3-Fettsäuren sind dabei behilflich, Körperfett zu reduzieren und Muskeln aufzubauen. Wissenschaftler haben auch herausgefunden, dass es einen starken Zusammenhang zwischen der Omega-3-Fettsäure und der Vorbeugung von Herz-Kreislauf-Erkrankungen gibt.

Die Omega-6-Fettsäure ist in ziemlich vielen Lebensmitteln – leider – ausreichend vorhanden, so auch in den meisten Pflanzenölen wie Sonnenblumen-, Distel- und Sojaöl. Mit der heutigen Nahrung nehmen wir viel zu viel Omega-6- und zu wenig Omega-3-Fettsäuren auf – und das ist schädlich für unseren Körper. Beide Fettsäuren sollten in einem ausgewogenen Verhältnis stehen, wobei der Anteil von Omega-3 im Verhältnis zu Omega-6 etwa eins zu fünf bis eins zu eins sein sollte. Heute liegt das Verhältnis bei sage und schreibe eins zu zwölf und mehr. Die zu Hohe Dosis an Omega-6-Fettsäuren setzt entzündungsfördernde Stoffe frei und verhindert gleichzeitig die entzündungshemmende Funktion der Omega-3-Fettsäure. Also öfter mal zum Raps- oder Leinöl als zum Sonnenblumenöl greifen, denn da stimmt das Verhältnis. Und noch etwas Wichtiges: Verwende kalt gepresste oder native, also natürliche, Pflanzenöle, denn nur so bleiben all die wichtigen Vitamine und Pflanzenstoffe, Geschmack, Farbe und Geruch erhalten. Am besten im Kühlschrank aufbewahren, denn diese Öle sind licht- und sauerstoffempfindlich. Außerdem sollten sie nur kalt verwendet werden, denn beim Erhitzen entstehen wiederum Stoffe, die im Körper freie Radikale freisetzen. Versuche auch mal, einen großen Bogen um raffinierte Öle zu machen. Denn durch das Erhitzen bei der Raffination gehen all die guten Nährstoffe und Eigenschaften verloren und es entstehen wiederum die schädlichen Transfette.

Die Deutsche Gesellschaft für Ernährung (DGE) empfiehlt die folgende Verteilung, bezogen auf den Tagesbedarf:

- gesättigte Fettsäuren maximal 10 Prozent
- einfach ungesättigte Fettsäuren 10 bis 13 Prozent
- mehrfach ungesättigte Fettsäuren 7 bis 10 Prozent

Gute Fette (viel Omega-3-, wenig Omega-6-Fettsäure)	
Öle und Fette	Raps-, Walnuss-, Oliven-, Hanf-, Soja- und Weizenkeimöl, in Leinöl ist am meisten enthalten (4 : 1), Traubenkernöl (zum Erhitzen und Braten)
Fleisch	in Maßen: Lamm- und Rinderfett (artgerechte Weidehaltung, ausschließlich Grasfütterung), Schweine- und naturbelassenes Butterschmalz (zum Braten), Gänseschmalz, Butter, hochwertige Pflanzenmargarine (aus dem Bioladen) Wildfleisch, Fleisch aus artgerechter Tierhaltung, in Maßen: Schinken und Speck
Fisch	fettreiche Kaltwasserfische wie Makrele, Hering, Thunfisch, Lachs und Sardine
Nüsse/Samen	Walnüsse, Mandeln, Haselnüsse, Erdnüsse, Leinsamen
Obst	Avocado
Sonstiges	Eier, Käse, Milch

Schlechte Fette (Transfette, zu viele Omega-6-Fettsäuren)	
Öle	Mais-, Sonnenblumen- und Distelöl, billige (Halbfett-)Margarine
Fertigprodukte	Tiefkühlpizza, Pommes frites, in Öl eingelegte Speisen wie getrocknete Tomaten, Sardellen, Antipasti, Chips, Fertigbackwaren
Backwaren	Croissant, Kuchen, Kekse

Gewusst wie – abnehmen mit Kohlenhydraten

Kohlenhydrate sind unsere Hauptenergielieferanten. Vor allem unser Gehirn braucht sie, um gut zu funktionieren. Während jedoch zu Zeiten, als wir noch mit Fellen bekleidet durch die Savanne streiften, Kohlenhydrate eine Mangelware waren, werden wir heute regelrecht damit überschwemmt. Ein Großteil unserer Nahrung besteht aus ihnen. Deshalb wundert es auch nicht, dass Kohlenhydrate mehr und mehr einen schlechten Ruf erlangen, während die Fette wieder einen Aufwind erleben.

Pauschal zu sagen, Kohlenhydrate wären schlecht, wie es viele Low-Carb-Diäten machen, ist jedoch falsch, besonders für Sportler. Denn ein wichtiger Faktor wird beim Verzehr von Kohlenhydraten nach wie vor viel zu oft vergessen: das Timing. Die richtigen Kohlenhydrate zur richtigen Zeit machen schlank. Die falschen Kohlenhydrate zur falschen Zeit machen dick. Aber auch wer abnehmen möchte, sollte diese Regel befolgen und Kohlenhydrate auf jeden Fall auf seinem täglichen Speiseplan belassen. Entscheidend ist nur der maßvolle Umgang damit. Außerdem sollten ganz klar die richtigen Kohlenhydrate bevorzugt werden. Denn zu einer gesunden und ausgewogenen Ernährung gehören sie unbedingt dazu. Sie sind die Energielieferanten für unseren Körper und machen uns somit leistungsfähiger.

Dabei sind Kohlenhydrate nicht gleich Kohlenhydrate. Es gibt Einfach-, Zweifach-, Mehrfach- und Vielfachzucker, je nachdem, aus wie vielen Molekülen sie bestehen. Sobald wir mit unserem Essen Kohlenhydrate aufnehmen, werden sie im Mund und im Darm in Einfachzucker (Glukose) aufgespalten und schließlich als Glykogen in Leber und Muskeln gespeichert oder sie landen als Speckröllchen auf unseren Hüften. Dafür braucht der Körper Insulin, das den Zucker aus dem Blut zu den Speicherplätzen befördert. Je höher der Blutzuckerspiegel, desto höher auch die Insulinausschüttung. Und viel Insulin bewirkt wiederum einen starken Blutzuckerabfall – das heißt, du bekommst wieder Hunger. Dazu ist Insulin auch ein Masthormon. Es behindert den Fettabbau und fördert gleichzeitig die Speicherung von Fett. Was also viele beziehungsweise einfache Kohlenhydrate, die nicht lange aufgespalten werden müssen, für deinen Körper bedeuten, kannst du dir jetzt selbst zusammenreimen. Es gibt jedoch ein paar einfache Regeln, damit du nicht ab jetzt jede Nudel meiden musst wie der Teufel das Weihwasser:

- Mehr Moleküle: Komplexe Kohlenhydrate erfordern mehr Zeit für die Aufspaltung, daher steigt der Blutzuckerspiegel langsamer an.
- Mehr Ballaststoffe: Diese sorgen für ein längeres Sättigungsgefühl und verlangsamen zudem die Aufnahme von Zucker ins Blut.
- Mehr Sport: Das beste Timing für Energiezufuhr, von der die Muskeln und nicht die Fettzellen profitieren, ist ein Zeitfenster von etwa ein bis zwei Stunden nach dem Training. Denn jetzt sind die Speicher deiner Muskeln geleert und der Körper liefert alles, was er an Energie bekommt, direkt in den Muskeln ab.
- Mehr Zeit: Kohlenhydratreiche Lebensmittel wie Kartoffeln, Reis, Nudeln und Brot isst du am besten nur nach dem Training oder bis spätestens zwölf Uhr mittags, damit der Körper diese entweder für die Muskeln nutzt oder noch genug Zeit für Bewegung am Tag hat, um sie wieder abzubauen.

Gute Kohlenhydrate	
Gemüse	grüne Gemüsesorten wie Spinat, Brokkoli, grüne Bohnen und Zucchini sowie Kartoffeln, Süßkartoffeln und Hülsenfrüchte wie Sojabohnen oder Bohnen
frisches Obst	Avocados, Brombeeren, Himbeeren, Erdbeeren, Johannisbeeren, Wassermelonen, Aprikosen, Grapefruits, Orangen, Pfirsiche – eigentlich alle Obstsorten, wobei zum Beispiel Äpfel, Weintrauben und Bananen einen hohen Fruchtzuckergehalt haben im Gegensatz zu anderen Obstsorten
Getreide/Getreideprodukte	Vollkornnudeln, Vollkornbrot, Hafer-, Dinkel- oder andere Getreideflocken, Vollkornmüsli, Reis, Bulgur, Hirse

Schlechte Kohlenhydrate	
Zucker	raffinierter weißer Zucker, Bonbons
Weißmehlprodukte	Pizza, Pasta, Kuchen, Kekse, Brötchen

Eiweiß – DER Sportlernährstoff

Eiweiß ist der Macher unter den drei Makronährstoffen: Es stimuliert den Muskelstoffwechsel und lässt die Muskeln wachsen, baut Knochen oder Bindegewebe auf, repariert geschädigte Zellstrukturen und ist ein wichtiger Bestandteil bei der Produktion von Glückshormonen. Vor allem Fisch, Fleisch, Eier, Milch, Soja und Sojaprodukte, Hülsenfrüchte und Walnüsse liefern Proteine, also Eiweiße. Im Gegensatz zu Kohlenhydraten lassen Eiweiße kaum den Blutzucker ansteigen und sie halten länger satt. Übersetzt: Du isst weniger. Gleichzeitig braucht dein Körper viel Energie, um die Proteine zu verwerten. Es bleibt also kaum etwas übrig, was noch in den Fettzellen gespeichert werden könnte. Proteine sind also das All-in-one-Paket in der Sportlerküche. Wenn du beim Proteinverzehr noch eins draufsetzen möchtest, kannst du darauf achten, vor allem Proteine mit hoher biologischer Wertigkeit zu dir zu nehmen. Bei diesen Eiweißen verstoffwechselt der Körper wirklich jedes einzelne Molekül. Bei den Proteinen mit einer geringeren biologischen Wertigkeit bleiben Bestandteile zurück, die dann wiederum unnötig in den Fettzellen gespeichert werden.

Die biologische Wertigkeit gibt an, wie effizient das Protein in einem Nahrungsmittel in körpereigenes Protein umgewandelt werden kann. Als Maß dient das Ei mit dem Wert 100 (Prozent). Hier einige Lebensmittel mit einer hohen biologischen Wertigkeit:

Ei:	100 Prozent
Rindfleisch:	92 Prozent
Kuhmilch:	88 Prozent
Soja:	84 Prozent
Reis:	81 Prozent
Kartoffeln:	76 Prozent
Bohnen:	72 Prozent

VITAMINE ÜBER ALLES

Es ist ganz simpel: Wer sich gut ernährt, leistet mehr beim Training und nimmt leichter ab. Ein wichtiger Faktor für eine gesunde Ernährung sind Vitamine. Hier möchte ich vor allem über jene Vitamine sprechen, die deine Leistung verbessern und dich somit effektiver trainieren und schneller schlank werden lassen. Wenn ich ein Personal Training gebe, bin ich immer wieder überrascht, wie nachlässig meine Kunden mit ihrer Ernährung umgehen. Vor allem deshalb, weil die meisten eigentlich sehr viel darüber wissen. Aber eben nicht alles. So wird beispielsweise Eisenmangel, der viele Frauen betrifft, nicht behoben, wenn man parallel zur Eisenaufnahme nicht genug Vitamin C zu sich nimmt. Und dann wundern sich die Damen, wenn ihnen nach fünf Liegestütze die Puste ausgeht. Wer eine halbe Stunde vor oder nach dem Steak – das viel Eisen liefert – Milchprodukte verzehrt, verringert die Eisenverwertung sogar noch.

Ein anderes Beispiel ist Vitamin B1, das vor allem in Vollkornprodukten, Reis und Schweinefleisch vorkommt. Der Körper kann es nicht speichern, braucht es aber dringend für ein starkes Nervenkostüm und mehr Leistung. Ein Mangel an Vitamin B1 führt zu Müdigkeit, was sich wiederum schlecht auf das Training auswirkt, und außerdem zu Herzschwäche und Kribbeln in den Armen und Beinen. Nimmt man als Frau die Antibabypille, kann das Vitamin nicht vollständig vom Körper aufgenommen werden und führt so wiederum zu einem erhöhten Bedarf.

Die drei wichtigsten Vitamine für Sportler sind die Vitamine C, B und E, die vor allem für mehr Leistung sorgen und an den Stoffwechselprozessen, die den Muskelaufbau und den Fettabbau unterstützen, beteiligt sind. Zu diesen drei Vitaminen werde ich dir noch mehr erzählen, andere wichtige Vitamine folgen dann im Anschluss in einer Übersicht.

Vitamin C – der Allrounder

Fühlst du dich tagsüber manchmal schlapp und etwas müde? Dann solltest du mehr frisches Obst und Gemüse essen. In vielen davon steckt reichlich Vitamin C, wie in Zitrusfrüchten, Fenchel, Brokkoli oder Paprika, das deinen Kreislauf ankurbelt und dich wieder munter macht. Der Superstar am Vitamin-C-Himmel ist übrigens die Camu-Camu-Frucht aus Südamerika, die 30- bis 50-mal mehr Vitamin C enthält als Zitrusfrüchte. Auf Platz zwei liegt die Acerolakirsche, gefolgt von Hagebutte und Sanddorn. Deinen Tagesbedarf an Vitamin C deckst du aber auch mit „gewöhnlichem" Obst und Gemüse.

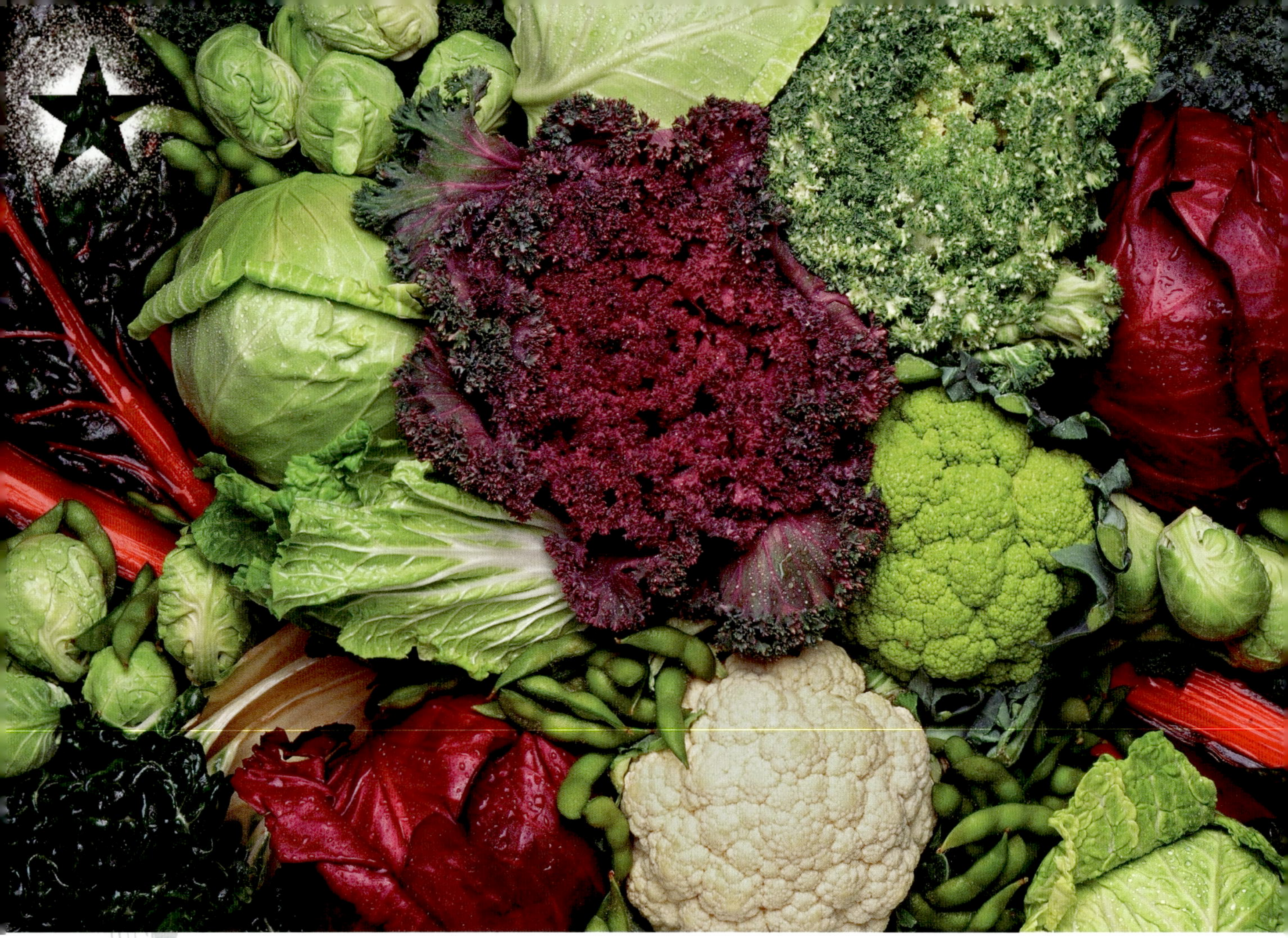

Blumenkohl, Grünkohl, Brokkoli, Rosenkohl, Paprika – sie alle liegen ganz weit vorn beim Vitamin-C-Gehalt, sogar noch vor Zitrone, Orange und Co. Es müssen also nicht immer Zitrusfrüchte sein.

Vitamin C ist ein echter Allrounder. Abgesehen davon, dass es eines der besten Antioxidantien ist, das freie Radikale zerstört, die unsere Körperzellen angreifen, stärkt es unser Immunsystem und macht uns widerstandsfähiger gegen Krankheiten. Es lindert beispielsweise Erkältungen und du wirst schneller gesund. Denn Vitamin C hilft bei der Bildung von Antikörpern und wehrt so zahlreiche Krankheitserreger ab. Außerdem kann Eisen besser aufgenommen werden, wenn genug von dem Vitamin vorhanden ist. Eisen ist für den Sauerstofftransport im Blut zuständig und hilft dem Körper, Schwermetalle wie Blei oder Kadmium loszuwerden. Und – Achtung, Frauen! – Vitamin C festigt das Bindegewebe, weil es bei der Herstellung des Eiweißes Kollagen mithilft, das fast überall im Körper gebraucht wird, so auch für Sehnen, Bänder, Knochen und Zähne, es fördert sogar die Wundheilung. Doch das Wichtigste für Sportler ist, dass Vitamin C die Funktionstüchtigkeit der Muskeln unterstützt wie kein anderes Vitamin. Es hilft bei der Produktion von körpereigenem Carnitin, das sich an Fettsäuren heftet und diese in die Zellen transportiert. Dort werden die Fettsäuren von den Mitochondrien, den Kraftwerken der Zellen, verstoffwechselt und in Energie umgewandelt – und die wird in den Muskeln gebraucht.

Leider kann der menschliche Körper Vitamin C nicht selbst herstellen und muss es über die Nahrung aufnehmen. Die Deutsche Gesellschaft für Ernährung (DGE) empfiehlt für Jugendliche und Erwachsene eine Tagesdosis von 100 Milligramm (Sportler maximal 150 Milligramm). Greife bei der Deckung des Tagesbedarfs zu natürlichen Lebensmitteln, denn je frischer das Obst und Gemüse, desto mehr Vitamin C ist enthalten. Vermeide Nahrungsergänzungsmittel, von denen die meisten die künstlich hergestellte Ascorbinsäure enthalten. Sie steckt außerdem in zahlreichen Fertigprodukten, Konfitüre oder Obst- und Gemüsesäften. Der Grund: Natürliches Vitamin C ist licht-, sauerstoff- und hitzeempfindlich und geht auch bei zu langem Lagern und beim Kochen größtenteils verloren. Deshalb werden viele Lebensmittel mit Ascorbinsäure pasteurisiert – und so länger haltbar gemacht –, das heißt, kurzzeitig auf unter 100 Grad erhitzt, damit gefährliche Keime abgetötet werden. Ascorbinsäure besitzt aber nicht dieselben Eigenschaften wie natürliches Vitamin C, denn im Labor kann nur ein Teil synthetisch hergestellt werden. Die wichtigen pflanzlichen Enzyme, Vitalstoffe und Flavonoide fehlen. Und sie alle wirken eben nur im Verbund. Wissenschaftler in den USA haben herausgefunden, dass zu viel Ascorbinsäure sogar langfristig organische Schäden verursachen kann.

Da Vitamin C nur für kurze Zeit im Körper bleibt und zudem überschüssiges über den Urin wieder ausgeschieden wird, sollte man etwa alle drei Stunden eine kleine Portion Vitamin C zu sich nehmen. Über den Tag verteilt wären das zum Beispiel: morgens ein Glas Orangensaft, mittags eine Portion (etwa 100 Gramm) Gemüse oder Salat, zwischendurch ein Apfel und nachmittags eine Kiwi. Abends lieber auf das Wachmachervitamin verzichten, weil es das Einschlafen verzögern kann (siehe Seite 27).

Vitamin B1 und B6

Die Vitamine B1 und B6 sind die Wach- und Starkmacher unter den Vitaminen. Also für Sportler unter den Top Ten! Vitamin B1 ist wichtig für den Kohlenhydratstoffwechsel und die Nervenfunktionen. Es ist an der Weiterleitung von Nervenimpulsen beteiligt und reguliert Angstzustände wie etwa Prüfungsängste. Wenn du öfter an übermäßiger Angst leidest, könnte eventuell ein Vitamin-B1-Mangel die Ursache sein. Die größten Vitaminräuber sind übrigens Weißzucker, Süßigkeiten und Alkohol.

Vitamin B6 verbessert die Muskelkraft und ist an der Bildung des Neurotransmitters Serotonin beteiligt, einem Glückshormon. Außerdem ist Vitamin B6 zuständig für die Bildung der Nervenhüllen. Ein Mangel zeigt sich demzufolge in ängstlicher Nervosität, Niedergeschlagenheit, aber auch einer Infektanfälligkeit.

- Viel Vitamin B1 ist beispielsweise in Schweinefleisch, in Fisch wie Lachs oder Scholle, in Vollkornprodukten, Haferflocken, Walnüssen, Sonnenblumenkernen, Hülsenfrüchten und Gemüse wie Brokkoli, Kartoffeln oder Spargel enthalten. Tagesbedarf für Erwachsene: 1 bis 1,3 Milligramm
- Viel Vitamin B6 findest du beispielsweise in Fleisch wie Pute, Rind, Schwein oder in der Leber, in Fisch wie Lachs, Hering und Makrele, in Getreide und Getreideprodukten wie Hirse, Weizenkleie oder Naturreis, in Milchprodukten, in Gemüse wie Kartoffeln, Brokkoli, Spinat und Sellerie, in Hülsenfrüchten wie Sojabohnen, Erbsen und Linsen sowie in Obst wie Avocados, Bananen und Äpfeln. Tagesbedarf für Erwachsene: 1,2 bis 1,4 Milligramm

Vitamin E plus C

Vitamin E könnte man auch als Türstehervitamin bezeichnen, denn es schützt die mehrfach ungesättigten Fettsäuren in den Zellmembranen vor der Oxidation durch freie Radikale. Es ist also wie Vitamin C ein Antioxidans. Vitamin C baut übrigens das antioxidative Potenzial von Vitamin E nach erledigter Arbeit wieder auf. Diese Kombination unterstützt so den Fettstoffwechsel und hilft beim Abnehmen. Vitamin E kann aber noch viel mehr. Es verlangsamt den Alterungsprozess, lässt dich jünger und frischer aussehen, strafft die Haut, weil es zusätzlich bei der Kollagenbildung beteiligt ist, mindert die Narbenbildung und schützt vor der Sonne – von innen wie von außen. Deshalb wird es auch Sonnenmilch und Hautcremes beigemischt. Das Immunsystem profitiert ebenfalls, sogar Diabetes kann mit Vitamin E vorgebeugt werden.

Vitamin E kommt nur in Pflanzen vor und muss über die Nahrung aufgenommen werden. Vor allem in Pflanzenölen wie Olivenöl, Sonnenblumenöl, Sesamöl und Weizenkeimöl (am besten alle Öle kalt verwenden), in Nüssen und Samen wie Sonnenblumenkernen, Haselnüssen und Pinienkernen, aber auch in Avocados ist jede Menge davon enthalten. Am allermeisten Vitamin E steckt aber in Mandeln – wer hätte das gedacht?! Mittlerweile gibt es Mandeln nicht nur zur Weihnachtszeit, sondern auch verarbeitet in Getränken auf pflanzlicher Basis. 12 bis 14 Milligramm Vitamin E pro Tag sind genug.

Weitere Vitamine im Überblick

Wenn du auf eine gesunde und ausgewogene Ernährung achtest und einige Lebensmittel öfter mal auf deinen Speiseplan setzt, bist du ausreichend mit Vitaminen versorgt.

Vitamin	Vorkommen	Zuständigkeit	Bedarf	Portionierung
A	Leber, Milchprodukte, Butter, Karotten	beteiligt an Wachstum und Erneuerung der Zellen	1 bis 5 Milligramm	100 Gramm Karotten enthalten 1,6 Milligramm
B3	Nüsse, Erbsen, Geflügel, Fisch	fördert den Fettstoffwechsel und guten Schlaf	13 bis 16 Milligramm	100 Gramm Nüsse enthalten 6,8 Milligramm
B5	Leber, Gemüse, Spargel, Sonnenblumenkerne	hilft beim Fettabbau, ist gut fürs Haar	6 Milligramm	100 Gramm Brokkoli enthalten 0,6 Gramm
B6	Bananen, Nüsse, Vollkornprodukte, grüne Bohnen, Kartoffeln	gilt als Schönheitsvitamin, kurbelt die Entgiftung an	2 Milligramm	100 Gramm Nüsse enthalten 0,4 Milligramm
B12	Fleisch, Fisch, Milch, Käse, Eier	verbessert koordinative Fähigkeiten, ist an der Blutbildung beteiligt	3 Mikrogramm	100 Gramm Eier (2 Stück) enthalten 1,4 Mikrogramm
D	Butter, Hering, Avocado, Champignons	regelt die Kalziumaufnahme, stärkt das Skelettsystem	5 Mikrogramm	100 Gramm Avocado enthalten 5 Mikrogramm

ORDNE DEINE FITNESS EIN – MIT GRUNDUMSATZ UND LEISTUNGSUMSATZ

Der **Grundumsatz** ist die Energiemenge, die der Körper im Ruhezustand braucht, um alle lebensnotwendigen Körperfunktionen wie Atmung, Stoffwechsel oder Herzschlag aufrechtzuerhalten. Das Ergebnis der folgenden Rechnung zeigt dir, wie viel Kalorien du mindestens brauchst, um deinen Körper ausreichend zu versorgen. Diese Zahl darf nicht unterschritten werden. Wer dauerhaft unter seinem Grundumsatz lebt, steuert über kurz oder lang auf eine Essstörung und Mangelernährung zu, die fatale Folgen haben kann. Danach berechnen wir den Gesamtumsatz, also die Höhe deiner maximalen Kalorienaufnahme am Tag. Sportliche Aktivität und ein anstrengender Job fließen in die Berechnung ein. Für den Grundumsatz brauchst du Alter, Gewicht und Größe.

Für Frauen: 655 + (9,6 x Gewicht in kg) + (1,8 x Größe in cm) – (4,7 x Alter in Jahren)
Für Männer: 66 + (13,7 x Gewicht in kg) + (5 x Größe in cm) – (6,8 x Alter in Jahren)

Dein **Leistungsumsatz** ist die Energiemenge, die dein Körper braucht, wenn du aktiv bist – ob bei der Arbeit oder beim Sport. Um zu wissen, wie sich dein Stoffwechsel im Alltag verhält, benötigen wir den sogenannten **PAL-Faktor** (Physical Activity Level). Mit ihm bestimmst du deinen Leistungsumsatz pro Tag. In die Berechnung fließt das Maß an körperlicher Anstrengung durch Arbeit, Sport und die Schlafdauer mit ein und liefert so ein relativ gutes Abbild deiner durchschnittlichen täglichen Aktivität.

Schlaf	0,95
sitzende oder liegende (kranke, gebrechliche Menschen) Tätigkeit	1,2
fast nur sitzende Tätigkeit (Büroarbeit)	1,4–1,5
sitzende Tätigkeit mit stehender und/oder gehender Tätigkeit	1,6–1,7
überwiegend gehend oder stehende Tätigkeit	1,8–1,9
körperlich sehr aktiver/anstrengender Beruf (Bergleute, Spitzensportler)	2,0–2,4

Schreibe dir also auf, welche Tätigkeiten du pro Tag wie lange machst: Schläfst du acht Stunden, rechnest du 8 mal 0,95. So gehst du mit allen Punkten vor und addierst dann die Werte. Das Ergebnis teilst du durch 24 (für 24 Stunden) und erhältst deinen PAL-Faktor. Diesen multiplizierst du nun mit deinem Grundumsatz. Das ergibt deinen Gesamtumsatz, also die Kalorienmenge, die du pro Tag nicht überschreiten solltest, wenn du nicht auf Dauer zunehmen willst.

SO SCHMECKT ABNEHMEN RICHTIG GUT

Wer abnehmen will, muss sich richtig satt essen. Das klingt für viele Menschen immer noch nach einem Widerspruch – ist es aber nicht! Denn mit „richtig satt essen" sind nicht die Kalorien gemeint, sondern dass du die richtigen Lebensmittel zu dir nimmst. Es geht darum, sich intelligent zu sättigen, das bedeutet, viel zu essen, den Magen zu füllen und trotzdem eine niedrige Energiedichte zu erreichen. Und das geht mit der richtigen Kombination der Nahrungsmittel. Die Hintergründe dazu haben wir ja bereits auf den Seiten 32 bis 43 geklärt. Jetzt erfährst du, wie du die richtigen Zutaten lecker zubereitest.

Die Rezepte sind eiweißreich, denn Proteine helfen den beanspruchten Muskeln, sich schneller zu regenerieren und neue Muskelmasse aufzubauen. Proteine bedeuten auch abnehmen, ohne zu hungern, da sie einen langen und hohen Sättigungsfaktor mitbringen. Sättigend wirken auch die ballaststoffreichen Zutaten wie Gemüse, Nüsse, Obst und Hülsenfrüchte. Sie quellen während der Verdauung auf, vergrößern das Nahrungsvolumen und stabilisieren den Blutzucker. Außerdem sind die Gerichte kohlenhydratarm (der Kohlenhydratgehalt liegt im Durchschnitt bei unter 20 Gramm), um das Dickmacherhormon Insulin nicht zu wecken und so Heißhungerattacken zu vermeiden.

Auf Fett wird nicht verzichtet, schließlich ist Fett ein essenzieller Nährstoff, der dringend vom Körper gebraucht wird und außerdem Geschmack ins Essen bringt. Zusätzlich stehen viele wasserreiche Lebensmittel auf dem Plan: Gemüse, Obst und Salat, die zu 80 bis 90 Prozent aus Wasser bestehen. Insgesamt also eine Rezeptzusammenstellung, mit der du optimal abnehmen kannst, ohne zu hungern oder dich geschmacklich zu langweilen. Du bist den ganzen Tag rundum gut versorgt: Es gibt Frühstücksempfehlungen genauso wie Snacks, Mittag- und Abendmahlzeiten, Suppen, Salate, zahlreiche vegetarische Gerichte, aber auch Köstliches mit Fisch und Fleisch. Und wie soll bei solch wohlklingenden Gerichten Langeweile aufkommen? Cremiges Früchte-Joghotta mit Nussmüsli, nussiger Chicorée-Papaya-Salat mit Minze-Ingwer-Dressing, Lauch-Käse-Suppe mit Hackfleisch oder ein Erdbeer-macchiato-Shake – es ist für jeden Geschmack etwas dabei.

ICH HABE MEINE ERNÄHRUNG UMGESTELLT. DIE SCHOKOLADE STEHT JETZT LINKS IM KÜHLSCHRANK.

Herkunft unbekannt

CREMIGES FRÜCHTE-JOGHOTTA MIT NUSSMÜSLI

1 TL gehackte Haselnüsse ★ 1 TL gehackte Mandeln ★ 1 TL Kokosraspeln
1 TL Honig ★ 50 g Ricotta ★ 200 g Joghurt (1,5 % Fett)
1 halber Apfel ★ 1 TL Zitronensaft ★ ⅓ TL Zimt ★ 100 g Erdbeeren

1 Portion (450 g)
345 kcal ★ 18 g Fett ★ 30 g Kohlenhydrate ★ 14 g Eiweiß
Energiedichte: 77 kcal/100 g

1. Gehackte Nüsse und Kokosraspeln in einer beschichteten Pfanne bei niedriger Hitzezufuhr anrösten. Kurz bevor sie bräunen den Honig dazugeben, gut verrühren, dann von der Herdplatte nehmen und abkühlen lassen.

2. Ricotta und Joghurt verrühren. Apfel schälen, halbieren, vom Kerngehäuse befreien und fein reiben. Mit Zitronensaft beträufeln, mit Zimt abschmecken und unter die Joghurt-Ricotta-Creme rühren. Erdbeeren waschen, Kelch entfernen, klein würfeln und zusammen mit den Nüssen über das Joghotta verteilen.

ERDBEER-MACCHIATO-SHAKE

1 Tasse Espresso, aus der Kaffeemaschine oder Instantkaffee
150 g Erdbeeren, tiefgefroren ★ 300 ml Milch (3,5 % Fett) ★ 15 g neutrales Eiweißpulver ★ 1 TL Honig ★ 1 TL Mandelmus ★ ⅓ TL gemahlene Vanille

1 Portion (525 g)
300 kcal ★ 8 g Fett ★ 28 g Kohlenhydrate ★ 26 g Eiweiß
Energiedichte: 57 kcal/100 g

1. Eine Tasse Espresso kochen und abkühlen lassen.

2. Erdbeeren antauen, in den Mixer geben und pürieren. Zum Erdbeermus Milch, Eiweißpulver, Honig, Mandelmus und gemahlene Vanille geben und auf höchster Stufe 30 Sekunden pürieren. Den Shake in ein hohes Glas einschenken. Den Espresso seitlich in das Glas gießen.

RÜHREI MIT ZIEGENFRISCHKÄSE UND TOMATEN

25 g Ziegenkäserolle (45 % Fett i. T.) ★ 2 Eier
1 EL Wasser mit Kohlensäure ★ 1 EL Milch (1,5 % Fett) ★ 2 TL Schnittlauchröllchen
120 g Cocktailtomaten ★ 2 TL Olivenöl ★ Salz und Pfeffer nach Geschmack

1 Portion (285 g)
370 kcal ★ 30 g Fett ★ 5 g Kohlenhydrate ★ 22 g Eiweiß
Energiedichte: 131 kcal/100 g

1. Ziegenkäse von der Rinde befreien und klein schneiden.

2. Die Eier mit Wasser, Milch und Schnittlauch verquirlen. Ziegenkäsewürfel dazugeben. Mit Salz und Pfeffer würzen.

3. Tomaten waschen und halbieren. Öl in einer Pfanne erhitzen. Tomaten darin 1 Minute schwenken. Eimasse eingießen, kurz stocken lassen und dann rühren. Nach Bedarf mit Salz und Pfeffer nachwürzen.

GURKENSCHEIBEN MIT TOMATEN-OLIVEN-AUFSTRICH

2 TL Pinienkerne ★ 1 Salatgurke ★ 1 Strauchtomate
3–4 getrocknete Tomaten ★ 30 g schwarze Oliven, in Wasser eingelegt, ohne Stein ★ 100 g Frischkäse (Magerstufe) ★ 1 TL Olivenöl
½ TL Tomatenmark ★ 1 EL fein gehackte Blattpetersilie, frisch oder tiefgefroren
Salz und Pfeffer nach Geschmack

1 Portion (650 g)
330 kcal ★ 19 g Fett ★ 18 g Kohlenhydrate ★ 21 g Eiweiß
Energiedichte: 50 kcal/100 g

1. Pinienkerne in einer beschichteten Pfanne ohne Fett anrösten, bis sie duften.

2. Salatgurke schälen und in 2 Zentimeter dicke Scheiben schneiden. Tomate waschen, aushöhlen und sehr fein würfeln. Getrocknete Tomaten und Oliven abtropfen lassen und in sehr feine Würfel schneiden.

3. Frischkäse mit Olivenöl und Tomatenmark verrühren. Nach Geschmack mit etwas Salz und Pfeffer würzen.

4. Frische Tomate, getrocknete Tomaten, Oliven, Pinienkerne und Petersilie unterheben. Gurkenscheiben mit dem Aufstrich großzügig bestreichen.

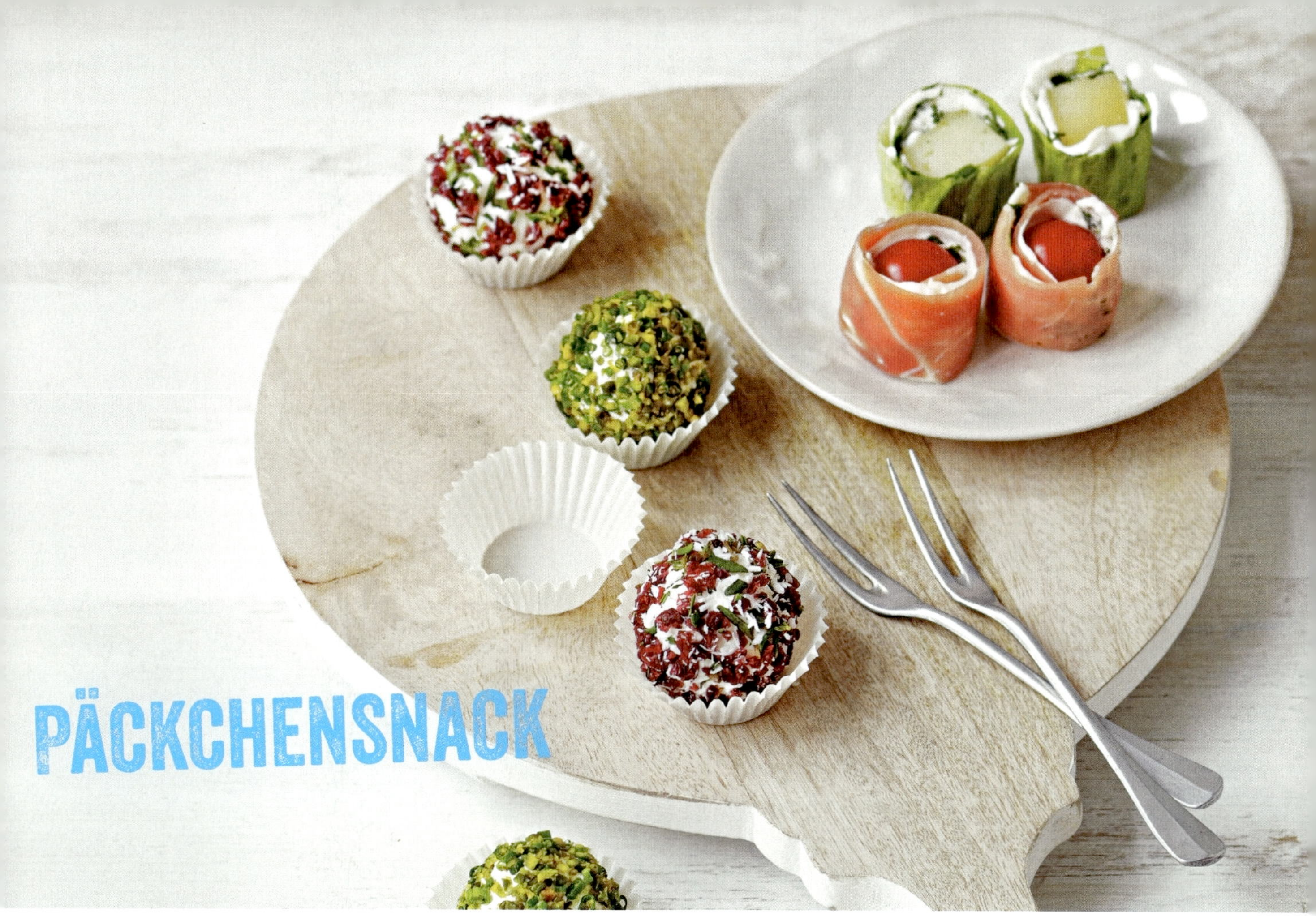

PÄCKCHENSNACK

30 g Käse (45 % Fett i. Tr.) ★ 1 Scheibe roher Schinken ★ 1 Salatblatt
1 EL Frischkäse (Magerstufe) ★ 1 TL Kresse ★ 2 Cocktailtomaten

1 Portion (125 g)
175 kcal, 11 g Fett, 2 g Kohlenhydrate, 18 g Eiweiß
Energiedichte: 140 kcal/100 g

1. Den Käse in mundgerechte Würfel schneiden.

2. Den Schinken und das Salatblatt halbieren, jeweils mit Frischkäse bestreichen und mit Kresse bestreuen.

3. Die Käsewürfel im Salatblatt einwickeln.

4. Die Tomaten im Schinken einpacken.

ROTE-BETE-MOZZARELLA-SALAT MIT AVOCADO

800 g Rote Bete, vakuumverpackt
3 Päckchen Minimozzarellakugeln (je 125 g)
3 Avocados ★ Saft von 1 Zitrone ★ 4 EL Olivenöl
Salz und schwarzer Pfeffer aus der Mühle

4 Portionen
1 Portion (415 g): 565 kcal ★ 46 g Fett, 16 g Kohlenhydrate ★ 22 g Eiweiß
Energiedichte: 136 kcal/100 g

---

1. Rote Bete unter kaltem Wasser gut waschen und in mundgerechte Würfel schneiden.

2. Mozzarellakugeln abtropfen lassen.

3. Avocados halbieren, die Kerne entfernen, das Fruchtfleisch mit einem Löffel aushöhlen und in mundgerechte Würfel schneiden.

4. Alle Zutaten in eine Schüssel geben. Zitronensaft und Olivenöl über den Salat träufeln. Mit Salz und Pfeffer abschmecken.

NUSSIGER CHICORÉE-PAPAYA-SALAT MIT MINZE-INGWER-DRESSING

50 g Erdnüsse, ungesalzen ★ 8 Chicoréekolben
800 g Papaya, geschält gewogen ★ 3 Päckchen Minimozzarellakugeln (je 125 g)
1 TL Ingwer, frisch gerieben ★ 10 Minzeblätter, gehackt
Saft von 1 Zitrone ★ 4 EL Olivenöl
Salz nach Geschmack

4 Portionen
1 Portion (440 g): 445 kcal ★ 34 g Fett ★ 11 g Kohlenhydrate ★ 23 g Eiweiß
Energiedichte: 101 kcal/100 g

1. Erdnüsse in einer Pfanne ohne Fett anrösten, bis sie duften. Dann abkühlen lassen und klein hacken.

2. Von den Chicorées jeweils den Strunk abschneiden. Die Kolben in 2 Zentimeter dicke Ringe schneiden, waschen und gründlich absieben.

3. Papayas von den Kernen befreien, schälen und klein würfeln.

4. Mozzarellakugeln abtropfen lassen und halbieren. Alle Zutaten in einer Schüssel vermengen.

5. Für das Dressing Ingwer, Minze, etwas Salz, Zitronensaft und Olivenöl gut verschütteln und über den Salat gießen. Nach Geschmack mit Salz würzen.

Statt Papaya kannst du auch Pfirsiche, Melone oder Aprikosen verwenden.

BOHNEN-PETERSILIEN-SALAT MIT FETA

400 g weiße Bohnen, aus der Konserve ★ 2 Bund Blattpetersilie
1 rote Zwiebel ★ 400 g Möhren ★ 1 Chilischote
100 schwarze Oliven, in Wasser eingelegt, ohne Stein
200 g Feta ★ 1 Knoblauchzehe ★ 4 EL Olivenöl
Saft von 1 Zitrone ★ 1 TL Tomatenmark
Salz und Pfeffer aus der Mühle nach Geschmack

4 Portionen

1 Portion (360 g): 410 kcal ★ 28 g Fett ★ 19 g Kohlenhydrate ★ 20 g Eiweiß
Energiedichte: 114 kcal/100 g

1. Weiße Bohnen abtropfen lassen. Blattpetersilie waschen und fein hacken. Zwiebel abziehen und in feine Ringe schneiden. Möhren schälen und in sehr kleine Würfel schneiden. Chilischote der Länge nach aufschlitzen, Samen herauskratzen und in feine Streifen schneiden. Oliven abtropfen lassen und halbieren. Feta zerbröckeln. Knoblauchzehe abziehen und klein hacken.

2. Bohnen, Petersilie, Zwiebeln, Möhren, Chilistreifen, Oliven, Feta und Knoblauch in eine Schüssel geben. Für das Dressing Olivenöl, Zitronensaft und Tomatenmark gut verrühren und über den Salat gießen. Alles gut vermengen und mit Salz und Pfeffer würzen.

FRUCHTIGER GURKEN-LACHS-SALAT

3 Salatgurken ★ 2 Äpfel (z. B. Boskop) ★ etwas Zitronensaft
400 g geräucherter Lachs ★ 4 EL Aceto balsamico (weiß)
4 EL Rapsöl ★ 2 TL Dijon-Senf ★ 3 TL Sahnemeerrettich ★ 4 EL Milch (1,5 % Fett)
Salz und Pfeffer aus der Mühle nach Geschmack

4 Portionen
1 Portion (515 g): 375 kcal ★ 24 g Fett ★ 16 g Kohlenhydrate ★ 24 g Eiweiß
Energiedichte: 73 kcal/100 g

1. Gurken schälen und in mundgerechte Würfel schneiden. Äpfel schälen, vom Kerngehäuse befreien, klein würfeln und mit etwas Zitronensaft beträufeln. Lachs in mundgerechte Stücke schneiden. Alles in eine Schüssel geben.

2. Für das Dressing Essig, Öl, eine Prise Salz, Senf, Sahnemeerrettich und Milch verrühren, gegebenenfalls mit etwas Wasser strecken und über den Salat geben. Nach Geschmack mit Salz und Pfeffer würzen.

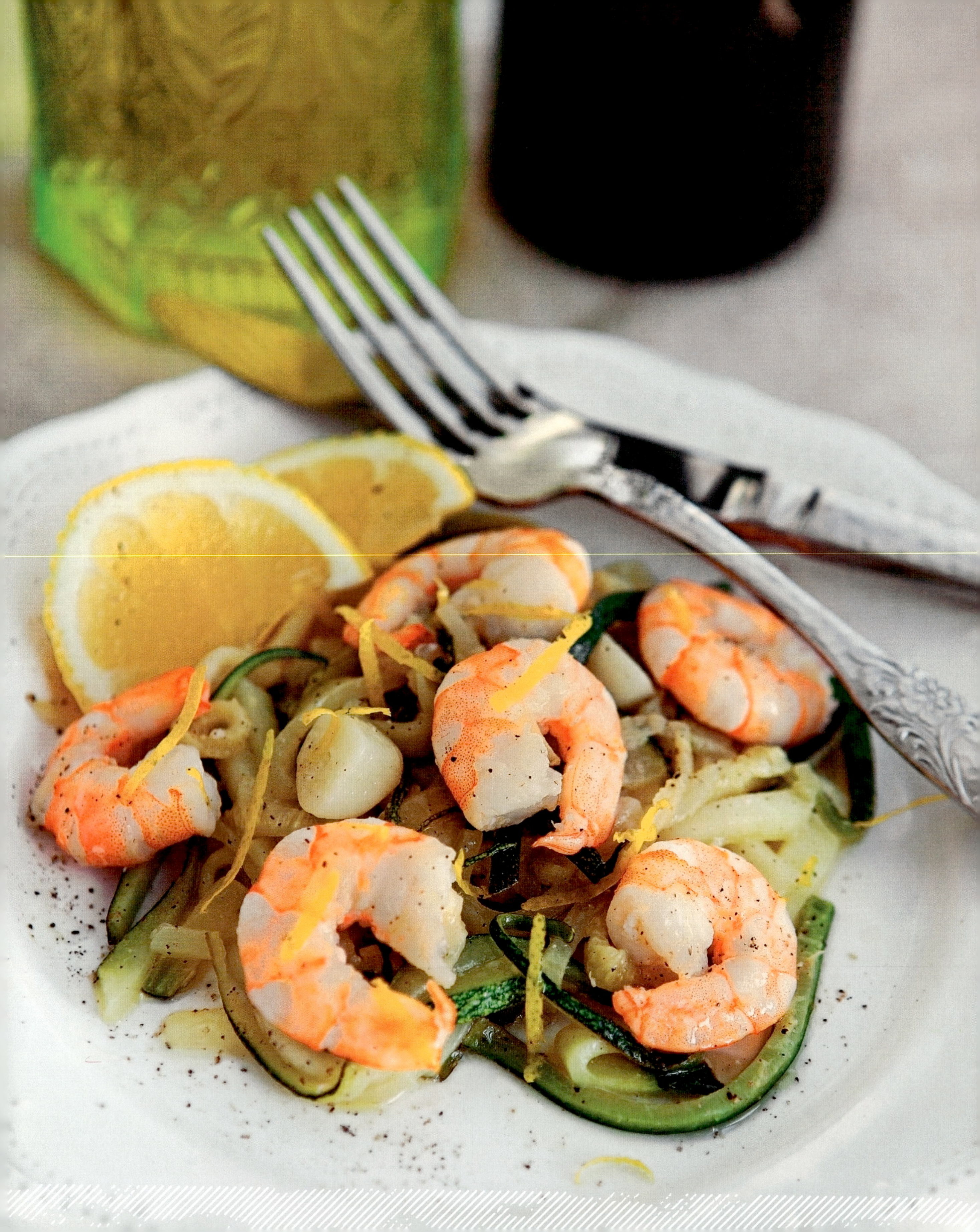

SCHARFER ZUCCHINI-SPAGHETTI-SALAT MIT GARNELEN

4 große Zucchini ★ 1 daumengroßes Stück Ingwer ★ 800 g Garnelen
Sambal Oelek ★ 1 rote Chilischote ★ 2 EL Kokosöl, alternativ Rapsöl
4 EL helles Sesamöl ★ 4 EL geröstetes Sesamöl ★ Saft von 1 Zitrone
2 EL Chilisoße, süß-scharf ★ 1 EL frischer Koriander, gehackt
Salz nach Geschmack

4 Portionen
1 Portion (550 g): 460 kcal ★ 25 g Fett ★ 12 g Kohlenhydrate ★ 46 g Eiweiß
Energiedichte: 83 kcal/100 g

1. Zucchini waschen und mit einem Spiralschneider in feine Streifen, wie Spaghetti, drehen. Alternativ können Sie mit einem Spargelschäler die Zucchini ähnlich wie Bandnudeln fein hobeln.

2. Ingwer schälen und fein reiben.

3. Garnelen kalt abbrausen, trocken tupfen, nach Geschmack mit Sambal Oelek bestreichen. Chilischote waschen, der Länge nach aufschlitzen, die Samen herauskratzen und die Schote in feine Ringe schneiden.

4. In einer beschichteten Pfanne das Kokosöl erhitzen. Chiliringe und Garnelen darin kräftig 3 bis 4 Minuten anbraten. Mit Salz würzen.

5. Für das Dressing dunkles und helles Sesamöl und den geriebenen Ingwer mit dem Saft einer Zitrone verrühren.

6. Die heißen Garnelen zu den Zucchini geben. Dressing, Chilisoße und Koriander unterrühren. Nach Geschmack mit Salz würzen.

FRUCHTIG-SAURER HÜTTENKÄSE-SALAT MIT LYONER

200 g Radieschen ★ 2 Frühlingszwiebeln
2 säuerliche Äpfel ★ 250 g Cornichons plus 1–2 EL Cornichonwasser
100 g Lyoner ★ 800 g Hüttenkäse (Magerstufe)
Saft von 1 Zitrone ★ 2 EL frische Kresse
Salz und Pfeffer nach Geschmack

4 Portionen
1 Portion (445 g): 290 kcal ★ 8 g Fett ★ 20 g Kohlenhydrate ★ 32 g Eiweiß
Energiedichte: 65 kcal/100 g

1. Radieschen waschen und raspeln. Frühlingszwiebeln abziehen und fein hacken. Äpfel waschen, entkernen und in sehr kleine Würfel schneiden. Cornichons abtropfen lassen (Wasser auffangen) und in feine Scheiben schneiden. Lyoner sehr klein würfeln.

2. Hüttenkäse, Radieschen, Frühlingszwiebeln, Äpfel, Cornichons und Lyoner in einer Schüssel vermischen. Gurkenwasser und Zitronensaft unterrühren. Mit Salz und Pfeffer abschmecken und mit Kresse bestreuen.

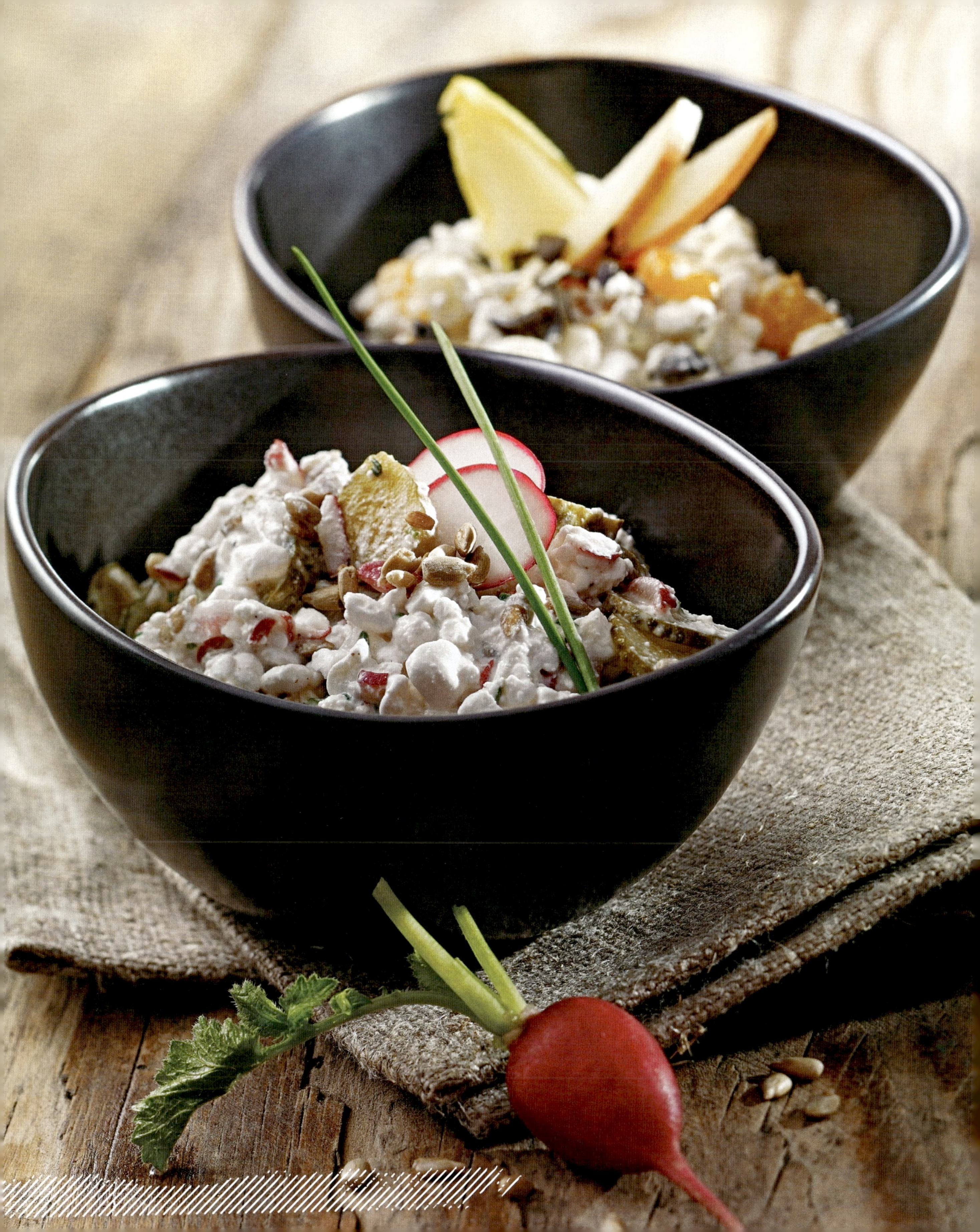

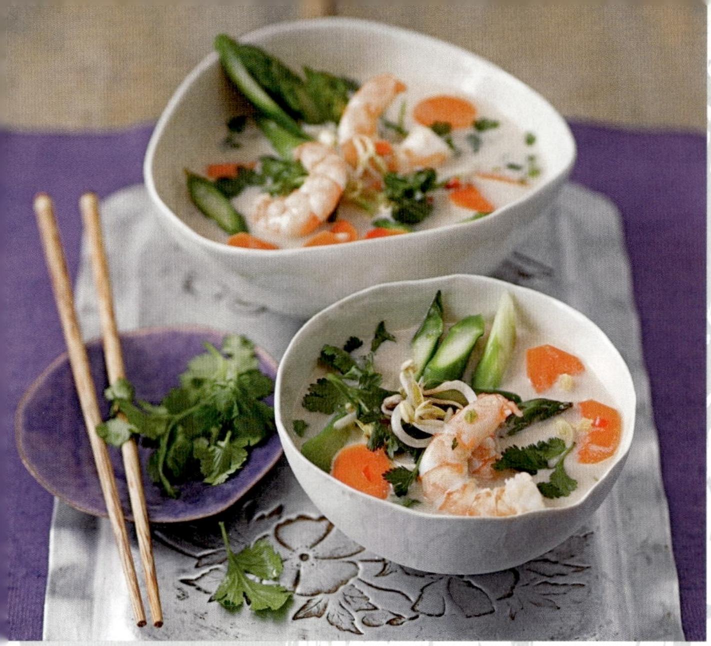

THAILÄNDISCHE GARNELENSUPPE

1 Knoblauchzehe ★ 2 TL Ingwer, frisch gerieben ★ 2 Frühlingszwiebeln
2 rote Paprikas ★ 300 g Möhren ★ 250 g Chinakohl
3 EL Erdnussöl ★ 4 TL Tomatenmark ★ 2–3 TL rote Currypaste, scharf
1,5 Liter Gemüsebrühe ★ 1 kleine Dose geschälte Tomaten
200 ml Kokosmilch ★ 2 EL Fischsoße
800 g Garnelen ★ 1 TL frisch gehackter Koriander

4–6 Portionen
1 Portion (615 g): 340 kcal ★ 19 g Fett ★ 12 g Kohlenhydrate ★ 31 g Eiweiß
Energiedichte: 55 kcal/100 g

1. Knoblauch und Ingwer schälen und reiben. Frühlingszwiebeln abziehen und in Ringe schneiden. Paprikas waschen, entkernen und in mundgerechte Stücke schneiden. Möhren schälen und in Scheiben schneiden. Chinakohl waschen und in Streifen schneiden.

2. Öl in einem Topf erhitzen. Knoblauch, Ingwer, Tomatenmark und Currypaste anrösten. Gemüse bis auf den Chinakohl dazugeben und 2 bis 3 Minuten mitbraten. Mit Gemüsebrühe, geschälten Tomaten und Kokosmilch ablöschen. Fischsoße hinzufügen und circa 10 Minuten bei mittlerer Hitze köcheln lassen.

3. Anschließend Garnelen und Chinakohl zur Suppe geben und 3 bis 4 Minuten garen. Suppe mit Koriander bestreuen und servieren.

LAUCH-KÄSE-SUPPE MIT HACKFLEISCH

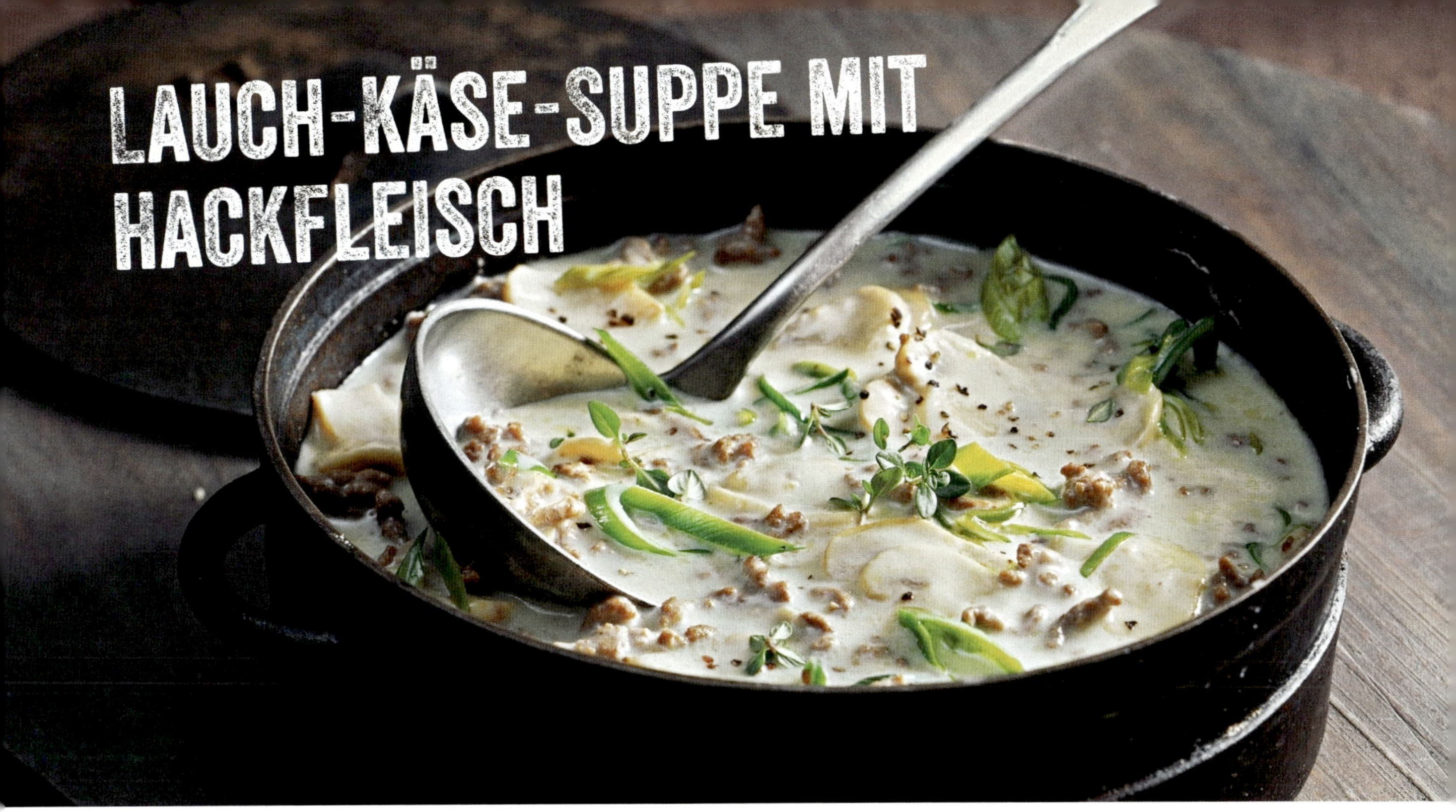

4 Lauchstangen ★ 2 kleine Zwiebeln ★ 1800 ml Fleischbrühe
2 EL Olivenöl ★ 400 g Hackfleisch, halb/halb
400 g Schmelzkäse (Vollfettstufe) ★ 3 EL Blattpetersilie, tiefgefroren
3 TL Dijon-Senf ★ Salz und Pfeffer aus der Mühle

4–6 Portionen
1 Portion (515 g): 415 kcal ★ 31 g Fett ★ 5 g Kohlenhydrate ★ 29 g Eiweiß
Energiedichte: 81 kcal/100 g

1. Lauch putzen, 3 Zentimeter vom grünen Ende abschneiden und den Rest in 1 Zentimeter breite Ringe schneiden. Zwiebeln abziehen und fein würfeln.

2. Fleischbrühe vorbereiten.

3. In einem großen Topf das Öl erhitzen. Zwiebeln und Hackfleisch hineingeben und krümelig anbraten. Lauch hinzufügen und 3 Minuten mitbraten, dann mit der Fleischbrühe ablöschen.

4. Schmelzkäse einrühren. Petersilie und Senf untermischen, mit Salz und Pfeffer würzen. Suppe 5 Minuten köcheln lassen.

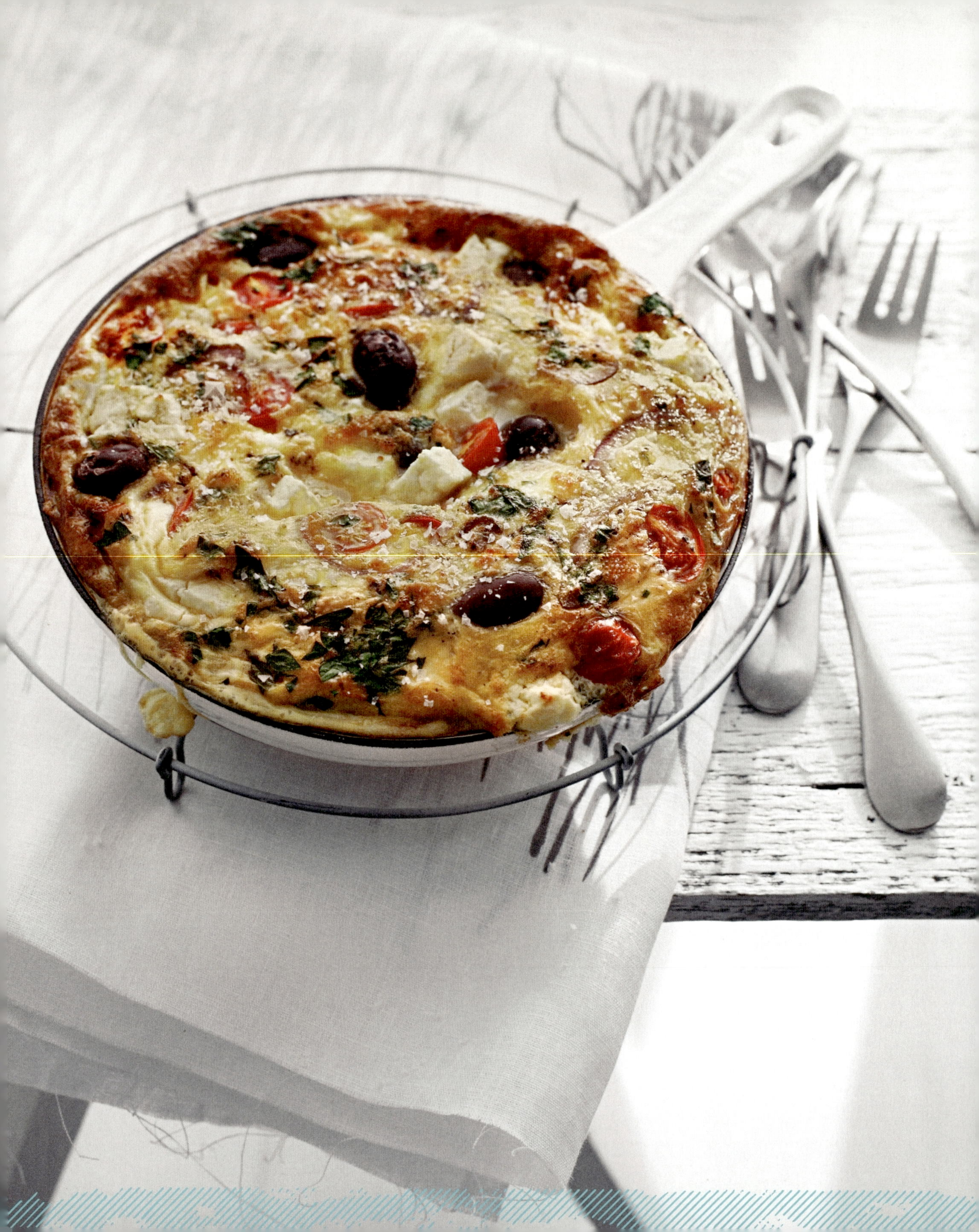

GRIECHISCHE PAPRIKAFRITTATA

2 rote und 1 gelbe Paprika ★ 3 Frühlingszwiebeln
80 g schwarze Oliven, in Wasser eingelegt, ohne Stein
100 g Feta ★ 2 EL gehackte Blattpetersilie, frisch oder tiefgefroren
10 Eier ★ 4 EL Wasser mit Kohlensäure ★ 4 EL Milch (1,5 % Fett)
3 EL Rapsöl ★ Salz und Pfeffer nach Geschmack

4 Portionen
1 Portion (350 g): 435 kcal ★ 33 g Fett ★ 10 g Kohlenhydrate ★ 26 g Eiweiß
Energiedichte: 125 kcal/100 g

1. Paprikas waschen, halbieren, vom Kerngehäuse befreien und in feine Streifen schneiden. Frühlingszwiebeln abziehen und in feine Ringe schneiden. Oliven abtropfen lassen und halbieren. Feta zerbröckeln. Petersilie waschen und fein hacken.

2. Eier mit Petersilie, Wasser und Milch verquirlen. Mit Salz und Pfeffer würzen.

3. In einer beschichteten Pfanne das Öl erhitzen, Paprikas und Frühlingszwiebeln darin 6 bis 7 Minuten anbraten. Dann Oliven und Feta dazugeben und so lange braten, bis der Feta zerläuft. Anschließend die Eier eingießen. Die Frittata bei niedriger Temperatur und geschlossenem Deckel etwa 5 bis 7 Minuten stocken lassen. Dann wenden. Dafür die Frittata auf einen flachen Teller stürzen, wieder in die Pfanne gleiten lassen und weitere 5 Minuten garen.

ROSMARIN-MÖHREN MIT GRATINIERTEM FETA

1 Kilo Möhren ★ 5–6 Zweige Rosmarin ★ 4 EL Olivenöl
1 TL Meersalz ★ 2 Stück Feta (je 200 g)
Cayennepfeffer nach Geschmack ★ Backpapier

4 Portionen
1 Portion (360 g): 390 kcal ★ 29 g Fett ★ 12 g Kohlenhydrate ★ 20 g Eiweiß
Energiedichte: 108 kcal/100 g

1. Den Backofen auf 180 °C (Ober- und Unterhitze) vorheizen.

2. Möhren schälen und quer halbieren. Die Möhrenhälften noch mal längs halbieren.

3. Ein Backblech mit Backpapier belegen. Rosmarin waschen, die Nadeln fein hacken. Das Backpapier mit 2 Esslöffel Olivenöl bestreichen, mit Meersalz und Rosmarin bestreuen. Die Möhren mit der Schnittseite nach unten auf dem Backblech verteilen, leicht auf dem Backpapier verreiben. Die Oberseite der Möhren mit dem restlichen Öl bestreichen und mit Cayennepfeffer würzen. Im Ofen auf der mittleren Schiene 40 Minuten garen.

4. Feta jeweils halbieren und in eine Form legen. 10 Minuten, bevor die Möhren gar sind, den Feta in den Ofen schieben und gratinieren, bis der Käse leicht anfängt zu zerlaufen. Die Form aus dem Ofen nehmen und das Möhrengemüse darüber verteilen.

Statt Feta kannst du auch eine Ziegenkäserolle verwenden.

TOMATEN-PILZ-CLAFOUTI

200 g Cocktailtomaten ★ 200 g kleine Champignonköpfe
4 Eier (Größe M) ★ 5 TL Tomatenmark (je 5 g)
4 EL Milch (1,5 % Fett) ★ 60 g Parmesan, frisch gerieben
1 EL italienische Kräuter, gehackt, frisch oder tiefgefroren
Salz und Pfeffer nach Geschmack

2–4 Portionen
1 Portion (200 g): 185 kcal ★ 12 g Fett ★ 3 g Kohlenhydrate ★ 15 g Eiweiß
Energiedichte: 96 kcal/100 g

1. Den Backofen auf 180 °C (Umluft 165 °C) vorheizen.

2. Tomaten waschen und halbieren. Champignons putzen und halbieren. Tomaten und Champignons auf vier Souffléförmchen verteilen.

3. Die Eier trennen. Eiweiße mit einer Prise Salz steif schlagen. Eigelbe mit Tomatenmark und Milch zu einer homogenen Masse verquirlen. Parmesan und Kräuter untermischen. Mit Salz und Pfeffer abschmecken. Eiweiß vorsichtig unter die Eimasse heben und in gleichen Anteilen über das Gemüse gießen.

4. Im Backofen auf der mittleren Schiene etwa 20 bis 25 Minuten backen.

OFENKÜRBIS MIT KRÄUTER-PAPRIKA-QUARK

2 Hokkaidokürbisse ★ 2 EL Olivenöl ★ 1 Msp. Chiligewürz
1 rote Paprika ★ 1 Schalotte
500 g saure Sahne ★ 150 g Schmand
jeweils 2 EL Schnittlauch, Petersilie und Basilikum, tiefgefroren
Salz nach Geschmack

4 Portionen
1 Portion (625 g): 395 kcal ★ 26 g Fett ★ 27 g Kohlenhydrate ★ 12 g Eiweiß
Energiedichte: 63 kcal/100 g

1. Den Backofen auf 200 °C (Umluft 180 °C) vorheizen.

2. Kürbisse gut abwaschen, den Strunk jeweils abschneiden, die Kürbisse dann halbieren und aushöhlen. Alle Kürbishälften innen mit insgesamt 2 Esslöffel Öl bestreichen und mit Salz und dem Chiligewürz bestreuen. Kürbishälften in eine große Auflaufform setzen und mit den Schnittflächen nach oben 30 bis 35 Minuten auf mittlerer Schiene backen.

3. In der Zwischenzeit die Creme vorbereiten. Hierfür Paprika waschen, entkernen und in sehr feine Würfel schneiden. Schalotte abziehen und ebenfalls fein würfeln. Saure Sahne mit Schmand verrühren. Paprika, Schalotte und die Kräuter dazugeben. Mit Salz würzen. Den heißen Kürbis mit der Paprika-Kräuter-Creme füllen.

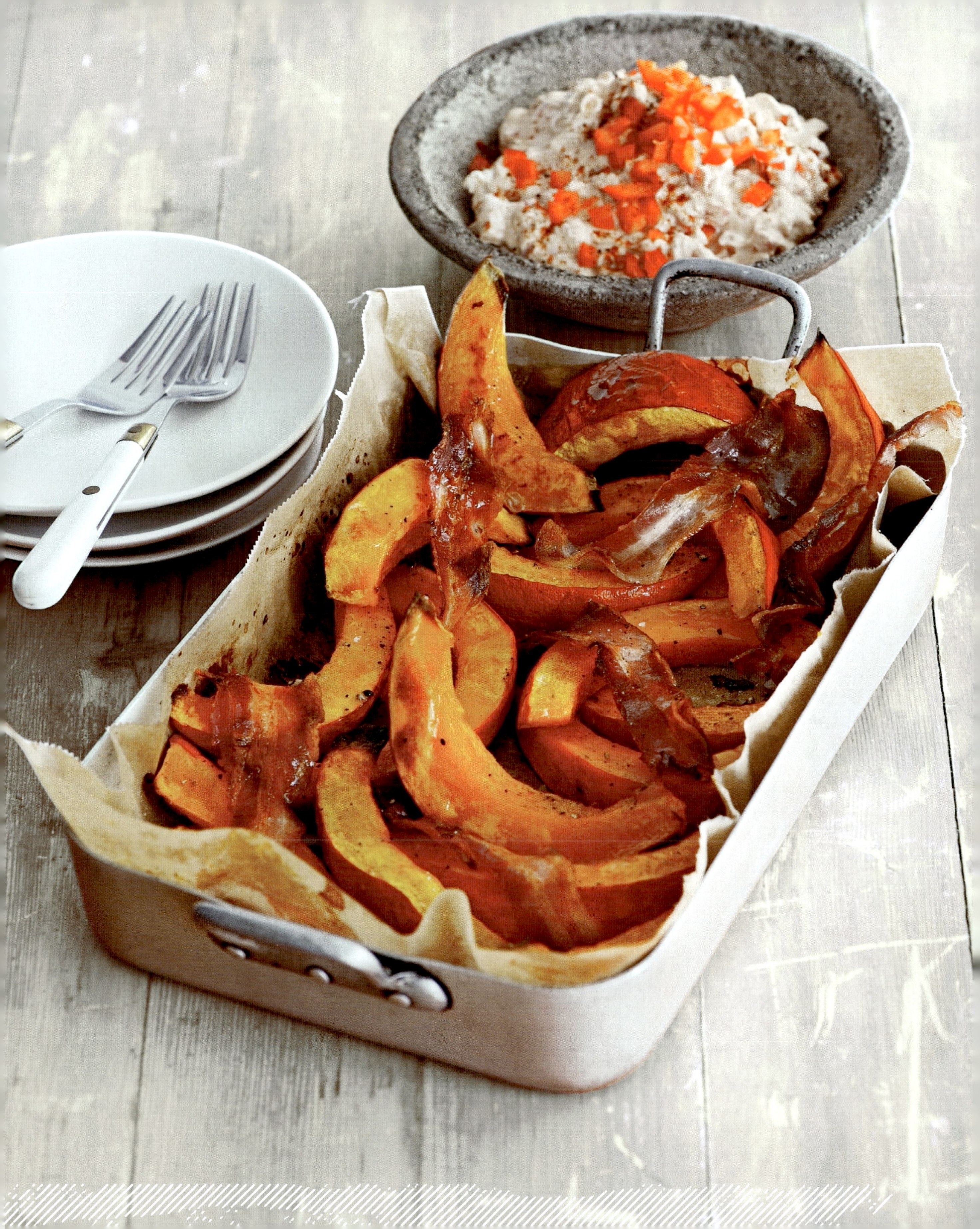

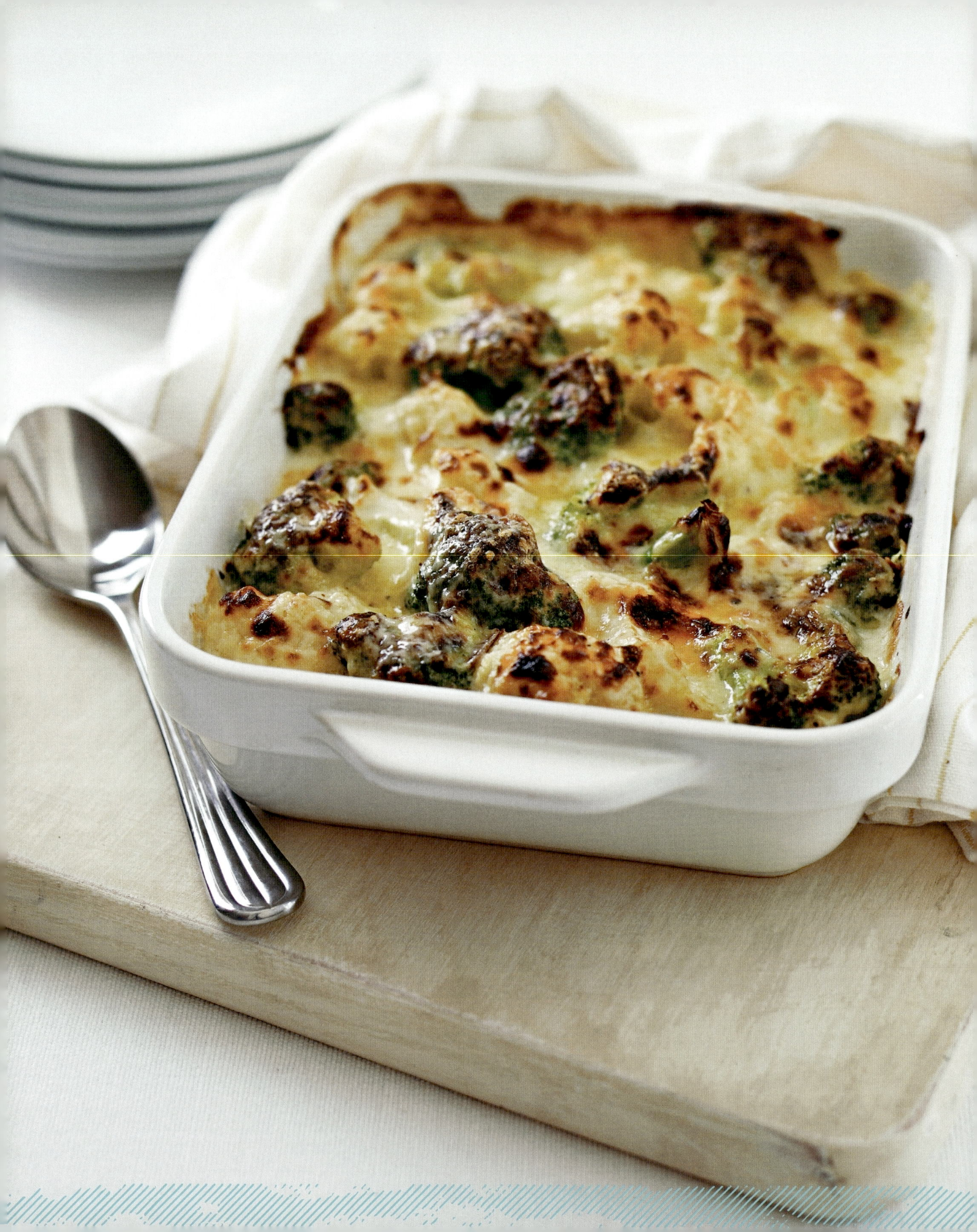

BROKKOLI-BLUMENKOHL-AUFLAUF MIT ZIEGENFRISCHKÄSE

600 g Brokkoli ★ 600 g Blumenkohl ★ 6 Eier (Größe M)
250 ml Milch (1,5 % Fett) ★ 200 g Ziegenfrischkäse (max. 45 % Fett i. T.)
40 g Mandelblättchen ★ Pfeffer und Salz nach Geschmack
etwas neutrales Pflanzenöl für die Form

4 Portionen
1 Portion (510 g): 430 kcal ★ 28 g Fett ★ 12 g Kohlenhydrate ★ 32 g Eiweiß
Energiedichte: 84 kcal/100 g

1. Den Backofen auf 200 °C (Umluft 180 °C) vorheizen.

2. Brokkoli und Blumenkohl in Röschen zerlegen und waschen. Salzwasser zum Kochen bringen. Röschen darin 5 bis 7 Minuten garen, dann absieben.

3. Eier mit Milch und Ziegenfrischkäse verquirlen und salzen. Eine kleine Auflaufform mit Öl bepinseln. Röschen hineingeben und mit der Eimasse übergießen. Mit Salz und Pfeffer abschmecken und mit den Mandelblättchen bestreuen. Im Ofen auf der mittleren Schiene 15 bis 20 Minuten backen.

MINUTENSTEAKS IN KÄSESOSSE

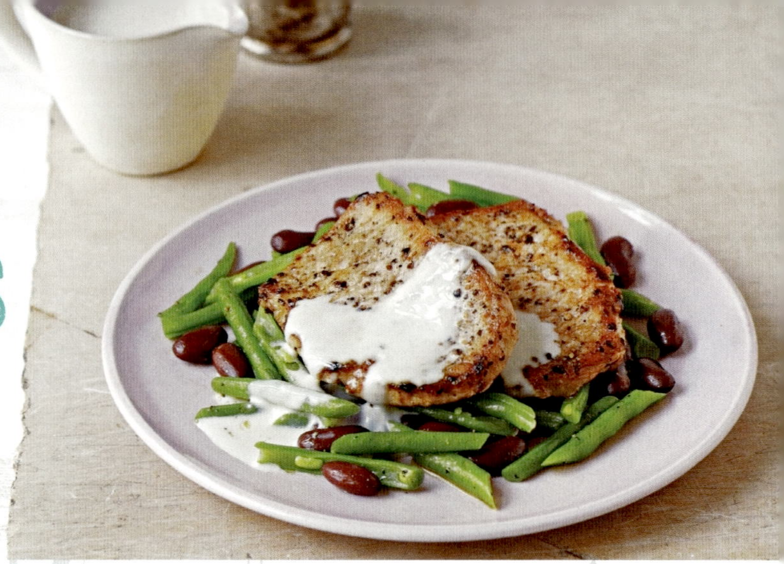

600 g grüne Bohnen (Prinzessbohnen) ★ 200 g Kidneybohnen
125 g Roquefort ★ 3 TL Butter ★ 150 ml Milch (1,5 % Fett)
100 g Crème fraîche ★ 3 EL Weißwein, trocken ★ 3 TL Rapsöl
150 g Minutensteaks vom Rind
Salz und Pfeffer aus der Mühle nach Geschmack

4 Portionen
1 Portion (460 g): 565 kcal ★ 36 g Fett ★ 12 g Kohlenhydrate ★ 48 g Eiweiß
Energiedichte: 123 kcal/100 g

1. Den Backofen auf 80 °C Oberhitze (Umluft 60 °C) vorheizen.

2. Salzwasser zum Kochen bringen. Grüne Bohnen darin 10 Minuten garen. Kidneybohnen absieben.

3. In der Zwischenzeit den Käse in kleine Würfel schneiden. In einem Topf die Butter zerlassen, den Käse hineingeben und langsam bei niedriger Temperatur schmelzen. Dann die Milch, Crème fraîche und den Wein eingießen und warm halten. Die Soße darf nicht mehr köcheln.

4. Öl in einer Pfanne erhitzen und die Steaks darin von beiden Seiten 1 bis 2 Minuten braten. Mit Salz und Pfeffer würzen, in Alufolie packen und im Backofen 3 Minuten ruhen lassen.

5. Grüne Bohnen absieben, halbieren und mit den Kidneybohnen vermischen. Mit Salz und Pfeffer würzen, zusammen mit den Steaks auf vier Tellern anrichten und mit der Käsesoße übergießen.

RINDERFILET MIT OLIVEN-KÄSE-KRUSTE UND FELDSALAT

Für die Kruste
50 g schwarze Oliven, in Wasser eingelegt, ohne Stein
50 g Parmesan, frisch gerieben ★ 1 Scheibe Toastbrot oder 30 g Semmelbrösel
3 EL Olivenöl ★ etwas Pfeffer aus der Mühle ★ ½ TL Knoblauch, granuliert
3 TL Senf, z. B. Dijon-Senf ★ 3 EL Blattpetersilie, gehackt ★ 25 g gehackte Mandeln

Für die Rinderfilets
2 EL Rapsöl ★ 4 Rinderfilets (je 150 g) ★ Salz und gemahlener Pfeffer

Für den Salat
400 g Feldsalat ★ 2 rote Zwiebeln ★ 2 Äpfel ★ etwas Zitronensaft
3 EL Olivenöl ★ 3–4 EL Aceto balsamico (dunkel) ★ 1 TL Senf, z. B. Dijon-Senf
2 TL Honig ★ 1 Prise Salz ★ 4 EL Milch ★ Pfeffer

4 Portionen
1 Portion (450 g): 570 kcal ★ 37 g Fett ★ 19 g Kohlenhydrate ★ 41 g Eiweiß
Energiedichte: 127 kcal/100 g

1. Den Backofen auf 180 °C Ober- und Unterhitze (Umluft 160 °C) vorheizen.

2. Für die Kruste Oliven, Parmesan, zerbröckeltes Toastbrot, Olivenöl, etwas Pfeffer, Knoblauch, Senf und Petersilie in einem Multizerkleinerer pürieren. Mandeln untermischen.

3. Den Feldsalat waschen. Zwiebeln abziehen und in feine Ringe schneiden. Äpfel schälen, klein würfeln und mit Zitronensaft beträufeln. Alles in eine Schüssel geben.

4. Rapsöl in einer beschichteten Pfanne erhitzen, die Filets von beiden Seiten 1 Minute kräftig anbraten, mit Salz und Pfeffer würzen, in eine Auflaufform legen und die Oberseite mit der Oliven-Käse-Mischung bestreichen. Im Ofen auf der mittleren Schiene 5 bis 7 Minuten backen.

5. Für das Dressing Olivenöl, Essig, Senf, Honig, eine Prise Salz und Milch in einem Shaker gut verschütteln, über den Salat träufeln, mit Salz und Pfeffer abschmecken. Zu den Rinderfilets servieren.

FRUCHTIGES MÖHREN-PUTEN-CURRY

800 g Putenbrust ★ 800 g Möhren ★ 300 g Ananas, geschält gewogen
1 Knoblauchzehe ★ 3 EL Kokosöl, alternativ Rapsöl ★ 2–3 TL Currypulver, scharf
1–2 TL Currypaste ★ 1 TL Ingwer, frisch gerieben
400 ml Kokosmilch ★ Salz und Cayennepfeffer
4 TL Koriander, frisch gehackt

4 Portionen
1 Portion (590 g): 590 kcal ★ 28 g Fett ★ 29 g Kohlenhydrate ★ 54 g Eiweiß
Energiedichte: 100 kcal/100 g

1. Putenbrust kalt abbrausen, trocken tupfen und in Streifen schneiden. Möhren schälen und in dünne Scheiben schneiden. Ananas schälen und in mundgerechte Stücke schneiden. Knoblauch abziehen und fein hacken.

2. Das Öl in einem Wok erhitzen. Currypulver, Currypaste, Knoblauch und Ingwer darin kurz anbraten. Putenbruststreifen und Möhren dazugeben und 5 bis 6 Minuten mitbraten. Dann Ananas hinzufügen, kurz mitbraten und mit der Kokosmilch ablöschen.

3. Mit Salz und Cayennepfeffer würzen. Das Curry 10 Minuten bei geringer Hitzezufuhr köcheln lassen. Vor dem Servieren mit frischem Koriander bestreuen.

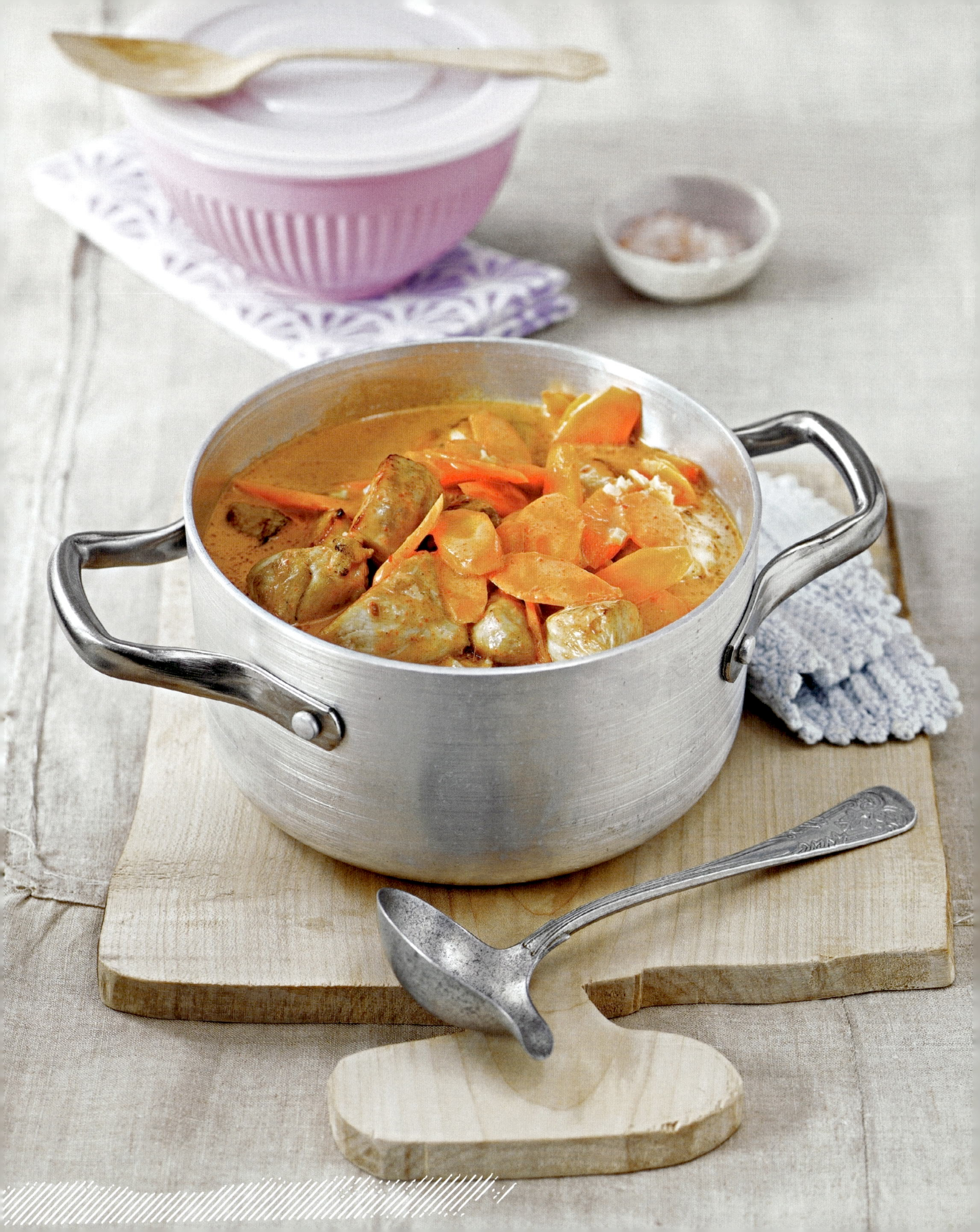

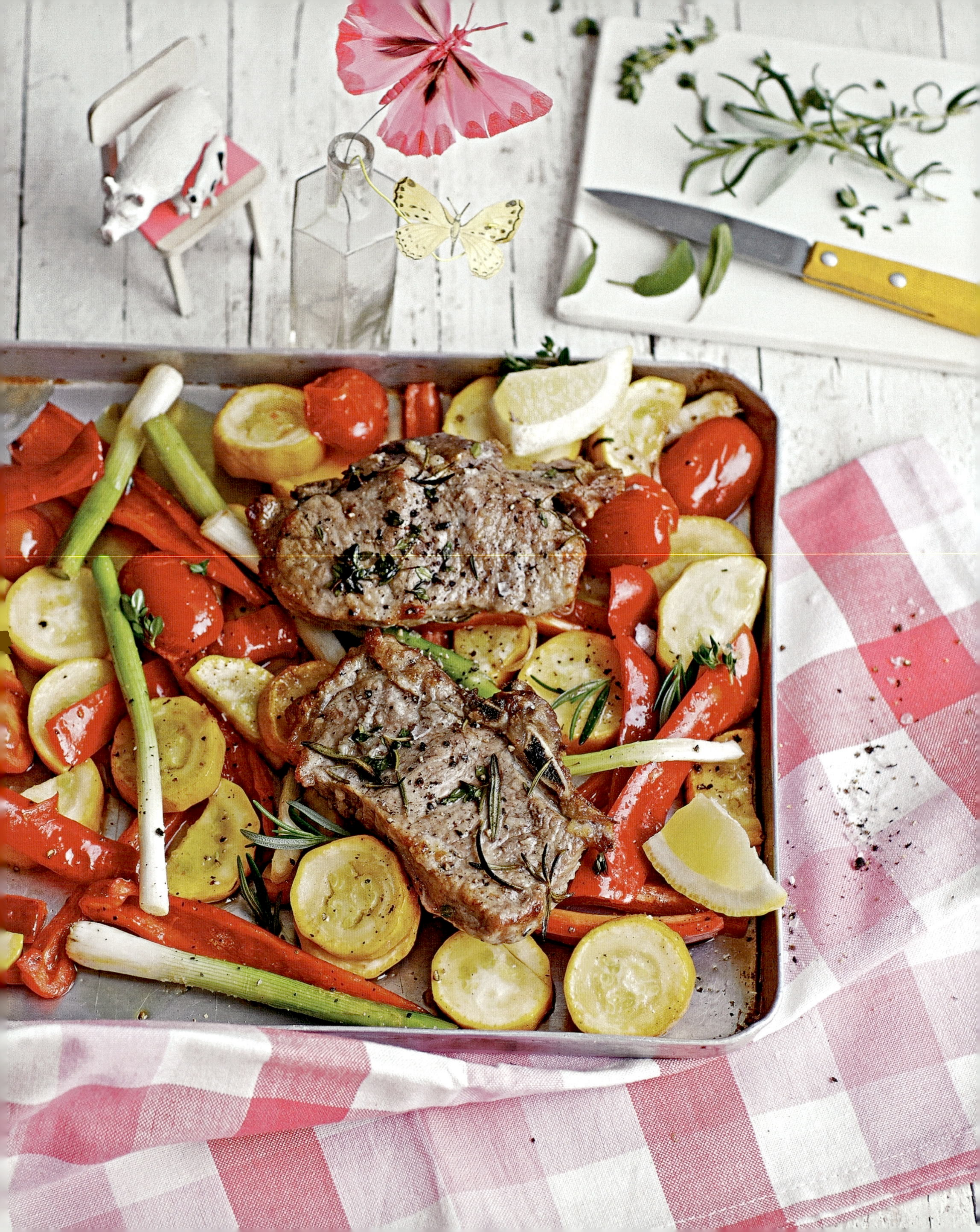

SCHWEINESTEAK MIT MEDITERRANEM GEMÜSESALAT

400 g Zucchini ★ 2 große rote Paprikas ★ anderes Gemüse nach Belieben, z.B. Champignons (400 g), Auberginen (400 g), Cocktailtomaten oder Lauchzwiebeln ★ ½ Knoblauchzehe ★ 2 EL Tomatenmark ★ 5 EL Olivenöl 2 EL Wasser ★ 1 TL Thymianblättchen ★ 1 TL Blattpetersilie, gehackt 4 EL Aceto balsamico (weiß) ★ 2 EL Rapsöl ★ 4 Schweinenackensteaks (je 200 g) ★ Meersalz und Pfeffer aus der Mühle

4 Portionen

1 Portion (600 g): 495 kcal ★ 29 g Fett ★ 8 g Kohlenhydrate ★ 50 g Eiweiß
Energiedichte: 81 kcal/100 g

1. Backofen auf 200 °C (Umluft 180 °C) vorheizen.

2. Gemüse waschen, gegebenenfalls putzen, alles in mundgerechte Stücke schneiden und auf dem Backblech ausbreiten. Mit Salz und Pfeffer würzen. Im Backofen auf der mittleren Schiene 25 bis 30 Minuten backen, zwischendurch wenden, anschließend abkühlen lassen und in eine Schüssel geben.

3. Knoblauch abziehen und fein hacken. Knoblauch, eine Prise Salz, Tomatenmark, Olivenöl, Wasser, Kräuter und Essig gut verrühren und über das Gemüse gießen. Mit Salz und Pfeffer nach Geschmack etwas nachwürzen.

4. Rapsöl in einer Pfanne erhitzen. Das Fleisch mit Salz und Pfeffer würzen und von beiden Seiten jeweils 3 Minuten anbraten. Steaks mit mediterranem Gemüsesalat genießen.

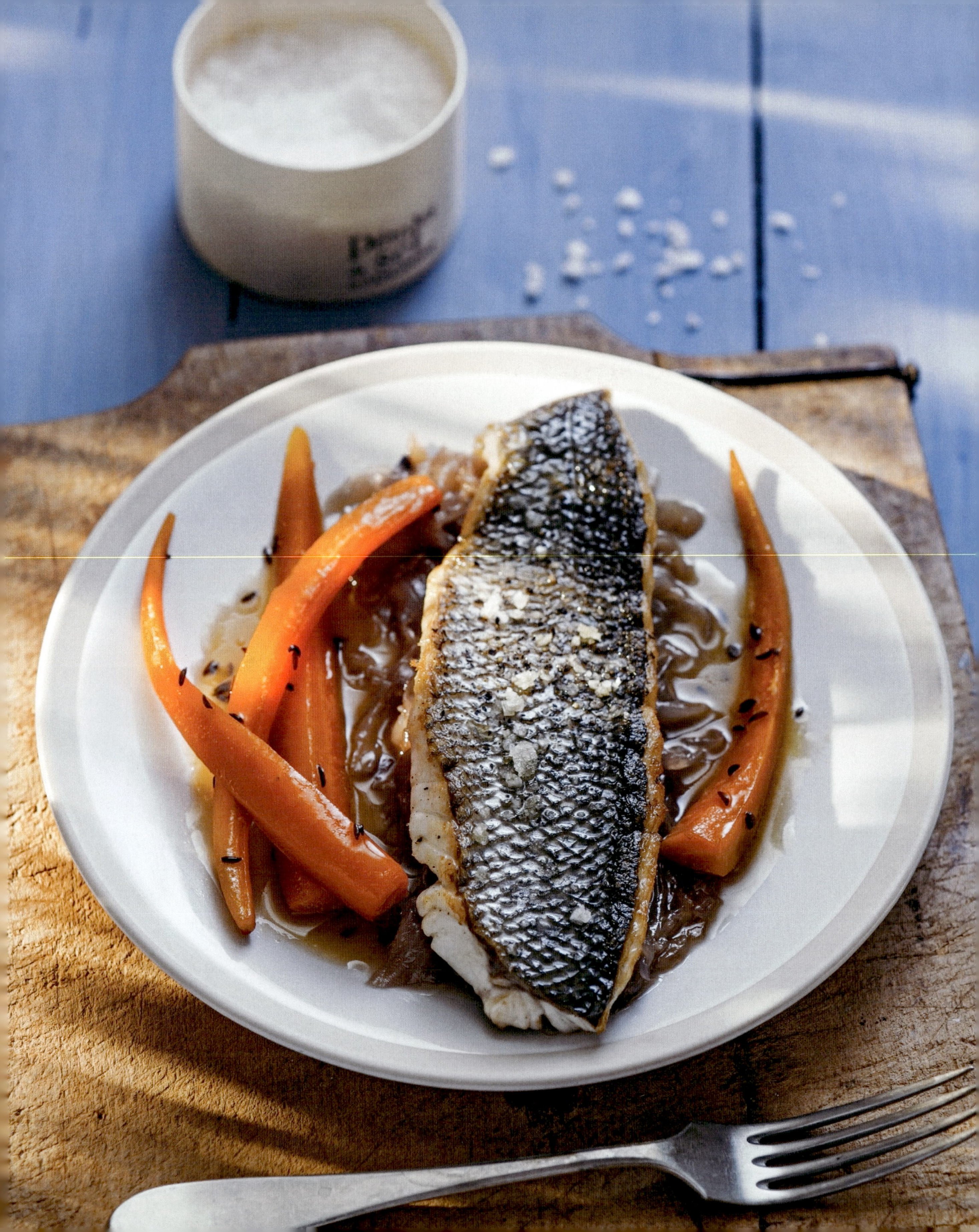

GEBRATENER KABELJAU MIT BUTTERMÖHREN UND SCHMAND-SENF-DIP

800 g Möhren, alternativ tiefgefroren ★ 3 EL Butter
4 Kabeljaufilets (je 200 g) ★ Zitronensaft ★ 2 EL Mehl
3 EL Rapsöl ★ Salz nach Geschmack

Für den Dip

250 g Schmand ★ 250 g Joghurt (1,5 % Fett) ★ 3 TL mittelscharfer Senf oder Dijon-Senf ★ 1 ½ EL Honig ★ 2 TL Kräuter (Schnittlauch, Petersilie, Dill), tiefgefroren
Salz nach Geschmack

4 Portionen

1 Portion (560 g): 535 kcal, 31 g Fett, 22 g Kohlenhydrate, 42 g Eiweiß
Energiedichte: 96 kcal/100 g

1. Möhren schälen und in dünne Streifen schneiden. Butter in einer beschichteten Pfanne zerlassen, Möhren hineingeben, mit Salz und Pfeffer würzen und 10 bis 12 Minuten bei niedriger Hitzezufuhr bissfest dünsten. Gegebenenfalls etwas Wasser zwischendurch nachgießen.

2. Währenddessen die Fischfilets kalt abbrausen, trocken tupfen, mit etwas Zitronensaft beidseitig beträufeln, salzen und mit dem Mehl bestäuben.

3. Rapsöl in einer Pfanne erhitzen und die Filets darin von beiden Seiten 7 bis 10 Minuten goldgelb braten.

4. Für den Dip Schmand und Joghurt verrühren. Senf, 1 Esslöffel Honig und etwas Salz hinzugeben und gut vermischen. 2 Minuten vor Garende die Kräuter und den ½ Esslöffel Honig zu den Möhren geben und fertig dünsten. Fisch mit Möhren auf einem Teller anrichten und mit dem Schmand-Senf-Dip servieren.

GEMÜSEPUFFER MIT LACHS UND APFEL-JOGHURT-DIP

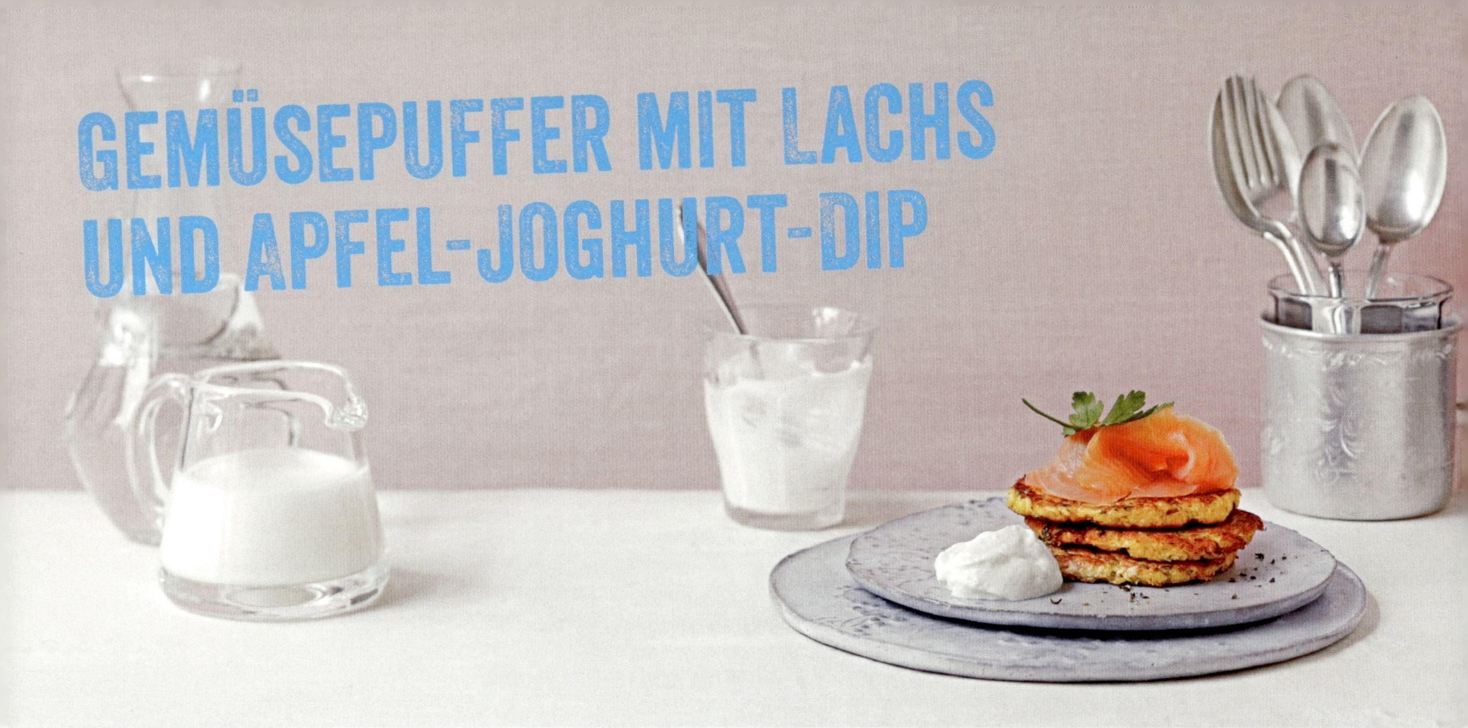

300 g Möhren ★ 600 g Knollensellerie ★ 4 Frühlingszwiebeln
3 Stängel Blattpetersilie ★ 3 Eier ★ 60 g Parmesan, frisch gerieben
60 g Mehl ★ 4 EL Sonnenblumenöl ★ 1 Apfel ★ 3 TL Zitronensaft
400 g Joghurt (1,5 % Fett) ★ 3–4 TL Meerrettich ★ 200 g Räucherlachs
Salz und Pfeffer

4 Portionen
1 Portion (490 g): 480 kcal ★ 28 g Fett ★ 26 g Kohlenhydrate ★ 30 g Eiweiß
Energiedichte: 98 kcal/100 g

1. Möhren und Knollensellerie schälen, beides klein raspeln. Frühlingszwiebeln abziehen und in feine Ringe schneiden. Blattpetersilie waschen und klein hacken. Alles zusammen in eine Schüssel geben.

2. Die Eier verquirlen und zusammen mit dem Parmesan zum Gemüse geben. Mehl hinzufügen. Mit Salz und Pfeffer würzen und gut verrühren.

3. Das Öl in einer beschichteten Pfanne erhitzen. Jeweils 1 Esslöffel der Gemüsemasse in die Pfanne geben und diese mit dem Löffelrücken platt drücken. Gemüsepuffer von beiden Seiten goldgelb anbraten.

4. Apfel schälen, reiben, mit Zitronensaft beträufeln, mit Joghurt und Meerrettich verrühren. Gemüsepuffer mit Lachs und Apfel-Joghurt-Dip servieren.

SCHOKO-BLAUBEER-OMELETT MIT SAHNE

500 g frische Blaubeeren ★ 4 Eier ★ 3 Päckchen Vanillezucker
50 g Ricotta ★ 6–8 EL Milch (1,5 % Fett) ★ 3 TL dunkles Kakaopulver
4 TL Butter ★ 200 g Sahne ★ 1 TL Puderzucker

4 Portionen
1 Portion (260 g): 345 kcal ★ 27 g Fett ★ 17 g Kohlenhydrate ★ 8 g Eiweiß
Energiedichte: 133 kcal/100 g

1. Beeren waschen. Die Eier mit Vanillezucker schaumig schlagen. Ricotta, Milch und Kakaopulver dazugeben und verrühren. Dann die Beeren unterheben.

2. Butter in einer kleinen beschichteten Pfanne zerlassen. ¼ der Eimasse hineingeben und bei niedriger Hitze 6 bis 8 Minuten mit geschlossenem Deckel stocken lassen. Das Omelett auf einen flachen Teller stürzen, wieder in die Pfanne gleiten lassen und weitere 2 bis 3 Minuten ausbacken. Aus der restlichen Eimasse 3 weitere Omeletts ausbacken.

3. In der Zwischenzeit die Sahne steif schlagen.

4. Am Ende Puderzucker über die Omeletts sieben und jeweils mit einem Sahneklecks servieren.

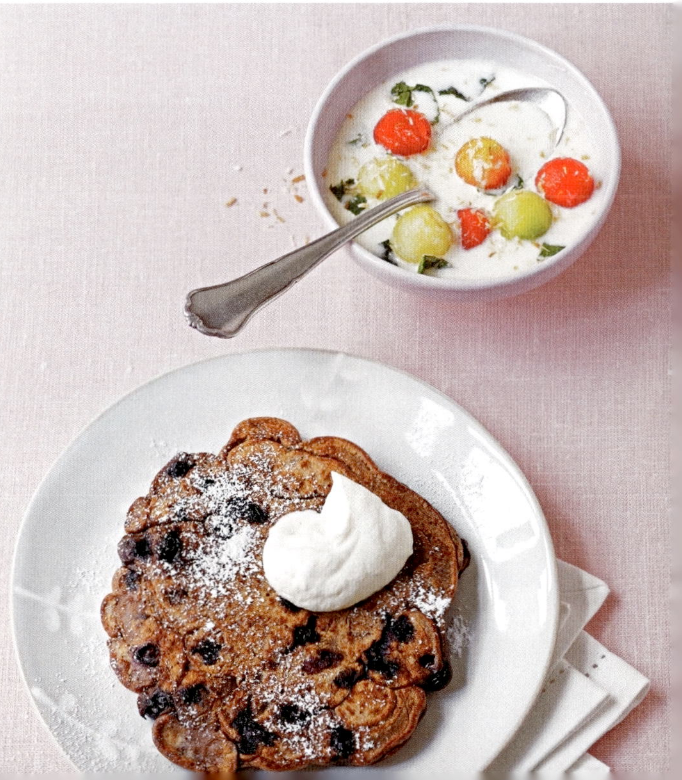

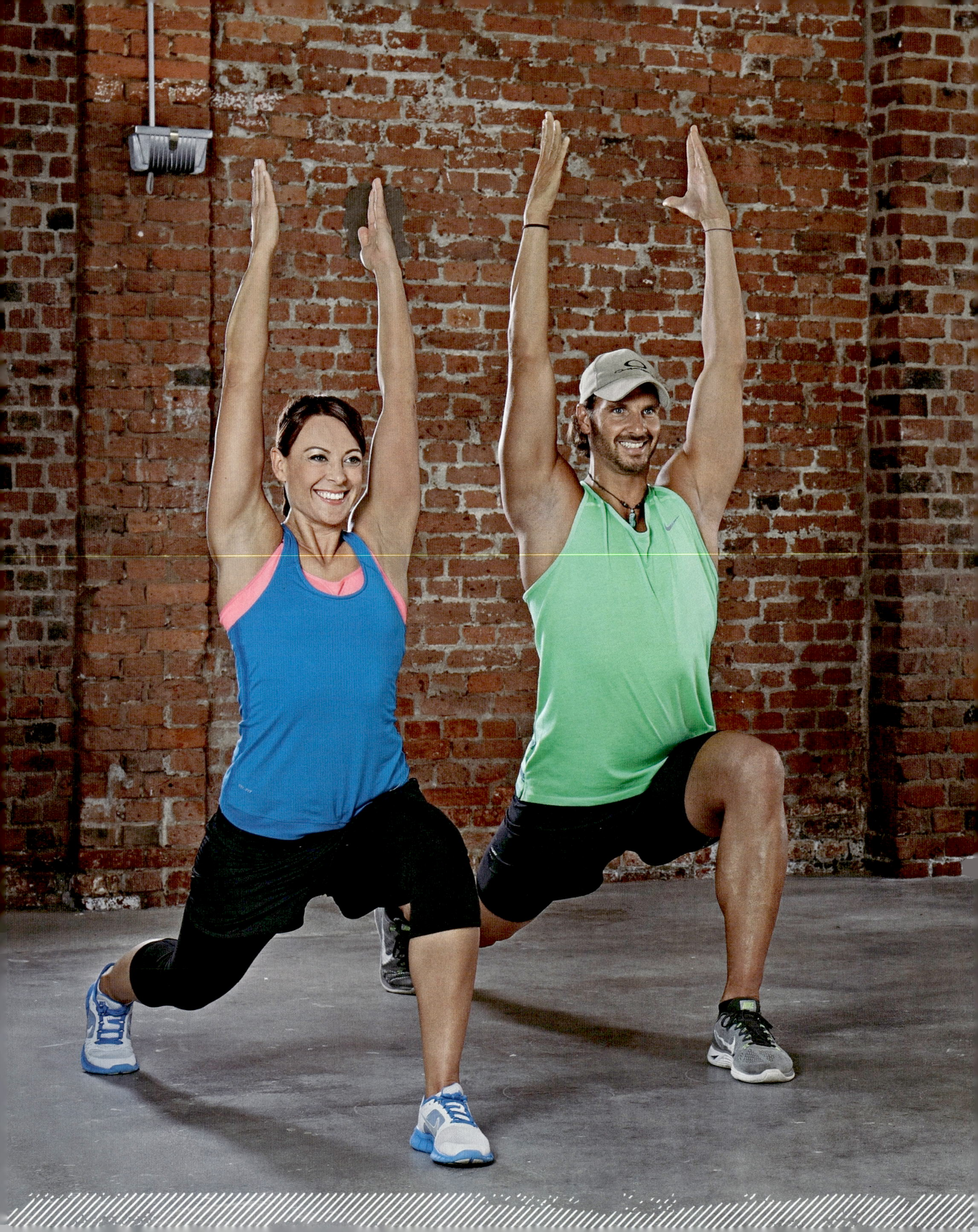

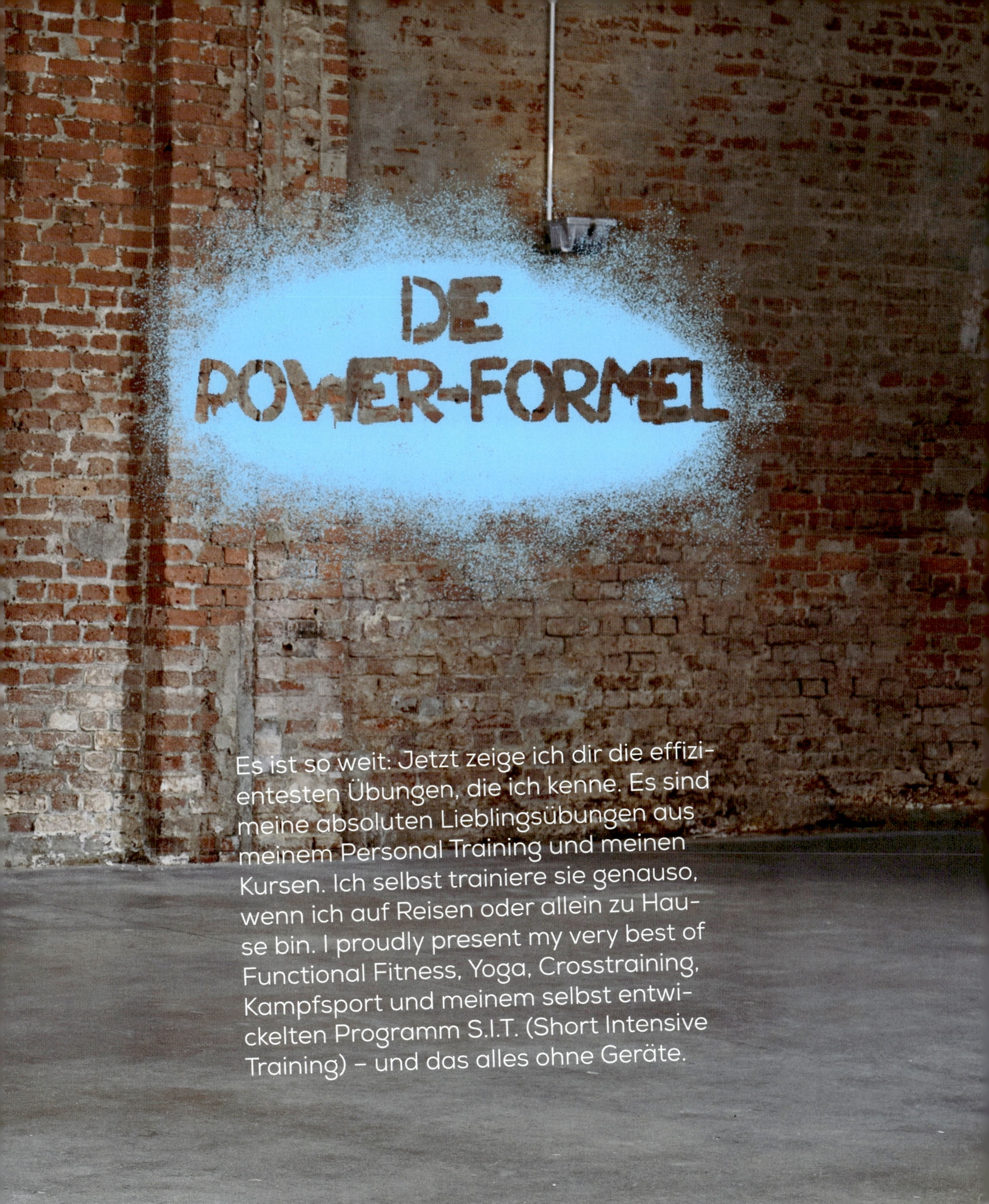

DIE POWER-FORMEL

Es ist so weit: Jetzt zeige ich dir die effizientesten Übungen, die ich kenne. Es sind meine absoluten Lieblingsübungen aus meinem Personal Training und meinen Kursen. Ich selbst trainiere sie genauso, wenn ich auf Reisen oder allein zu Hause bin. I proudly present my very best of Functional Fitness, Yoga, Crosstraining, Kampfsport und meinem selbst entwickelten Programm S.I.T. (Short Intensive Training) – und das alles ohne Geräte.

DIESE ÜBUNGEN ERWARTEN DICH

30 Tage knallhart und ohne Ausnahme nach meinen Vorgaben zu trainieren klingt nicht unbedingt verlockend, oder? Das Ergebnis ist es aber umso mehr. Es gibt übrigens keinen perfekten Zeitpunkt, um anzufangen. Der beste Zeitpunkt ist immer SOFORT. Du solltest dir nur einer Sache sicher sein: dass du gesund bist. Mit einer Erkältung, Verletzungen an Gelenken oder sogar Fieber wird nicht trainiert. Lasse auch Herzbeschwerden oder andere medizinisch nicht abgeklärte Einschränkungen vorab noch einmal vom Arzt begutachten. Das Training ist anspruchsvoll bis sehr anspruchsvoll und kann ein bestehendes gesundheitliches Problem verschlimmern oder ein weiteres hervorrufen. Daher meine Bitte: Gehe erst zum Arzt und lege dann los.

Ich weise immer wieder gern darauf hin: Wichtig bei der ganzen Angelegenheit ist vor allem das WIE. Das beste Trainingsprogramm bringt nichts, wenn man die Übungen falsch ausführt. Auch wenn du glaubst, alles richtig zu machen, überprüfe trotzdem noch einmal, ob du alle Hinweise zu den Übungen umsetzt, sowohl bei der Ausgangsposition als auch während der Ausführung in der dynamischen Phase, also dem Bewegungsablauf. Ich erlebe jeden Tag, wie tatsächliche und gefühlte Ausführung auseinanderklaffen. Teilweise werden Übungen so verunstaltet, dass man als Außenstehender einen herabschauenden Hund aus dem Yoga kaum noch von einem Liegestütz unterscheiden kann, während der Trainierende selbst absolut sicher ist, alles perfekt zu machen. Eine Portion Selbstbewusstsein, die manchmal beneidenswert ist, für den sportlichen Erfolg allerdings eher kontraproduktiv. Ich möchte dir deshalb noch ein paar wichtige Tipps geben:

Wenn möglich, stelle einen Standspiegel auf, in dem du dich, während du übst, beobachten und deine Haltung korrigieren kannst. Geht das nicht, bitte einen Freund oder eine Freundin, dich bei drei bis vier Übungen zu fotografieren. Den Teilnehmern meiner Programme im Internet oder meiner Personal Coachings rate ich das ebenfalls gern. Vergleiche dann deine Haltung mit dem Foto im Buch, um ein Gefühl dafür zu bekommen, wie nah du an der perfekten Ausführung dran bist. Oder noch besser: Filme dich selbst, wenn das möglich ist. So kannst du am Ende des Programms deutlich sehen, was du geschafft hast. Fotografiere dich doch gleich. Am besten in Bikini oder Badehose.

Nutze bei der Übungsausführung immer den größtmöglichen Bewegungsspielraum in den dynamischen Phasen, Stichwort: Full Range of Motion (ROM). Wenn es zum Beispiel bei den Plank Runnings heißt, dass du so schnell wie möglich laufen sollst, achte trotzdem auf eine saubere Haltung. Oder wenn es beim Liegestütz heißt, du sollst deinen Körper absenken, dann tue das so weit wie möglich und nicht nur so weit es bequem ist. Apropos bequem: Dieses Wort kannst du ab jetzt aus deinem Wortschatz streichen!

Wenn du dich wirklich an jeden meiner Ratschläge hältst und du dir das Foto oder den Film erst am Ende des Trainingsprogramms wieder ansiehst, wirst du überrascht sein, was du in den 30 Tagen alles erreicht hast.

Einteilungskriterien und Aufbau der Übungen
Zunächst einmal gebe ich dir einen Überblick über die Übungen. Wir teilen dazu den Körper in drei Bereiche auf, die durch den „Ringrichter" dargestellt werden, und zwar in Unterkörper, Körpermitte und Oberkörper. So sind die Übungen anhand der Sterne des Ringrichters auch sortiert. Am Ende folgen die Masterübungen.

- Oberer Ring: Arm-, Schulter-, Brust- und obere Rückenmuskulatur
- Mittlerer Ring: Bauch- (gerade, innere und äußere schräge sowie quer verlaufende Bauchmuskeln) sowie mittlere und untere Rückenmuskulatur
- Unterer Ring: Gesäß- und Beinmuskulatur

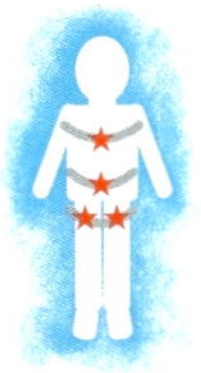

Die Sterne auf den Ringen stellen die Intensität der Übung bezogen auf die jeweilige Muskelgruppe dar. Es gibt 0, 1, 2 oder 3 Sterne. Wenn jeder Ring 3 Sterne hat, ist es eine Masterübung – mehr Trainingsintensität geht für den jeweiligen Körperbereich mit Eigengewicht nicht.

Zusätzlich verdeutlicht eine Balkengrafik die Trainingsschwerpunkte beziehungsweise welche Fähigkeiten besonders von dir gefordert werden, nämlich Kraft, Ausdauer, Koordination, Balance und Flexibilität. Der letzte Balken zeigt dir, wie hoch der Energieverbrauch ist, gemessen an der Muskelarbeit. Eine genaue Zahlenangabe ist nicht möglich, denn der Kalorienverbrauch hängt, wie du weißt, von mehreren Faktoren ab.

Wie lange eine Übung gehalten oder wie oft sie wiederholt wird, erfährst du im 30-Tage-Programm. Bei der Übungsvorstellung selbst wird nur eine Wiederholung beschrieben, bei einseitigen Übungen inklusive Seitenwechsel. Zum Schluss folgt noch, welche Muskeln oder Muskelgruppen genau trainiert werden.

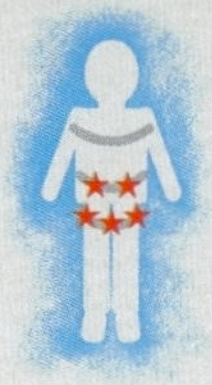

SQUAT FRONT + BACK

1. Stelle dich aufrecht hin, die Füße sind etwas mehr als hüftbreit auseinander. Komme dann in eine tiefe Squat-Position und strecke deine Arme nach hinten. Der Rücken ist gestreckt. Lasse die Knie über dem Mittelfuß.

2. Jetzt springst du nach vorn. Richte dich beim Springen komplett auf und nimm die Arme mit dem Schwung des Sprungs mit.

3. Lande wieder in der Squat-Position – jetzt vielleicht etwas tiefer. Lande so geräuschlos wie möglich und rolle deine Füße von den Fußballen bis zu den Fersen ab. So schonst du die Gelenke und verbesserst die Muskelkraft. Bleibe hier für einen kurzen Moment und setze aus dieser Position sofort zum nächsten Sprung an, und zwar nach hinten. Je mehr Übung du hast, desto weiter kannst du springen. Achte darauf, dass der Rücken gerade bleibt.

KRAFT	■■■■■	BALANCE	
AUSDAUER		FLEXIBILITÄT	■
KOORDINATION	■■	ENERGIEVERBRAUCH	■■■

Welche Muskeln du trainierst

Hier liegt der Schwerpunkt auf der Kräftigung der vorderen und hinteren Oberschenkelmuskeln und des Pos. Die Rumpfmuskeln sind ebenfalls beteiligt, denn die Rumpfspannung verleiht dir Stabilität, die du beim Sprung brauchst.

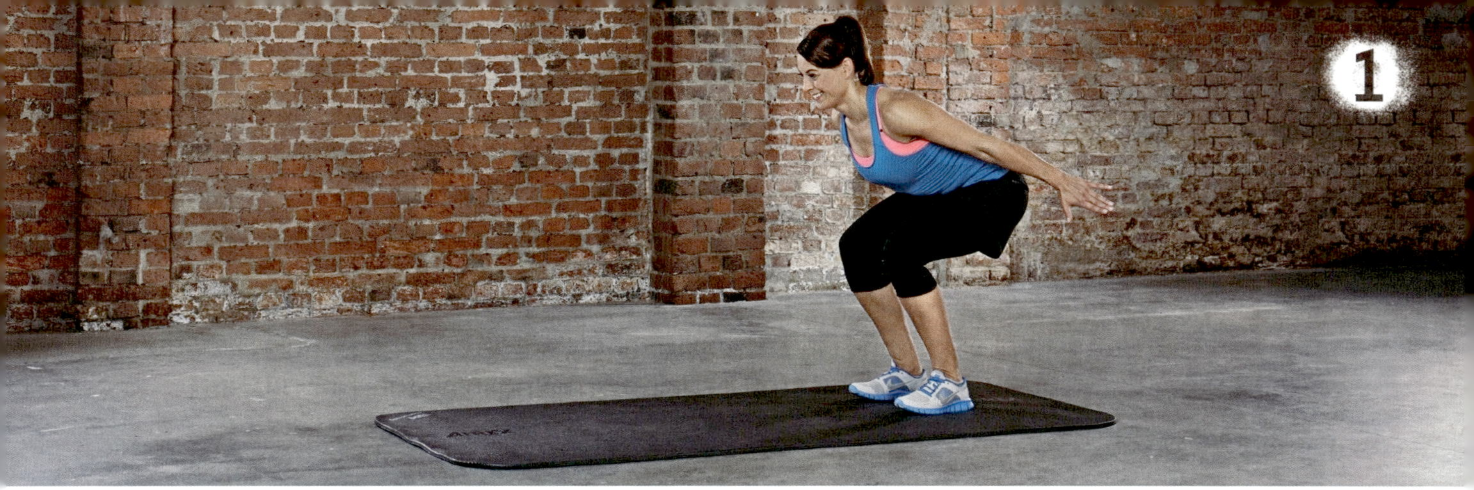
1

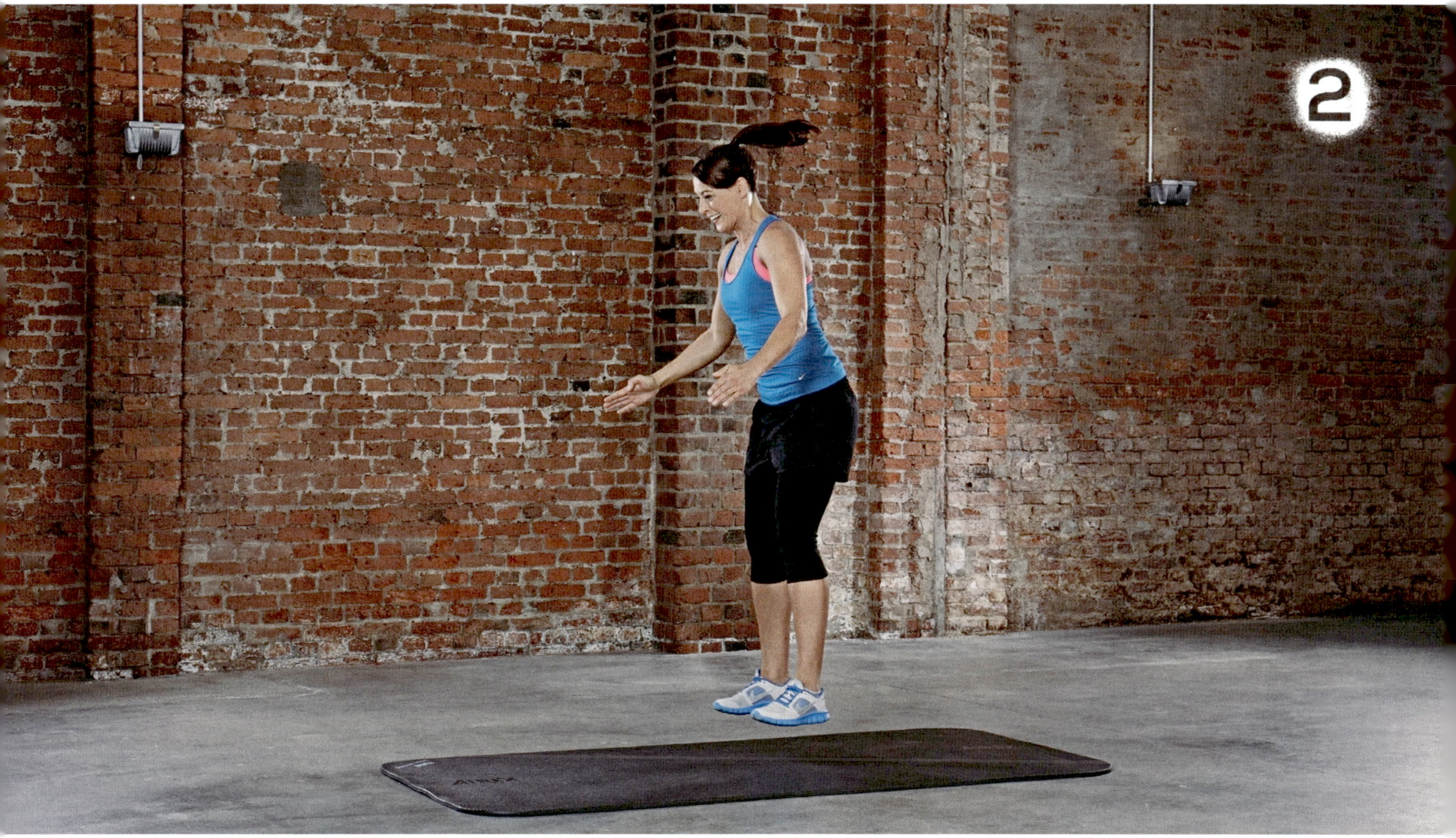
2

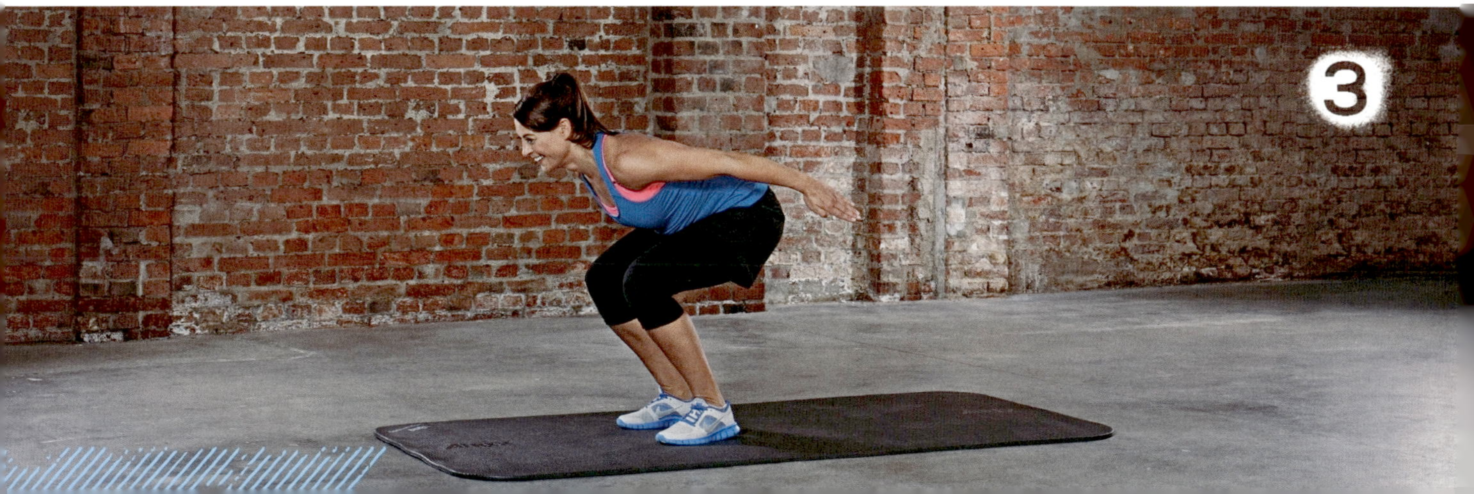
3

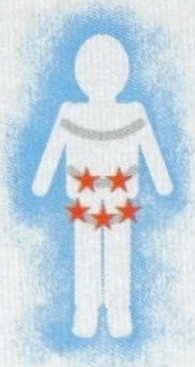

HIGH JUMP

1. Stelle dich aufrecht hin, die Füße sind etwas mehr als hüftbreit auseinander. Komme dann in eine tiefe Squat-Position und strecke deine Arme nach hinten. Der Rücken ist gestreckt. Lasse die Knie über dem Mittelfuß.

2. Nimm jetzt kraftvoll Schwung und mache einen möglichst hohen Strecksprung. Nimm die Arme nach oben mit.

3. Lande so geräuschlos wie möglich und rolle dabei die Füße von den Fußballen bis zu den Fersen ab. So schonst du deine Gelenke und verbesserst die Muskelkraft.

KRAFT	●●●●●	BALANCE	
AUSDAUER		FLEXIBILITÄT	●
KOORDINATION	●●	ENERGIEVERBRAUCH	●●●

Welche Muskeln du trainierst

Der High Jump baut vor allem Beinmuskeln auf. Außerdem stärkt er die Po- und Rumpfmuskeln, da du für den Sprung viel Rumpfstabilität und Körperspannung benötigst.

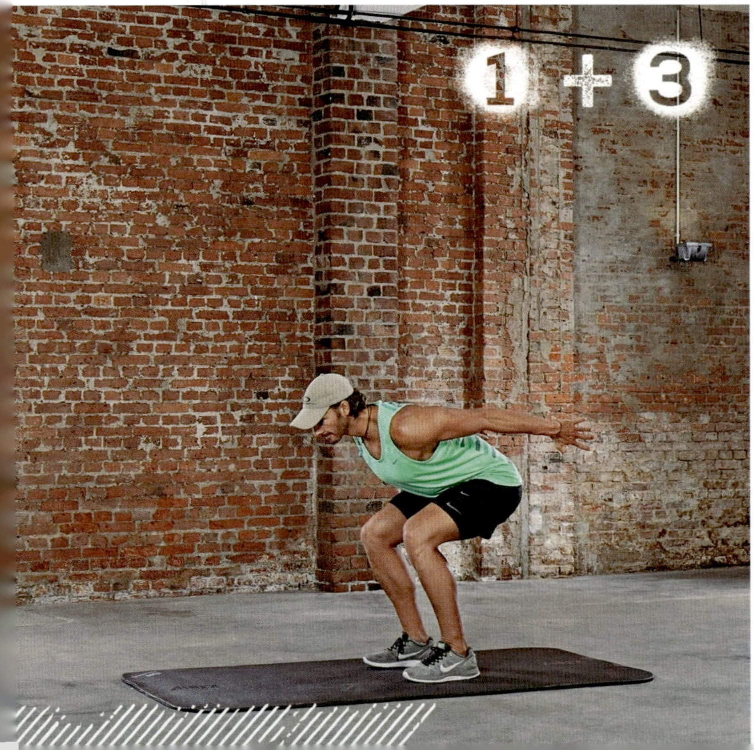

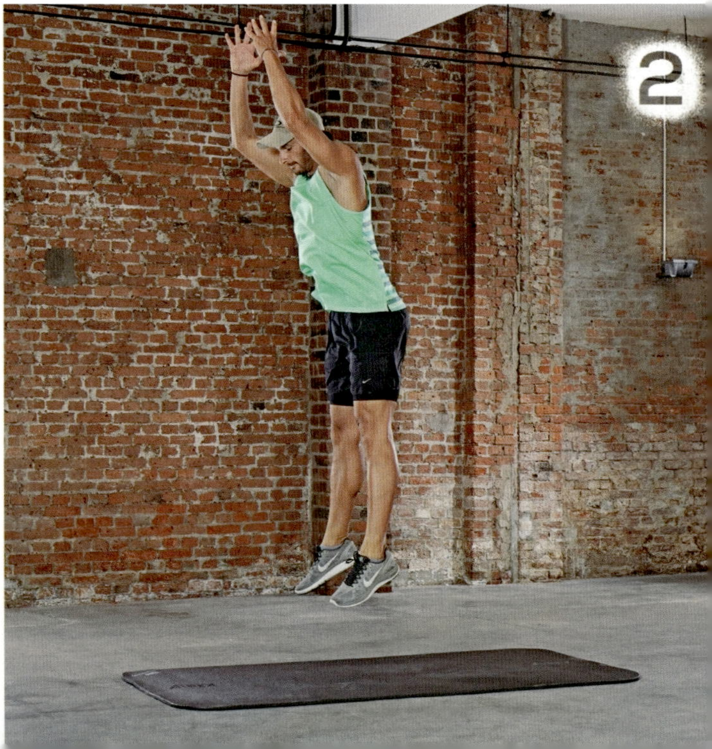

JUMP

1. Stelle dich auf ein Bein und beuge das Knie des Standbeins. Lasse den Rücken gestreckt und neige den Oberkörper nur ganz leicht nach vorn. Halte die Arme leicht angewinkelt neben dem Körper.

2. Aus dieser Position machst du einen einbeinigen Sprung nach vorn. Achte darauf, dass du sicher auf einem Bein landest. Ist das nicht möglich, setze den Sprung zunächst kleiner an. Lande so geräuschlos und gelenkschonend wie möglich: Rolle den Fuß vom Fußballen bis zur Ferse ab. So spannst du die Muskeln, vor allem im Bein, noch stärker an. Dann machst du den nächsten Sprung.

KRAFT	●●●●	BALANCE	
AUSDAUER		FLEXIBILITÄT	●●●●●
KOORDINATION	●●●	ENERGIEVERBRAUCH	●●

Welche Muskeln du trainierst

Eine Übung, die vor allem die Bein- und Pomuskeln trainiert. Durch den Sprung sind die Rumpfmuskeln noch beteiligt, die dir beim Sprung Stabilität verleihen.

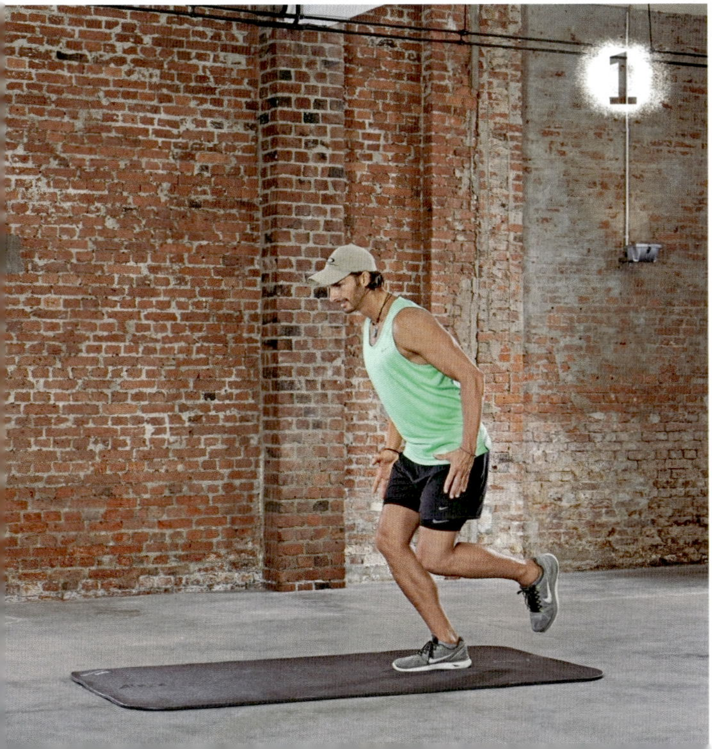

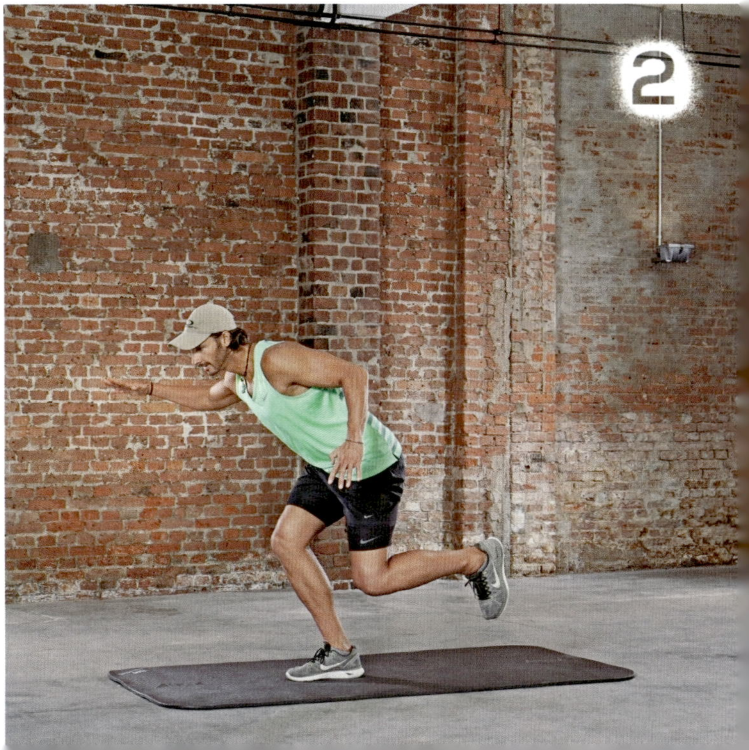

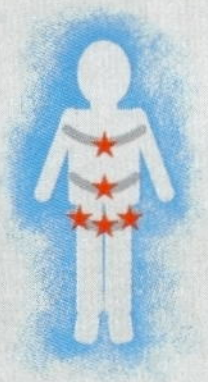

SPRINTER ARMS UP

1. Nimm die Handplank-Position ein. Die Handgelenke sind unter den Schultergelenken. Aktiviere die Bauchmuskeln, sodass dein Becken nicht durchhängt. Die Füße sind leicht geöffnet. Dein Körper bildet eine Linie.

2. Hebe das Becken leicht an, schaue nach vorn und setze den rechten Fuß, ohne ihn auf der Matte zu schleifen, rechts neben der rechten Hand ab.

3. Richte dann den Oberkörper auf und strecke die Arme zur Decke. Achte darauf, dass das vordere Knie über der Ferse und der Oberschenkel parallel zum Boden ist. Sinke mit dem Becken noch etwas tiefer und richte es auf, sodass die linke Hüfte noch etwas nach vorn zieht. Strecke die Arme durch, aber lasse die Schultern tief und ziehe die Daumen nach hinten. Aktiviere die Rumpfmuskeln für mehr Stabilität. Halte die Position.

KRAFT	●●●●	BALANCE	●●●●●
AUSDAUER		FLEXIBILITÄT	●●●
KOORDINATION	●●●	ENERGIEVERBRAUCH	●●●

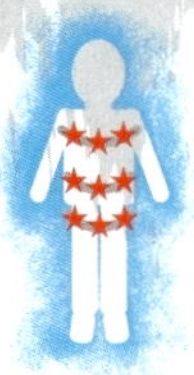

Variante SPRINTER SUPERMAN ARMS

Steigere deine Rumpfstabilität und die Kraft in Armen und Beinen. Statt den Oberkörper aufzurichten, neigst du ihn mit gestreckten Armen nach vorn, sodass dein Körper eine Linie bildet. Ziehe dich dabei in die volle Länge – von der Ferse bis zu den Fingerspitzen. Dein Blick ist zum Boden gerichtet, der Nacken bleibt jedoch lang. Ziehe die Schultern tief.

KRAFT	●●●●●	BALANCE	●●●●●
AUSDAUER		FLEXIBILITÄT	●●●●●
KOORDINATION	●●●●●	ENERGIEVERBRAUCH	●●●●

Welche Muskeln du trainierst

Beide Übungen trainieren die Oberschenkelvorderseiten, ebenso Po, Rumpf und Arme. Die Grundposition dehnt den Hüftbeuger stärker, bei der Variante findet hauptsächlich eine Extension der gesamten Körperrückseite statt. Das Halten kräftigt den Rücken.

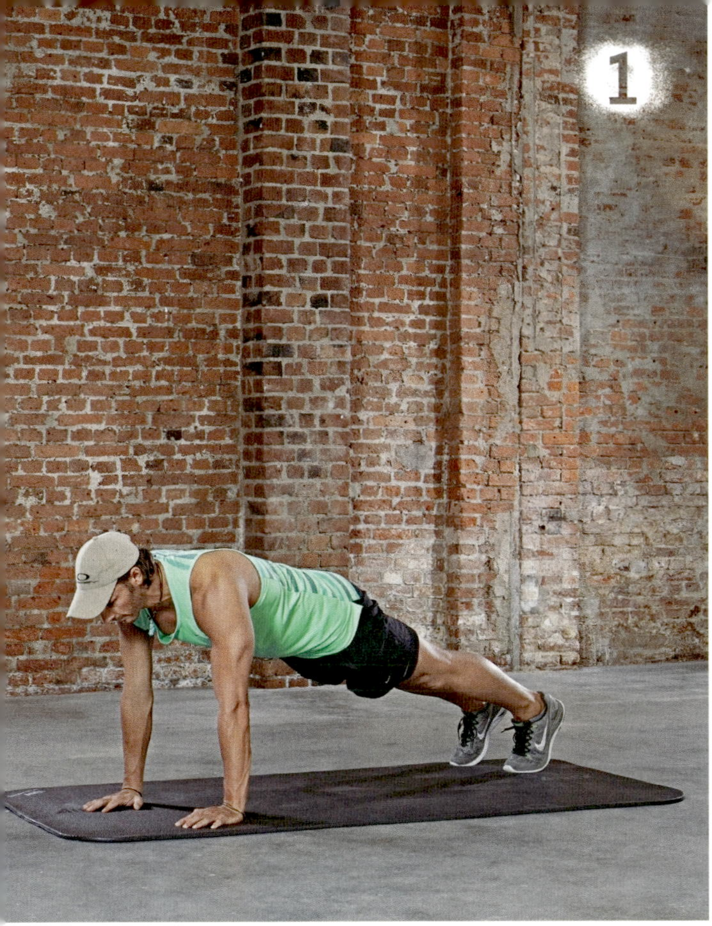
1
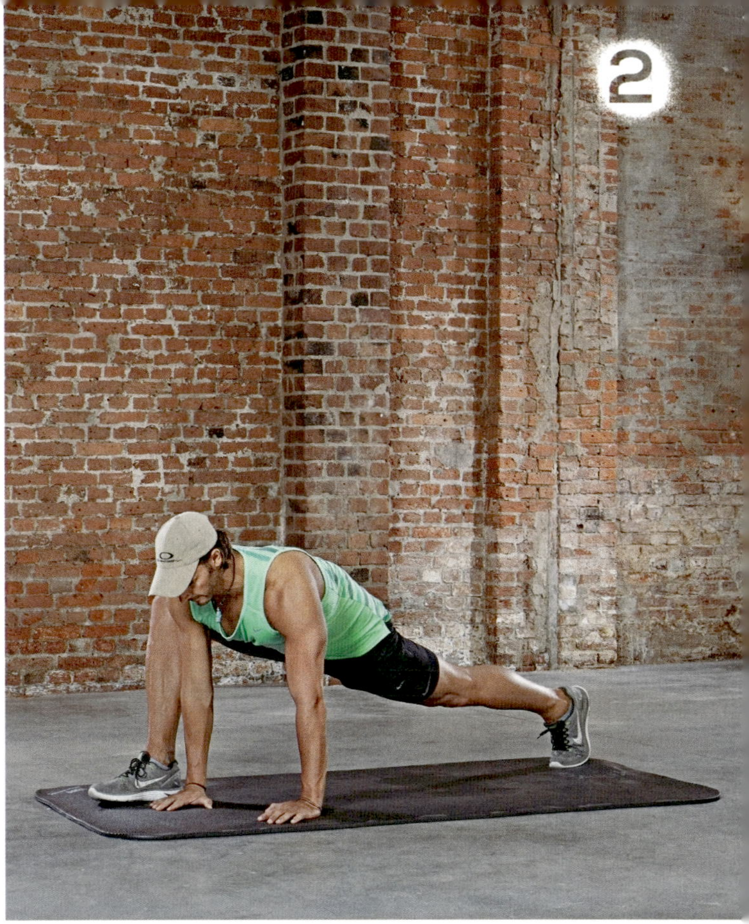
2
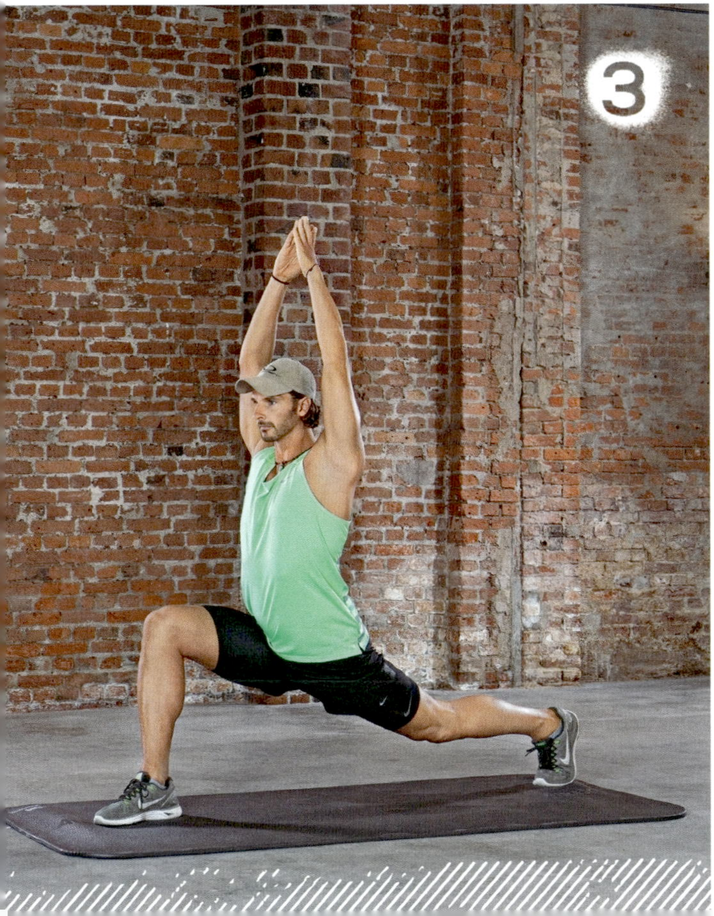
3
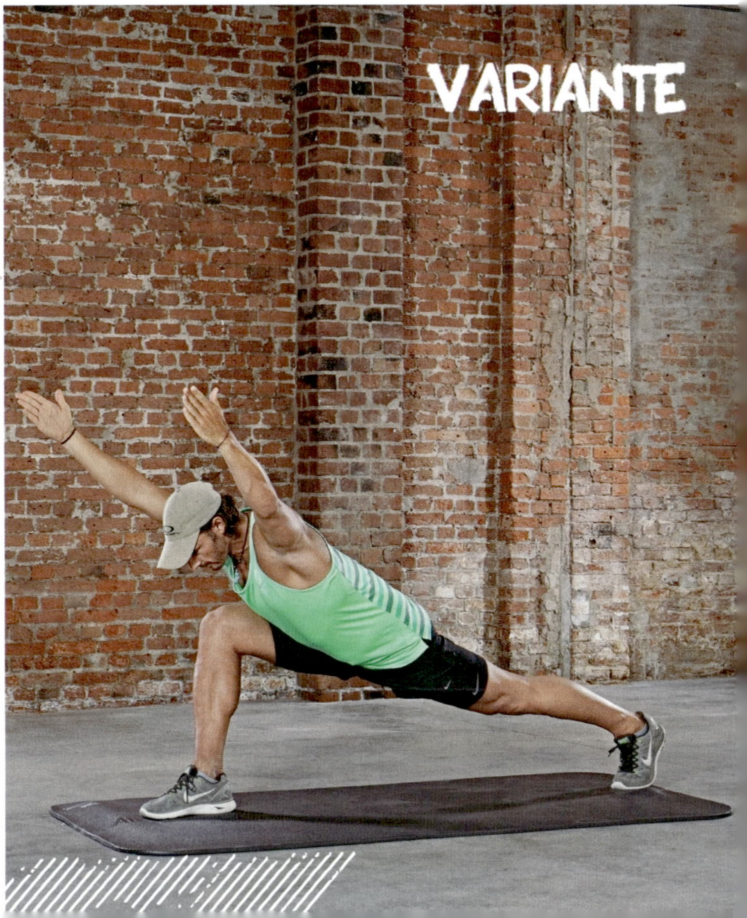
VARIANTE

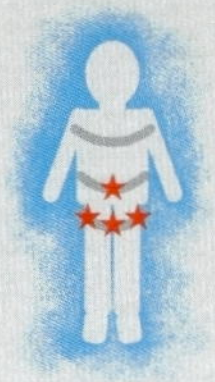

CROSSED SQUAT BALANCE

1. Stelle dich mit hüftbreit geöffneten Füßen aufrecht hin und halte die Hände vor der Brust.

2. Verlagere jetzt das Gewicht leicht auf das rechte Bein und mache mit dem linken Bein einen gekreuzten Ausfallschritt hinter das rechte Bein. Beuge die Knie. Bringe das hintere Knie möglichst tief Richtung Boden. Lasse den Oberkörper aufrecht.

3. Drücke dich mit der Kraft der Oberschenkel- und Pomuskeln wieder nach oben. Ohne das linke Bein nochmals abzusetzen, hebst du es gestreckt nach außen an. Nimm es nur so hoch, dass dein Oberkörper dabei noch aufrecht bleibt.

4. Halte kurz inne und wiederhole – ohne das Bein vorher abzusetzen – den gekreuzten Ausfallschritt nach hinten.

KRAFT	●●●●	BALANCE	●
AUSDAUER	●	FLEXIBILITÄT	●●●●●
KOORDINATION	●●●●	ENERGIEVERBRAUCH	●●●

Welche Muskeln du trainierst

Hier werden hauptsächlich die vorderen und hinteren Oberschenkelmuskeln und der Po trainiert, aber auch der Rumpf. Durch das Kreuzen ist mehr Kraft in den Oberschenkeln erforderlich. Das seitliche Anheben des Beins fordert die Oberschenkelaußenseiten.

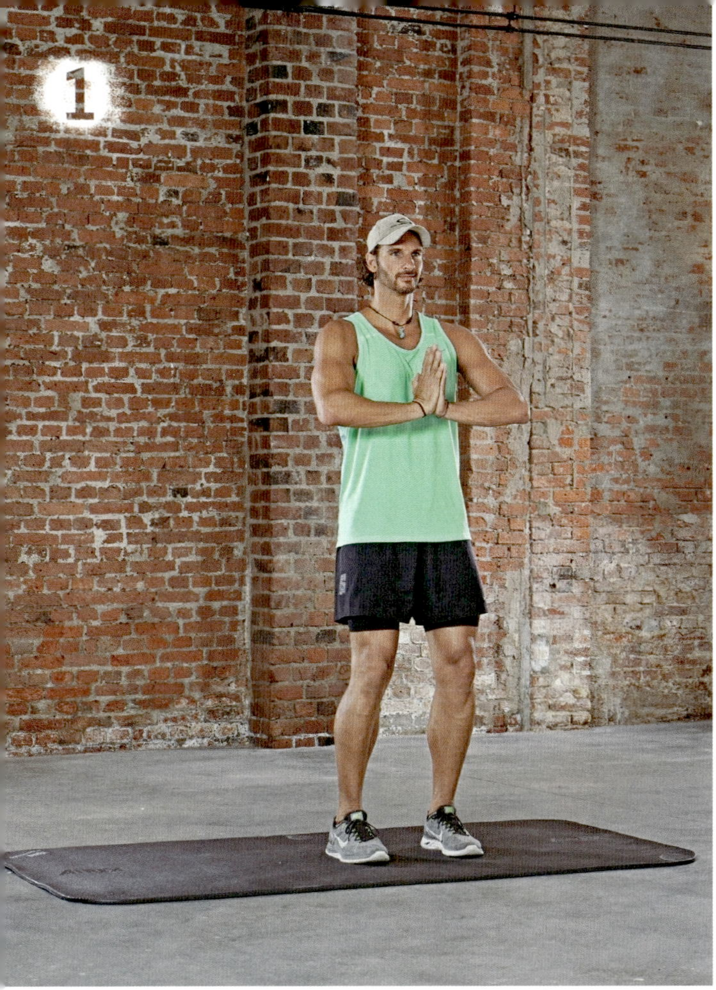
1

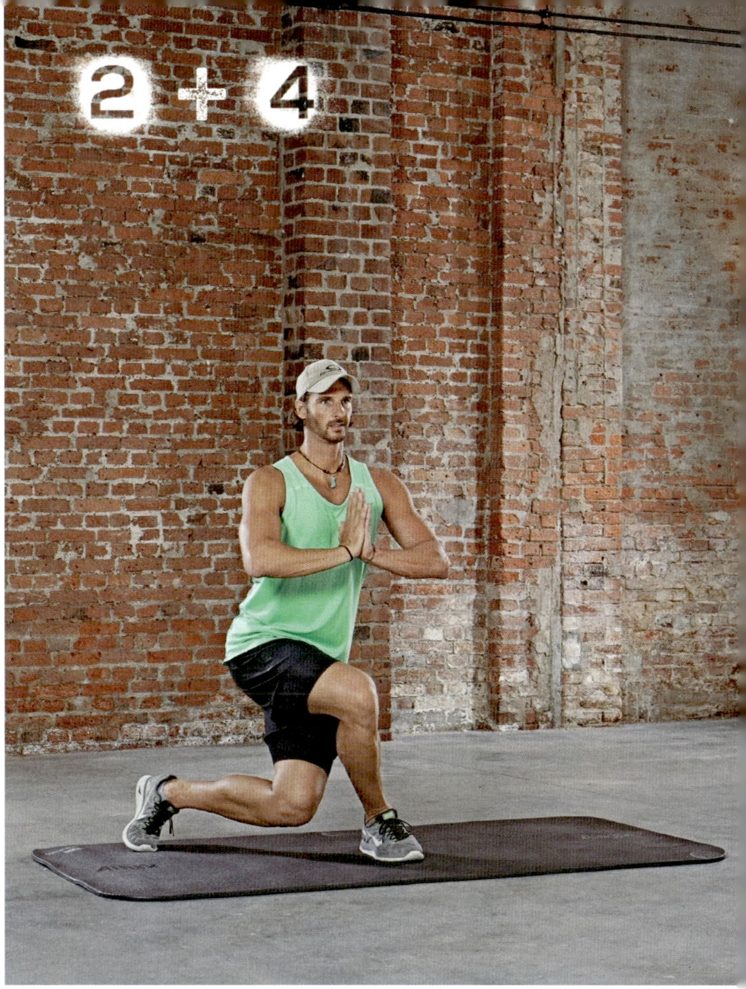
2 + 4

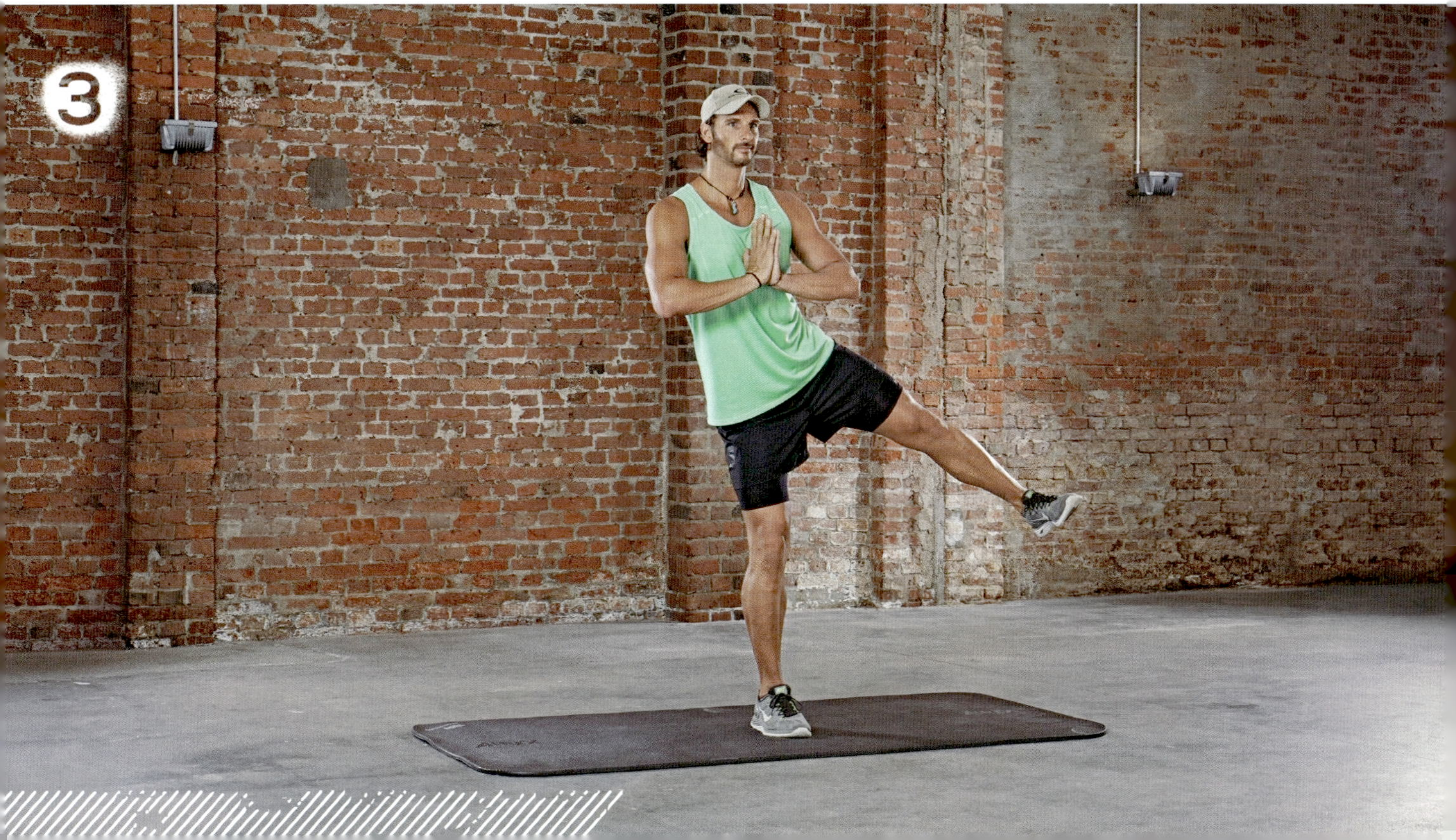
3

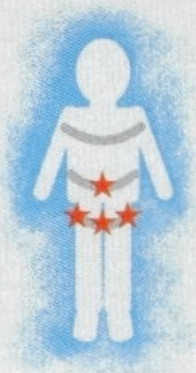

CROSSED SQUAT

1. Stelle dich mit hüftbreit geöffneten Füßen aufrecht hin und halte die Hände vor der Brust.

2. Verlagere jetzt das Gewicht leicht auf das rechte Bein und mache mit dem linken Bein einen gekreuzten Ausfallschritt hinter das rechte Bein. Beuge die Knie. Bringe das hintere Knie möglichst tief Richtung Boden. Lasse den Oberkörper aufrecht.

3. Drücke dich mit der Kraft der Oberschenkel- und Pomuskeln wieder nach oben. Setze die linke Fußspitze kurz ab und wiederhole.

KRAFT	■■■■	BALANCE	■
AUSDAUER	■	FLEXIBILITÄT	■■■
KOORDINATION	■■■	ENERGIEVERBRAUCH	■■■

Welche Muskeln du trainierst

Diese Übung trainiert vor allem die vorderen und hinteren Oberschenkelmuskeln sowie den Po. Der Rumpf wird ebenfalls gekräftigt.

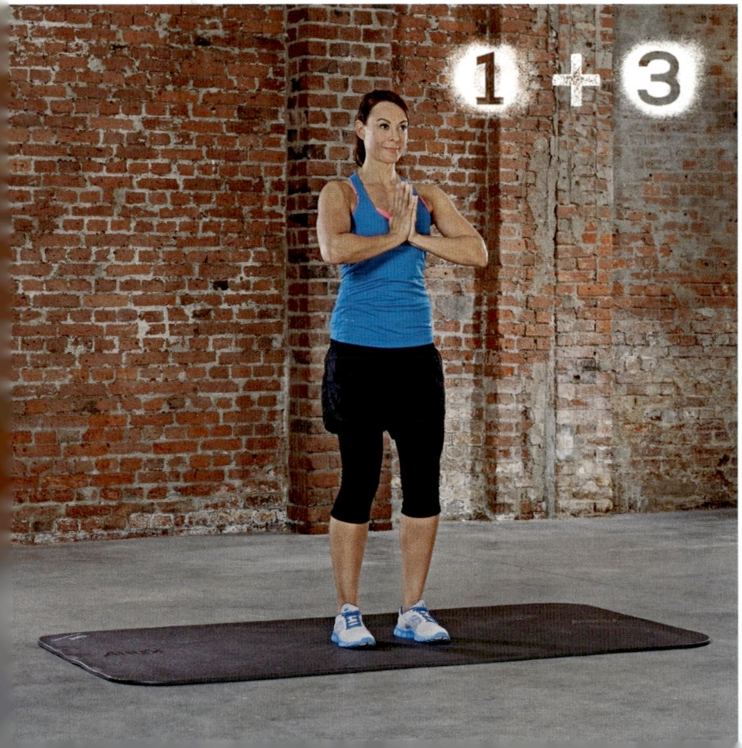

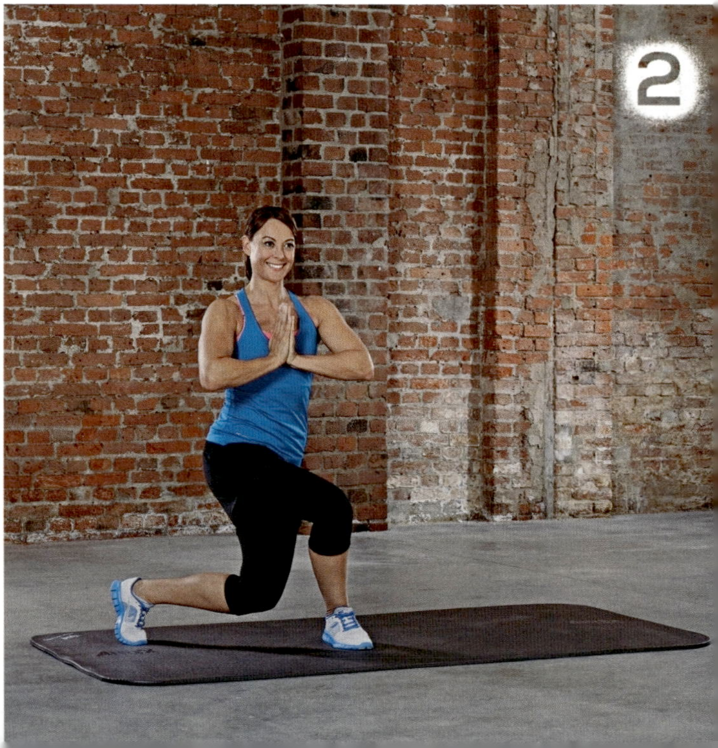

LUNGE

1. Stelle dich aufrecht hin, die Füße sind hüftbreit auseinander. Lege die Hände an die Hüften.

2. Mache jetzt mit dem linken Bein einen Ausfallschritt nach hinten. Der Schritt sollte so groß sein, dass beide Knie am tiefsten Punkt einen 90-Grad-Winkel bilden. Der Oberschenkel des rechten Beins ist dabei waagerecht zum Boden, das Knie über der Ferse. Lasse den Oberkörper aufrecht und blicke geradeaus.

3. Richte dich wieder nach vorn auf, indem du das Gewicht stärker auf den vorderen Fuß verlagerst und dann das linke Bein nach vorn nimmst.

KRAFT	●●●●	BALANCE	●
AUSDAUER	●	FLEXIBILITÄT	●
KOORDINATION	●●	ENERGIEVERBRAUCH	●●●

Welche Muskeln du trainierst
Mit dieser Übung stärkst du vor allem die vorderen, aber auch die hinteren Oberschenkelmuskeln sowie den Po. Der Rumpf, hier hauptsächlich der untere Rücken, ist ebenfalls beteiligt, da dir die Rumpfspannung mehr Stabilität verleiht.

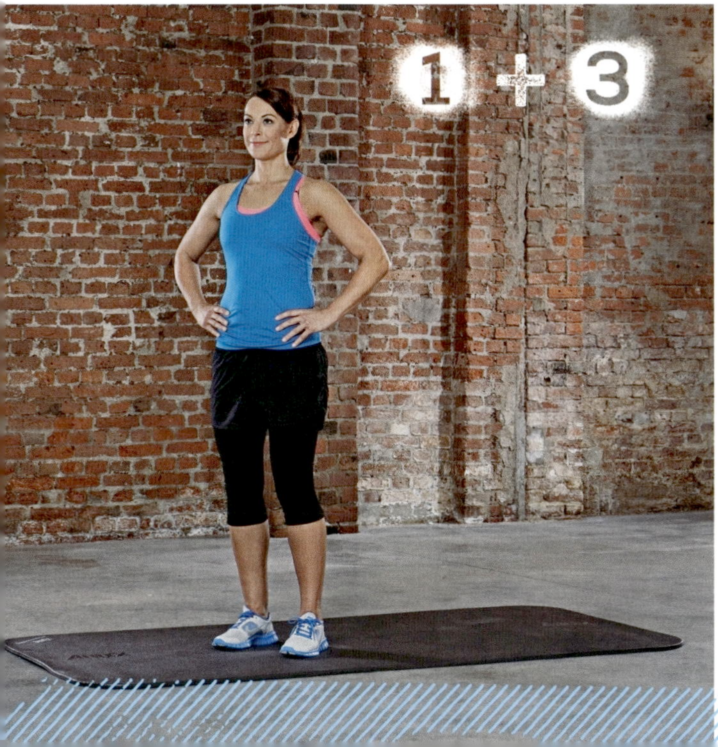

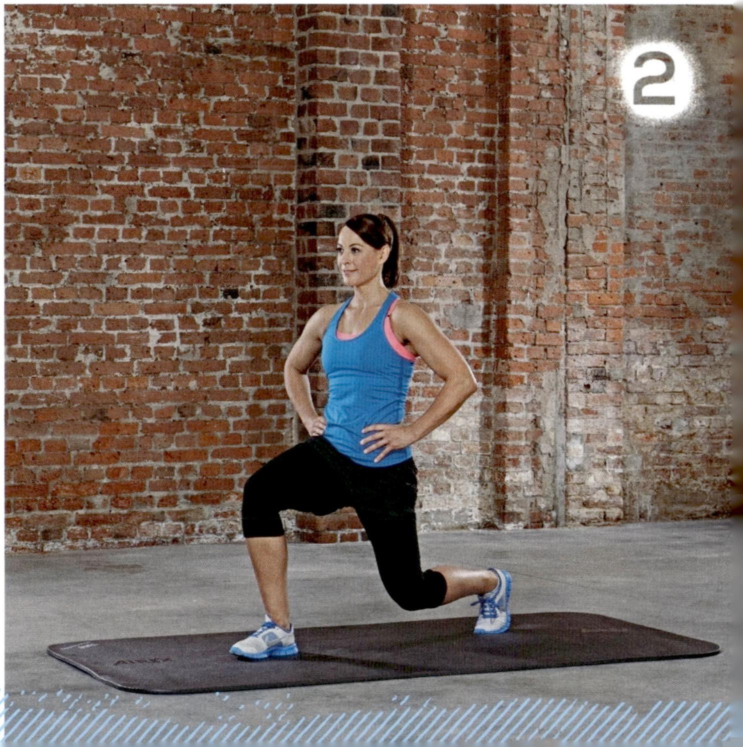

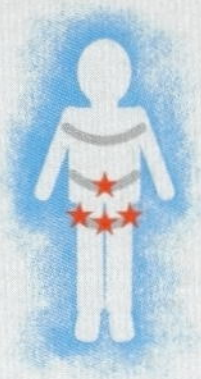

SQUAT LEFT + RIGHT

1. Stelle dich mit hüftbreit geöffneten Füßen aufrecht hin. Nimm die Arme leicht angewinkelt neben den Körper.

2. Mache mit dem linken Bein einen Ausfallschritt nach links und komme tief in einen breiten Squat, bis Oberschenkel und Waden einen 90-Grad-Winkel ergeben, oder gehe sogar tiefer. Wenn du Knieprobleme hast, bleibe ein Stück oberhalb der Knie. Die Füße sind leicht nach außen gedreht. Die Knie sind maximal über dem Mittelfuß. Schiebe deinen Po weit nach hinten und lasse den Oberkörper aufrecht. Für die Balance nimm die Arme gern nach vorn.

3. Jetzt richtest du dich wieder auf und kommst in die Ausgangsposition zurück. Dann wiederholst du den breiten Squat mit dem rechten Bein. Achte auf einen aufrechten Oberkörper und lasse die Schultern tief.

KRAFT	●●●	BALANCE	
AUSDAUER	●	FLEXIBILITÄT	●
KOORDINATION	●●	ENERGIEVERBRAUCH	●●●

Welche Muskeln du trainierst

Bei diesem Squat werden die vorderen und hinteren Oberschenkelmuskeln, der Po sowie die Oberschenkelinnenseiten durch den breiten Stand gekräftigt. Der Rumpf, vor allem unterer Rücken und Bauch, ist ebenfalls beteiligt.

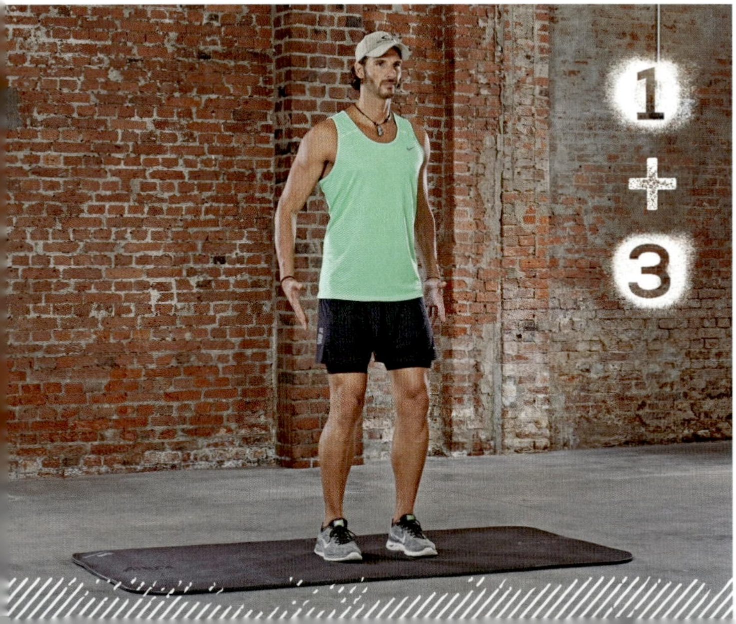

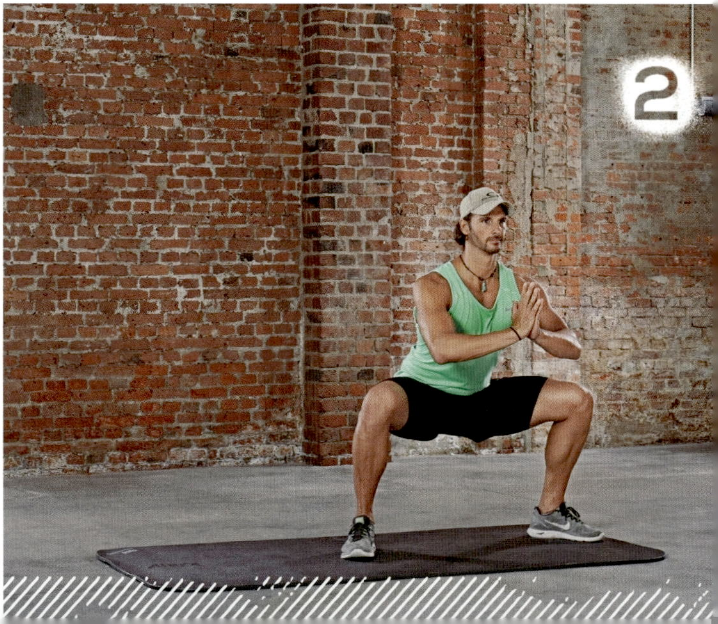

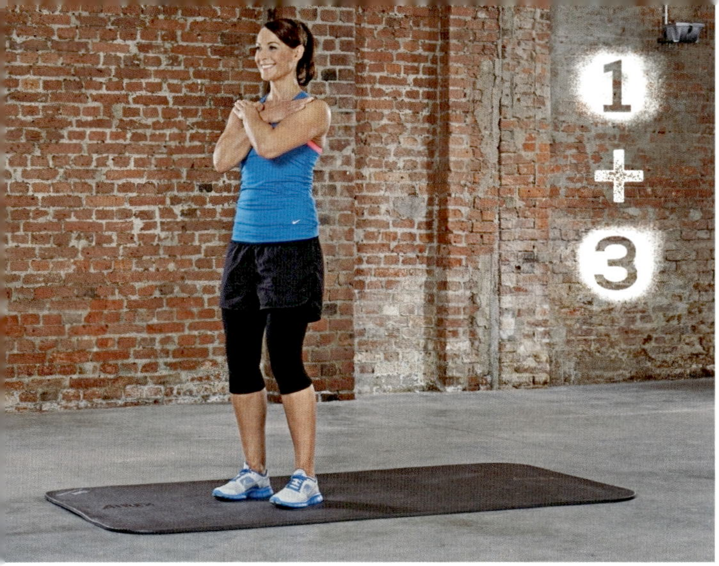

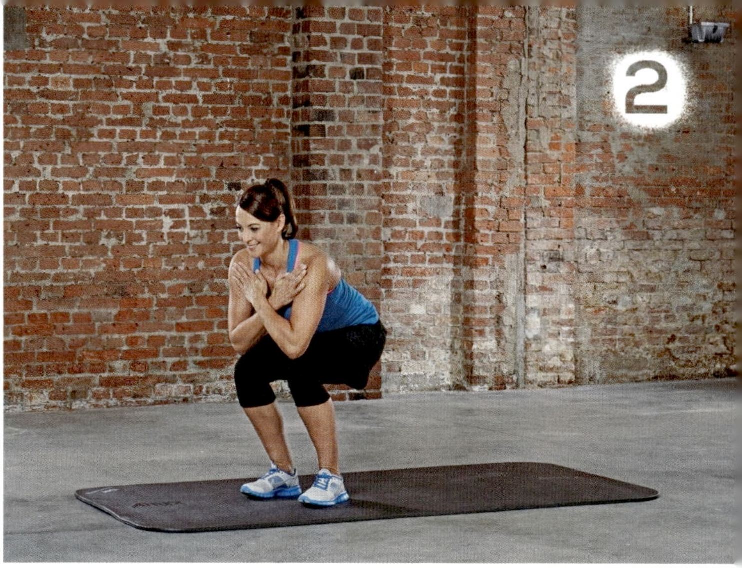

SQUAT

1. Stelle dich mit hüftbreit geöffneten Füßen aufrecht hin und kreuze die Arme vor der Brust.

2. Dann mache einen Squat, indem du die Knie beugst, sodass Waden und Oberschenkel fast einen 90-Grad-Winkel ergeben, oder gehe tiefer. Schiebe dabei den Po weit nach hinten, sodass die Knie über dem Mittelfuß bleiben und nicht über die Zehenspitzen hinausragen, denn sonst belastest du deine Kniegelenke unnötig. Das Hauptgewicht sollte auf den Fersen bleiben. Lasse den Rücken gestreckt und den Oberkörper möglichst aufrecht. Richte den Blick nach vorn.

3. Drücke dich aus dieser Position wieder nach oben. Spanne dabei auch die Pomuskeln an.

KRAFT	■■■	BALANCE	
AUSDAUER	■	FLEXIBILITÄT	■
KOORDINATION	■■	ENERGIEVERBRAUCH	■■■

Welche Muskeln du trainierst

Squats in jeder Form sind ein echter Turbo für die vorderen und hinteren Oberschenkelmuskeln sowie den Po. Aber auch der Rumpf wird dabei gekräftigt.

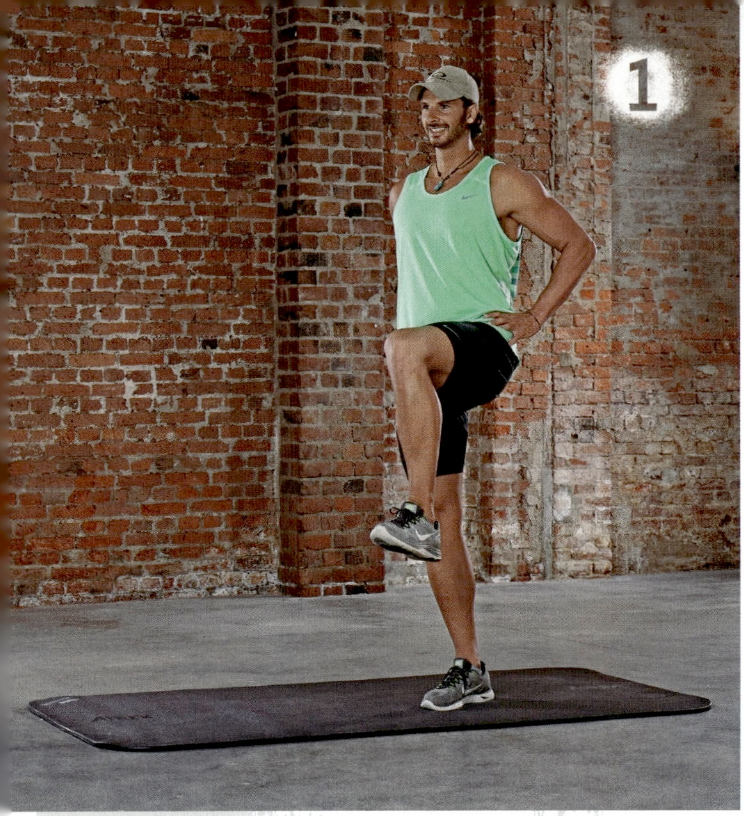

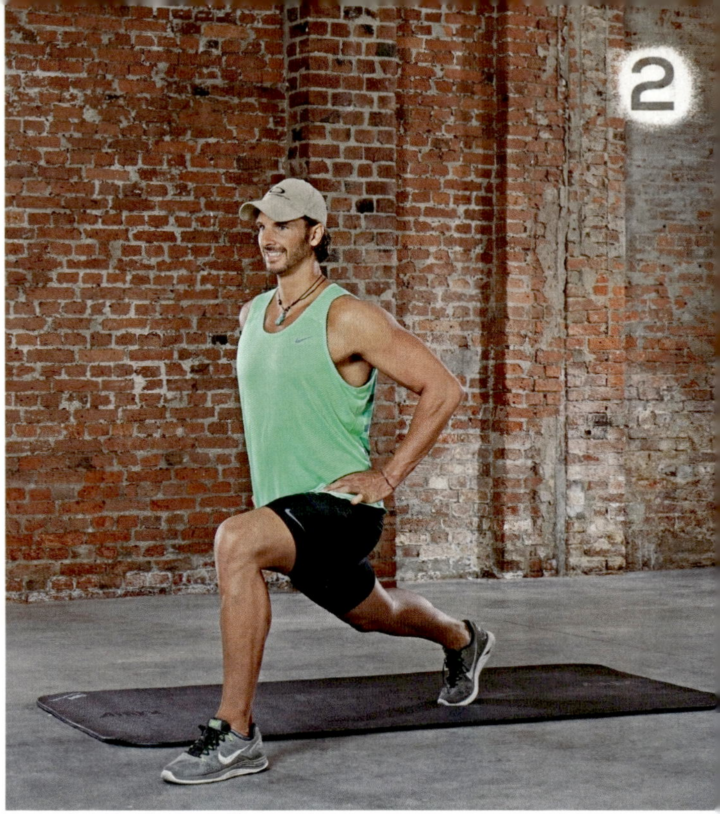

WALKING SPRINTER

1. Stelle dich aufrecht hin, lege die Hände an die Hüften und öffne die Füße hüftbreit. Dann hebe das linke Bein angewinkelt bis Hüfthöhe an.

2. Mache jetzt einen großen Ausfallschritt nach vorn. Das vordere Knie sollte über der Ferse stehen, der Oberschenkel ist parallel zum Boden, das hintere Bein ist gestreckt und die Ferse angehoben. Lasse den Oberkörper aufrecht und blicke nach vorn. Dann verlagere das Gewicht auf den vorderen linken Fuß. Nimm das hintere Bein nach vorn, richte dich auf und mache einen großen Ausfallschritt mit rechts.

KRAFT	●●●	BALANCE	●●●●●
AUSDAUER	●●	FLEXIBILITÄT	●●●
KOORDINATION	●●●	ENERGIEVERBRAUCH	●●●

Welche Muskeln du trainierst

Vor allem die Oberschenkelmuskeln, aber auch Po und Rumpf werden trainiert.

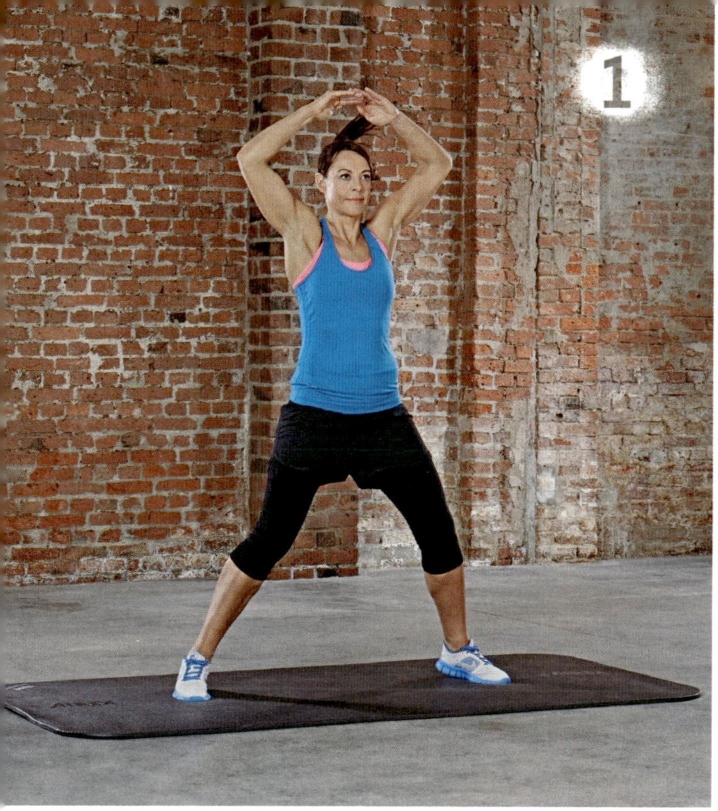

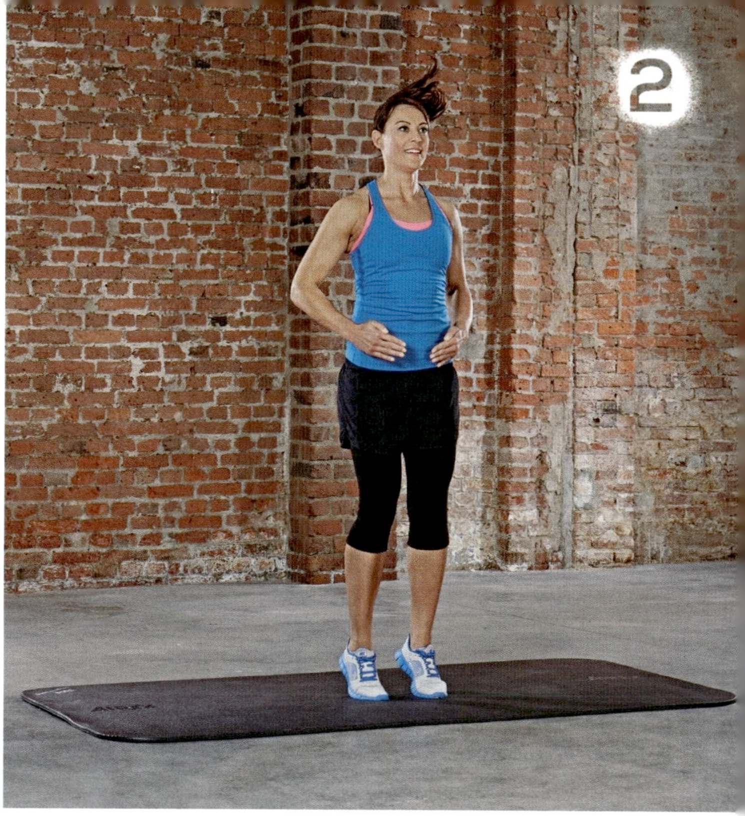

JUMPING JACK

1. Springe aus dem Stand in eine weite Grätsche. Führe die Arme dabei über dem Kopf zusammen. Setze die Füße jetzt nicht wieder komplett auf dem Boden auf, sondern nur die Fußballen.

2. Springe dann sofort wieder zurück und nimm die Arme nach unten. Bleibe auch hier auf den Fußballen.

KRAFT		BALANCE	
AUSDAUER	●●●●●	FLEXIBILITÄT	
KOORDINATION	●	ENERGIEVERBRAUCH	●●●

Welche Muskeln du trainierst

Diese Übung stärkt vor allem die Beinmuskeln und die Arme. Der Rumpf ist ebenfalls beteiligt, um stabil zu bleiben.

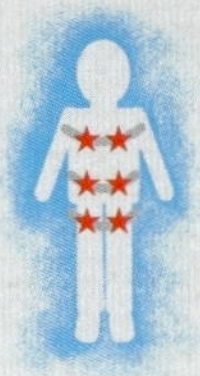

TABLE EXTENSION & DIP

1. Setze dich auf den Boden, stelle die Beine angewinkelt auf und stütze die Hände leicht nach außen gedreht etwa eine Handbreit hinter dem Po auf. Hebe den Brustkorb an und löse jetzt den Po wenige Zentimeter vom Boden.

2. Ohne die Ellenbogen zu beugen, drücke jetzt den Po nach oben, bis dein Oberkörper und die Oberschenkel eine gerade Linie bilden. Dein Kopf folgt einfach der Bewegung. Lasse ihn aber nicht in den Nacken fallen, sondern halte ihn so, dass dein Blick leicht diagonal nach oben geht.

3. Mit dem nächsten Absenken des Pos machst du zusätzlich einen Dip, du beugst also die Ellenbogen. Setze den Po dabei nicht auf dem Boden ab.

4. Strecke die Arme wieder und drücke den Po nach oben.

KRAFT	●●●	BALANCE	●●
AUSDAUER	●●	FLEXIBILITÄT	
KOORDINATION	●●●	ENERGIEVERBRAUCH	●●●

Variante DIAGONAL TABLE EXTENSION & DIP

Bei dieser Variante hebst du nach dem Dip einen Arm und ein Bein diagonal an und versuchst, mit der Hand die Fußspitze zu berühren. Danach folgt wieder ein Dip und du wiederholst das Anheben von Bein und Arm der anderen Seite.

KRAFT	●●●●	BALANCE	●●
AUSDAUER	●	FLEXIBILITÄT	●●●●
KOORDINATION	●●●●●	ENERGIEVERBRAUCH	●●●●

Welche Muskeln du trainierst

Die Übung kräftigt vor allem die Körperrückseite (hintere Oberschenkelmuskeln, Po und Rücken), aber auch die Vorderseite (Oberschenkel, Bauch, Brust). Beim Dip wird der Trizeps gekräftigt, Schultern und Arme sind beim Abstützen beteiligt. Die Variante erfordert durch das diagonale Anheben von Arm und Bein noch mehr Kraft im Rumpf.

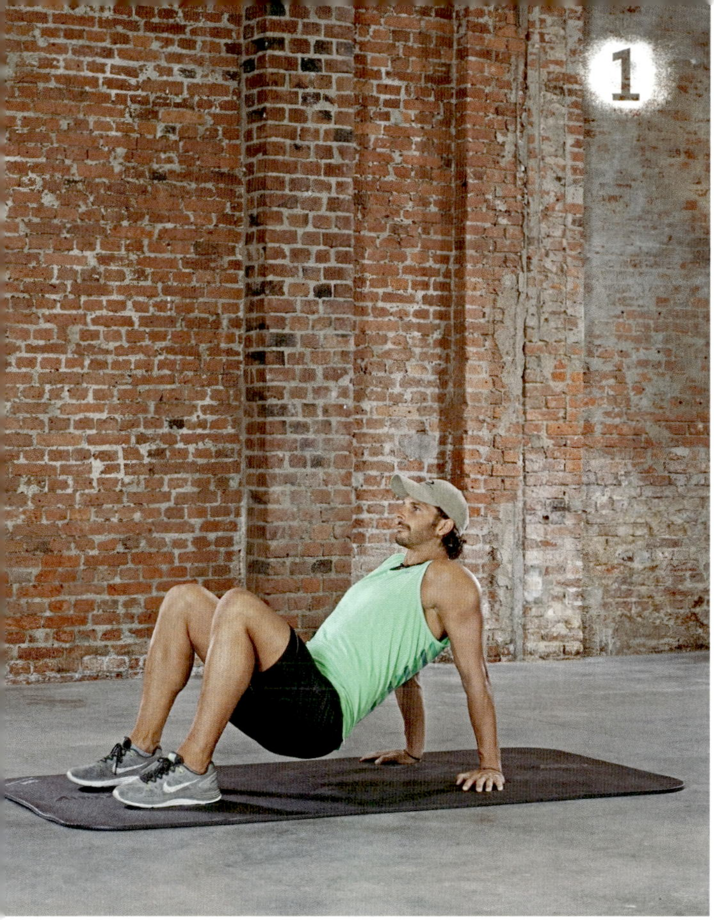
1

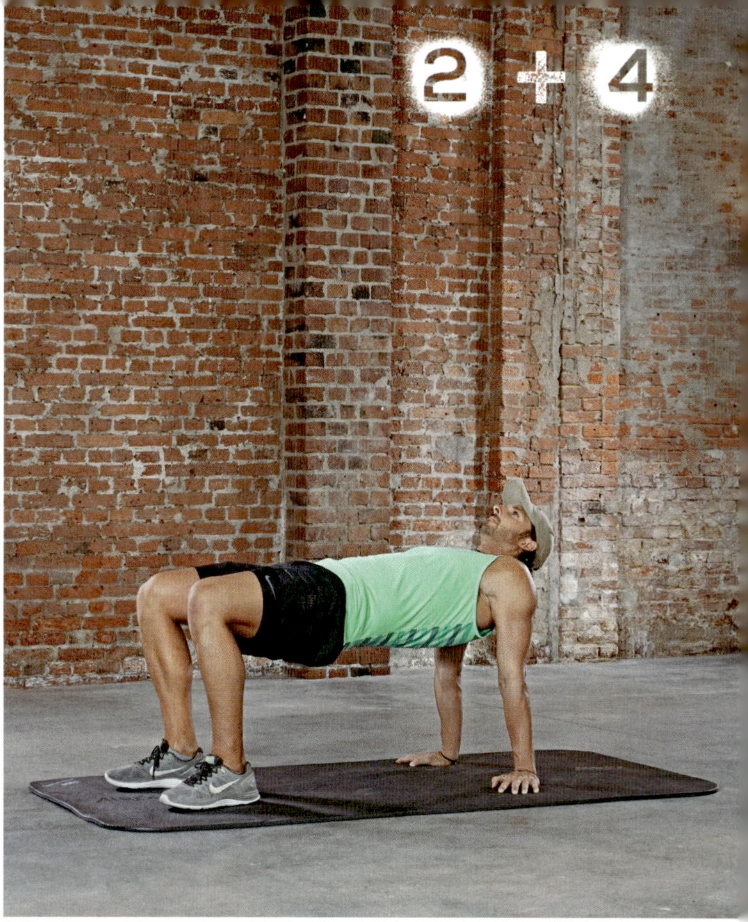
2 + 4

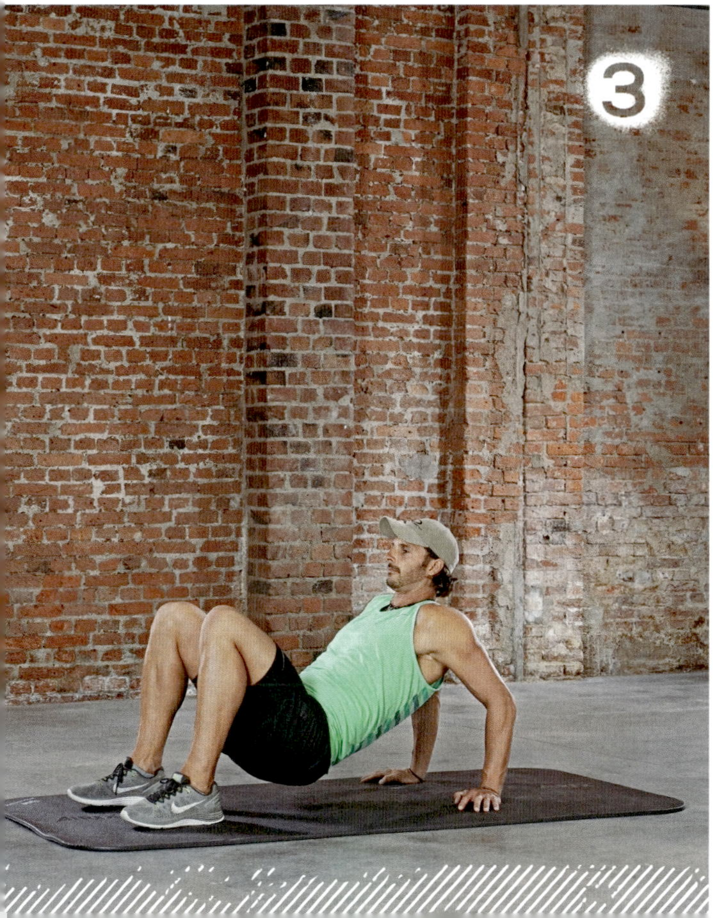
3

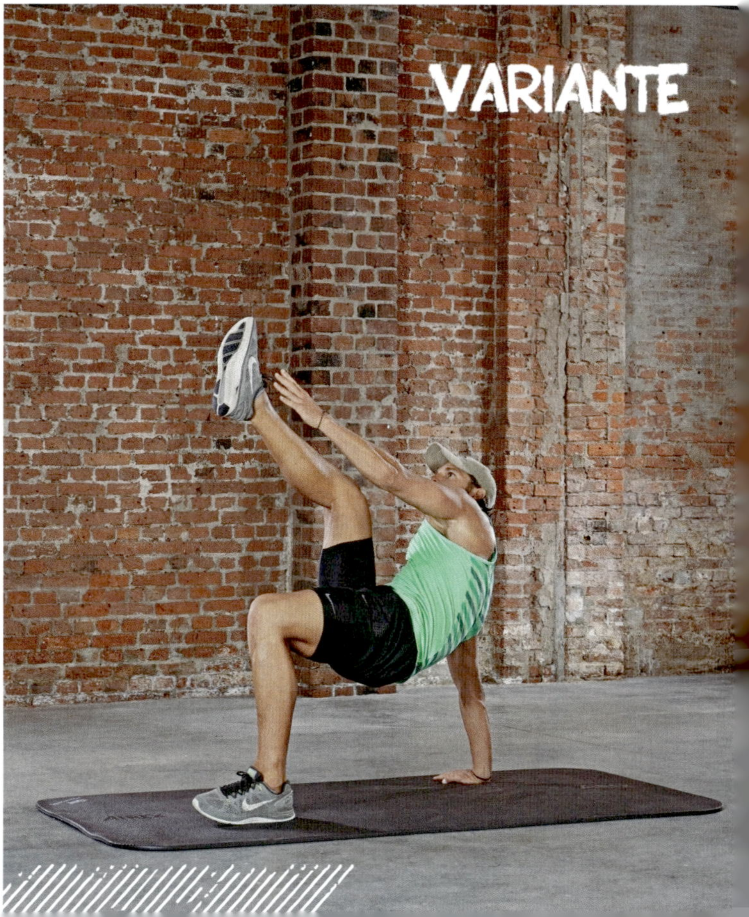
VARIANTE

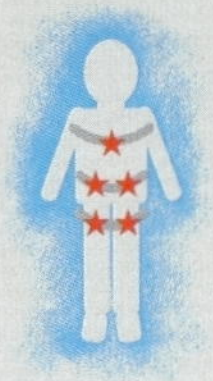

TABLE EXTENSION

1. Setze dich auf den Boden, stelle die Beine angewinkelt auf und stütze die Hände etwa eine Handbreit hinter dem Po auf. Deine Finger zeigen zum Po. Drücke dich aus den Schultern raus, hebe den Brustkorb an und löse jetzt den Po wenige Zentimeter vom Boden.

2. Ohne die Ellenbogen zu beugen, drücke jetzt den Po nach oben, bis dein Oberkörper und die Oberschenkel eine gerade Linie bilden. Dein Kopf folgt einfach der Bewegung. Lasse ihn aber nicht in den Nacken fallen, sondern halte ihn so, dass dein Blick leicht diagonal nach oben geht. Halte kurz, dann senke den Po bis knapp über dem Boden wieder ab, also nicht absetzen, und wiederhole.

KRAFT	●●	BALANCE	●●
AUSDAUER	●●	FLEXIBILITÄT	
KOORDINATION	●●●	ENERGIEVERBRAUCH	●●●

Welche Muskeln du trainierst

Diese Übung stärkt vor allem die Körperrückseite: die hinteren Oberschenkelmuskeln, den Po und den Rücken. Die Vorderseite (Oberschenkel, Bauch, Brust) brauchst du für die Stabilität. Außerdem sind Arme und Schultern beteiligt, da du dich abstützen musst.

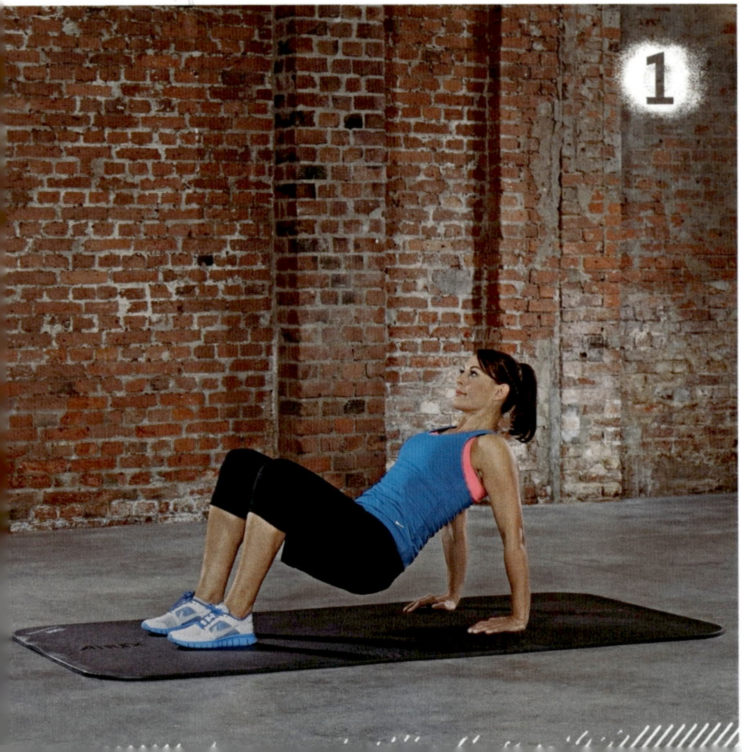

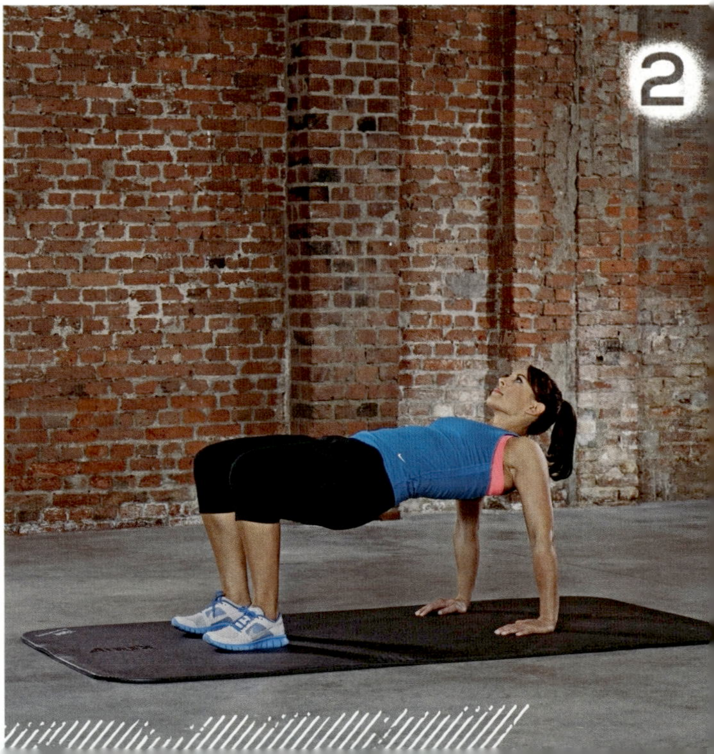

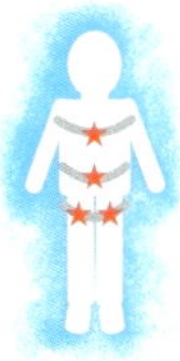

SPRINTER

1. Nimm die Handplank-Position ein. Die Handgelenke sind unter den Schultergelenken. Drücke dich aus den Schultern raus und aktiviere die Bauchmuskeln, sodass dein Becken nicht durchhängt. Die Füße sind leicht geöffnet. Dein Körper bildet eine Linie.

2. Hebe das Becken leicht an, schaue nach vorn und setze den rechten Fuß, ohne ihn auf der Matte zu schleifen, außen neben der rechten Hand ab. Das vordere Knie ist über der Ferse, das hintere Bein bleibt gestreckt. Dein Körper ist immer noch in einer Linie. Halte die Position.

3. Aktiviere deine Bauchmuskeln und setze dann den Fuß wieder zurück in die Ausgangsposition. Wiederhole mit dem anderen Bein.

KRAFT	■	BALANCE	■
AUSDAUER		FLEXIBILITÄT	■■■■■
KOORDINATION	■■	ENERGIEVERBRAUCH	■■

Welche Muskeln du trainierst

Du stärkst die Oberschenkelvorderseiten, den Po sowie untere Rücken-, Arm- und Schultermuskeln. Außerdem werden die Hüftbeuger sowie Po- und Rückenmuskeln gedehnt.

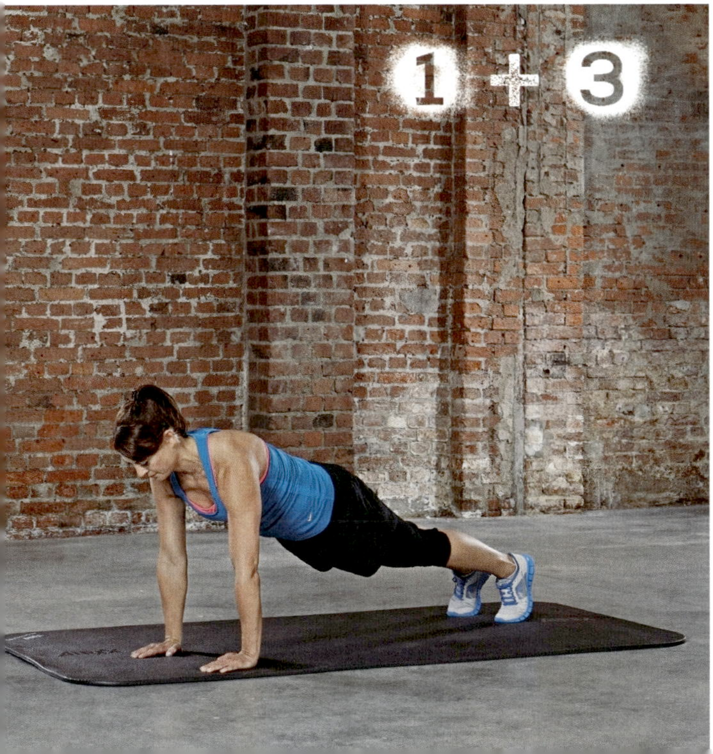

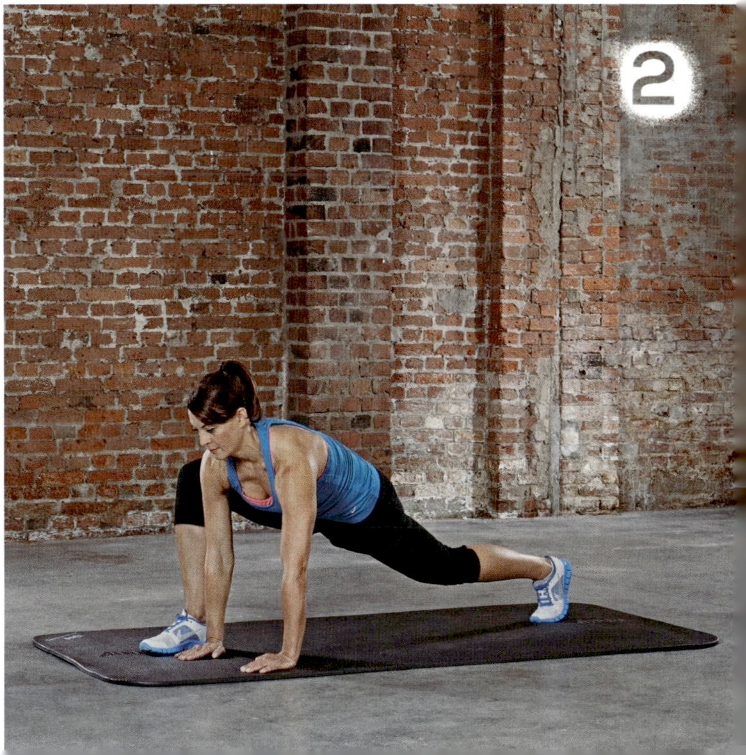

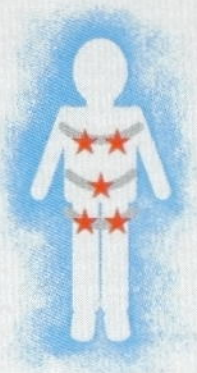

BOX SKIPPING

Stelle dich mit schulterbreit geöffneten Füßen aufrecht hin, balle die Hände zu Fäusten und positioniere sie knapp unterhalb des Kinns. Jetzt beginnst du, auf der Stelle zu laufen. Lasse die Fäuste dabei, gegengleich zu den Beinen, fast waagerecht im Wechsel kontrolliert nach vorn schnellen. Wenn du den Arm streckst, drehe die Faust so, dass die Finger zum Boden zeigen.

KRAFT		BALANCE	
AUSDAUER	●●●●●	FLEXIBILITÄT	
KOORDINATION	●●●	ENERGIEVERBRAUCH	●●●●

Welche Muskeln du trainierst
Von dieser Übung profitieren vor allem die Bein- und Schultermuskeln.

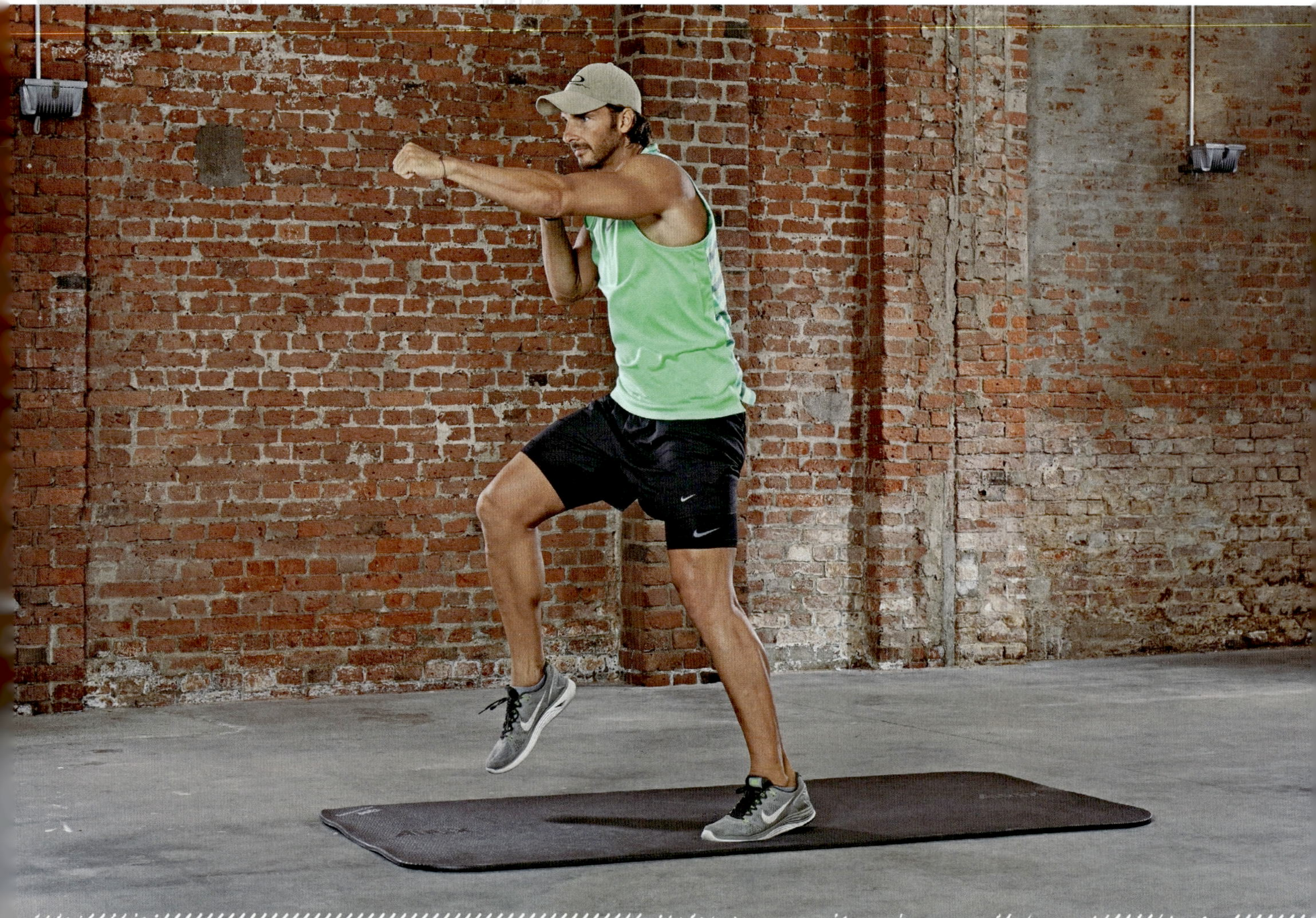

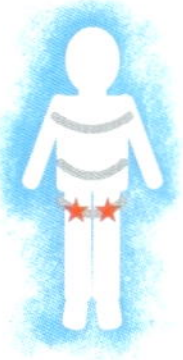

JOGGING

Laufe locker auf der Stelle. Das Tempo wird variiert, je nachdem, was im Trainingsplan gefordert wird. Das kann von mäßigem Tempo bis zu schnellen Spurts sein. Nimm die Arme gegengleich mit. Versuche, nur die Fußballen zu belasten, lasse die Fersen also angehoben.

KRAFT		BALANCE	
AUSDAUER	●●●●●	FLEXIBILITÄT	
KOORDINATION		ENERGIEVERBRAUCH	●●●

Welche Muskeln du trainierst

Laufeinheiten trainieren hauptsächlich das Herz-Kreislauf-System, muskulär sind es die Beine.

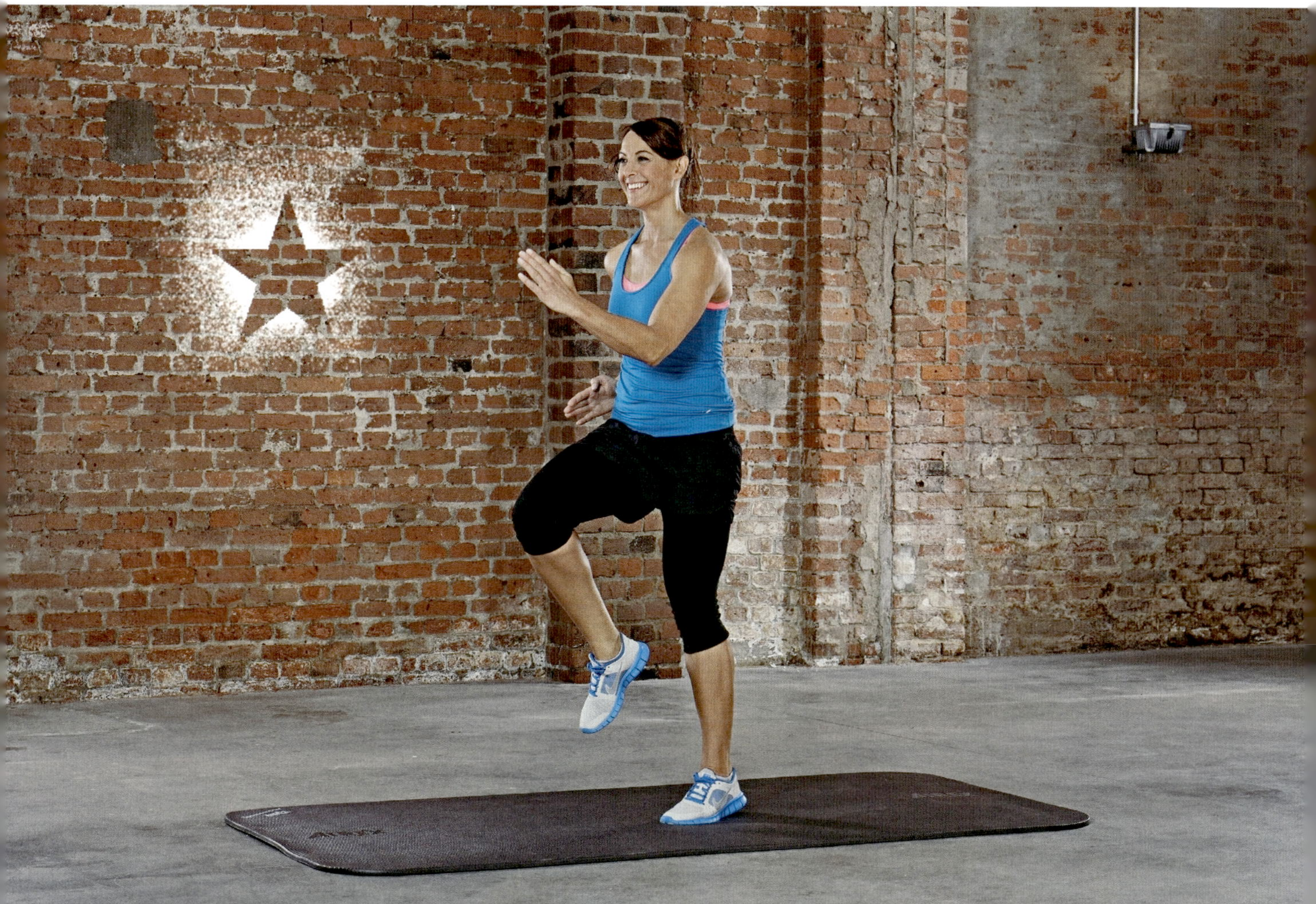

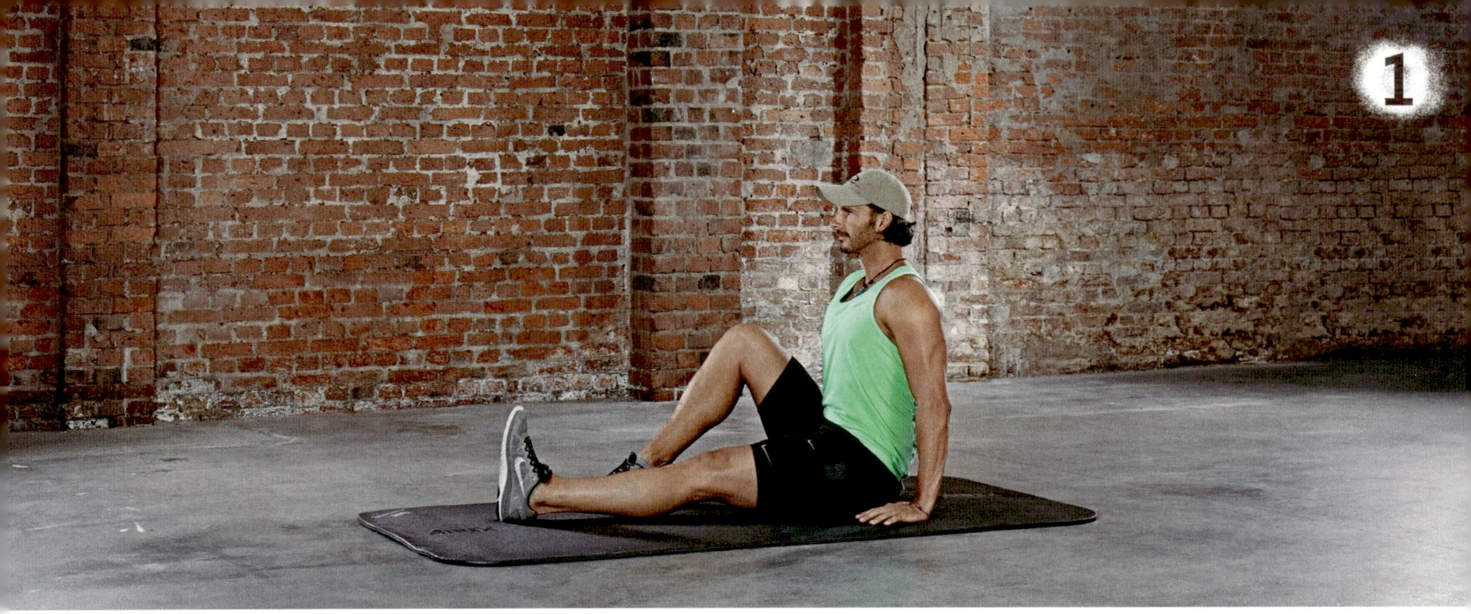
1

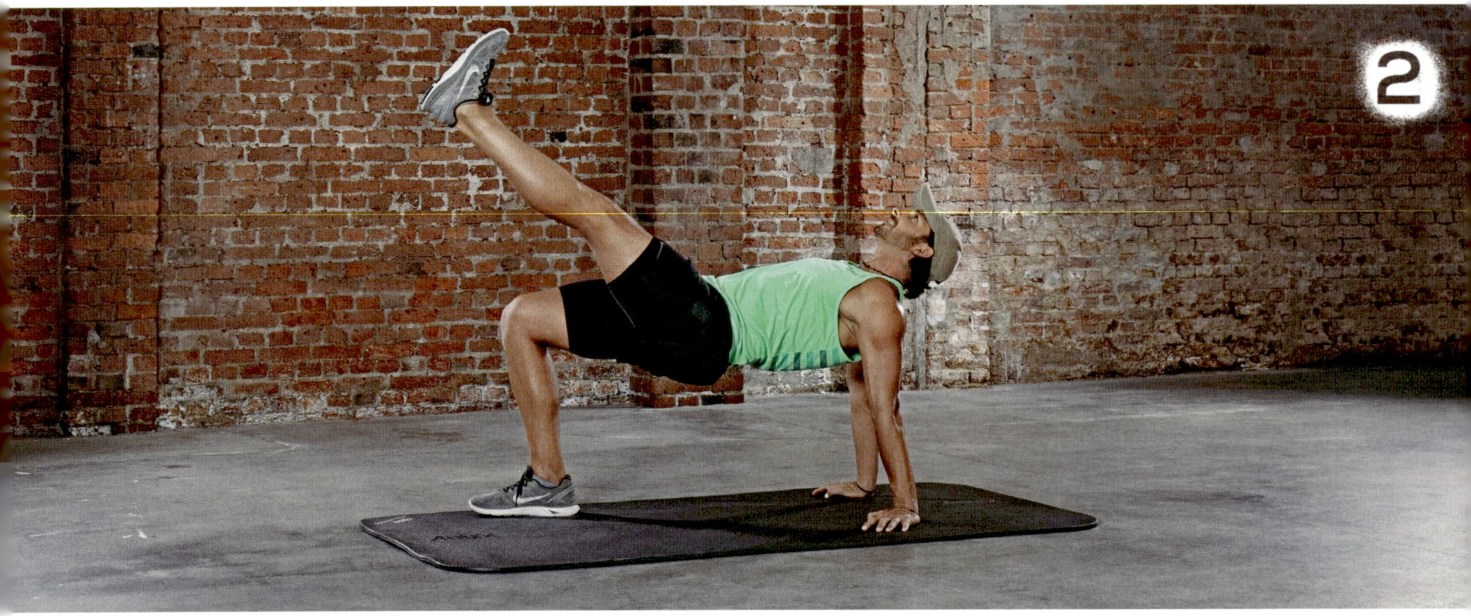
2

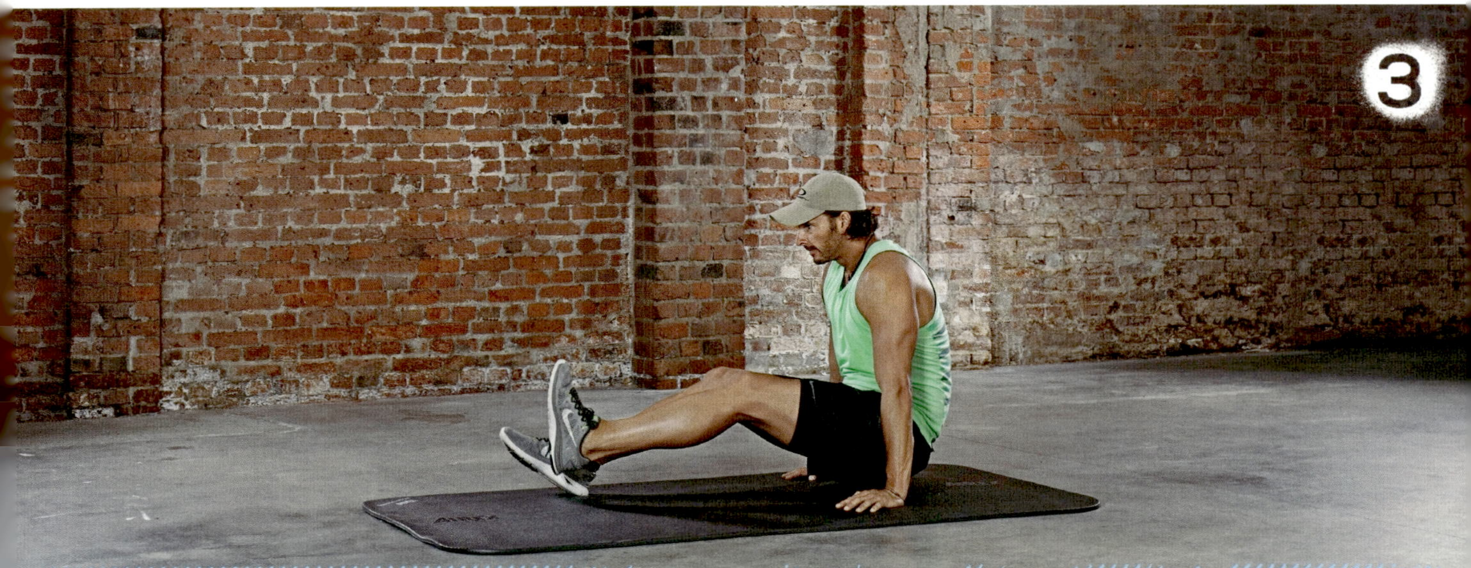
3

L-SIT

1. Setze dich auf den Boden und stütze die Hände neben dem Po auf dem Boden ab. Die Finger zeigen nach vorn. Stelle das rechte Bein angewinkelt auf, das andere ist gestreckt.

2. Strecke jetzt die Arme durch und hebe den Po und das gestreckte Bein vom Boden ab. Drücke dich so weit nach oben, bis der Oberschenkel des aufgestellten Beins und der Oberkörper eine Linie bilden. Das gestreckte Bein ist immer noch weit angehoben.

3. Senke dann den Po mit dem gestreckten Bein langsam und kontrolliert wieder ab und schiebe ihn zwischen die Arme, ohne jedoch Po und gestrecktes Bein abzusetzen. Drücke dich wieder nach oben.

KRAFT	■■■■	BALANCE	
AUSDAUER		FLEXIBILITÄT	■
KOORDINATION	■■■	ENERGIEVERBRAUCH	■■■

Welche Muskeln du trainierst

Diese Übung stärkt vor allem die Bauchmuskeln. Durch das permanent angehobene Bein werden die Oberschenkelrückseite, der Po und der Rücken hier mehr gefordert als bei der Table Extension.

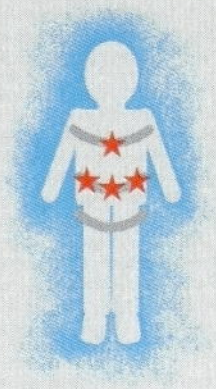

COBRA

1. Lege dich auf den Bauch und platziere die Hände an der Brustlinie auf dem Boden. Ziehe die Schultern zurück und lasse die Arme eng am Körper. Der Nacken ist lang, dein Blick ist zum Boden gerichtet. Strecke die Beine und lege die Fußrücken ab.

2. Ziehe jetzt deinen Bauchnabel nach innen, richte das Becken auf und drücke dich langsam, hauptsächlich durch die Rückenmuskeln, so weit, wie es dir möglich ist, nach oben. Du solltest keine Schmerzen im unteren Rücken verspüren. Die Arme können jederzeit gebeugt bleiben. Versuche dabei, mit dem Hochdrücken einzuatmen.

3. Senke dich mit dem Ausatmen wieder langsam ab.

KRAFT	●●●●	BALANCE	●●
AUSDAUER		FLEXIBILITÄT	
KOORDINATION	●●●	ENERGIEVERBRAUCH	●●

Welche Muskeln du trainierst
Diese Übung aus dem Yoga kräftigt den unteren Rücken. Sie verbessert die Flexibilität der Brustwirbelsäule, dehnt die Körpervorderseite und unterstützt die Brustöffnung.

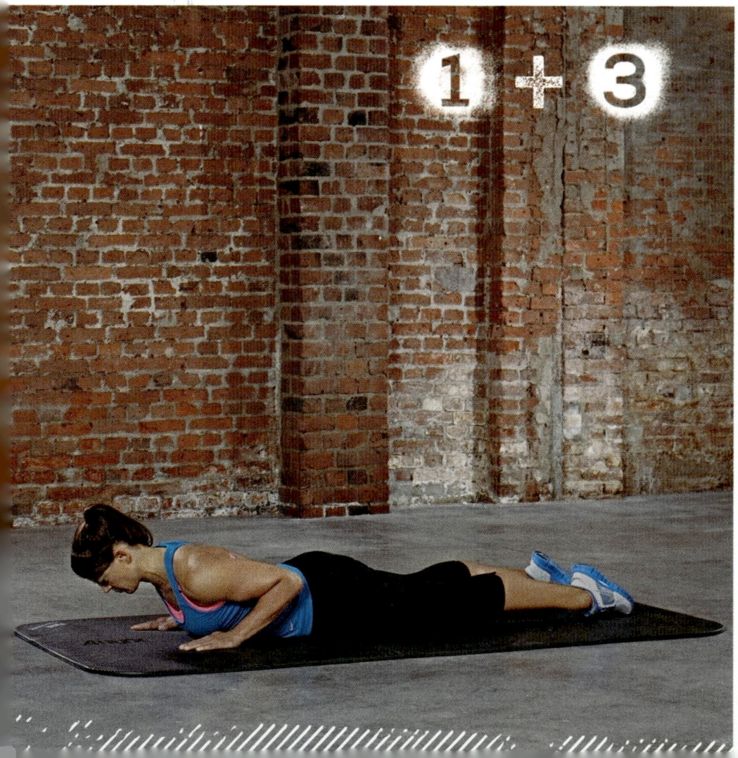

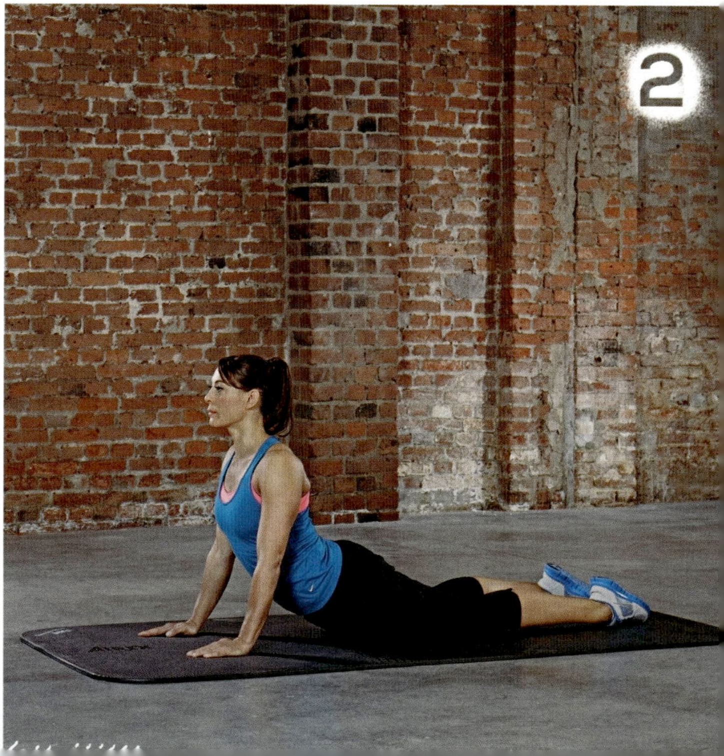

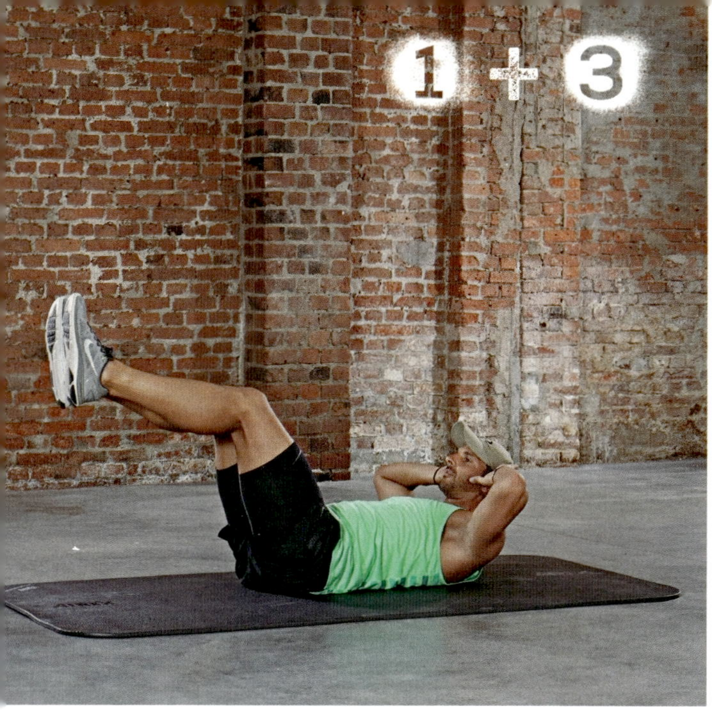

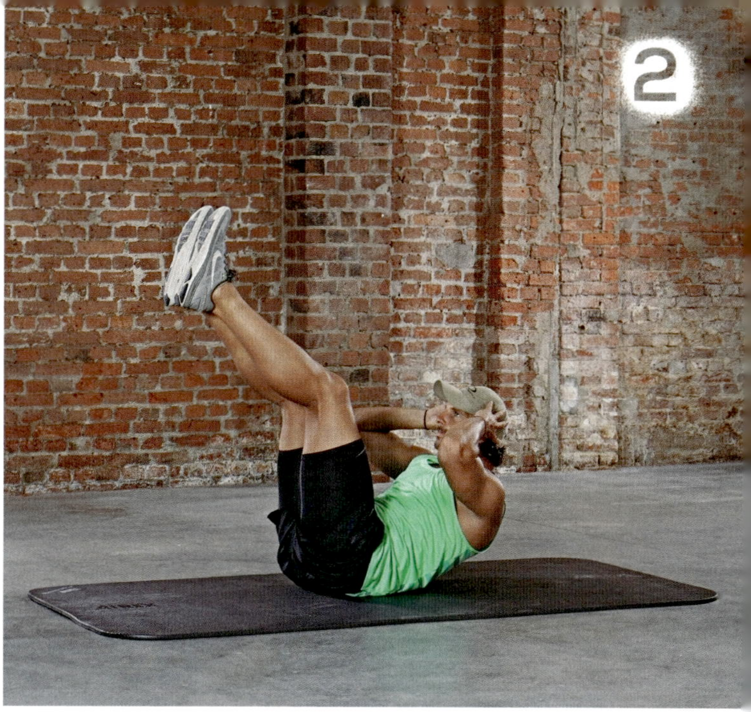

FULL CRUNCH

1. Komme in die Rückenlage und hebe die Beine angewinkelt an. Lege die Fingerspitzen hinter die Ohren und löse Kopf und Schultern vom Boden. Die Ellenbogen sind außen. Dein Blick ist zu den Knien gerichtet.

2. Aktiviere die Bauchmuskeln und bewege nur durch ihre Kraft Beine und Oberkörper gleichzeitig aufeinander zu. Versuche, die Schulterblätter und den Po komplett vom Boden zu lösen. Lasse die Ellenbogen außen.

3. Senke Beine und Oberkörper wieder ab, ohne jedoch Kopf und Schultern auf dem Boden abzulegen. Behalte die Bauchspannung bei.

KRAFT	■■■■■	BALANCE	
AUSDAUER	■	FLEXIBILITÄT	
KOORDINATION	■■	ENERGIEVERBRAUCH	■■■

Welche Muskeln du trainierst

Eine anspruchsvolle Übung, die sämtliche Bauchmuskeln sehr effizient trainiert.

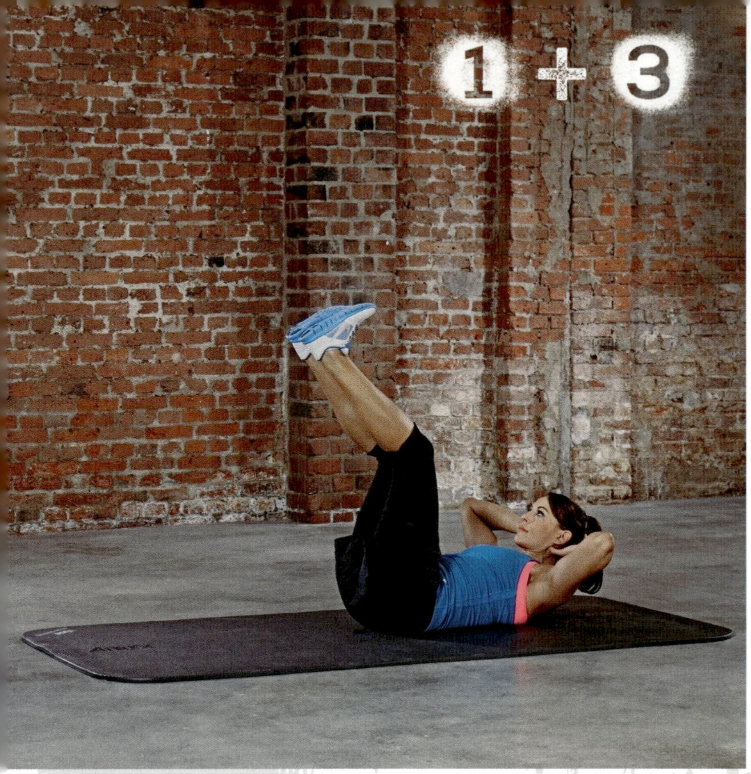

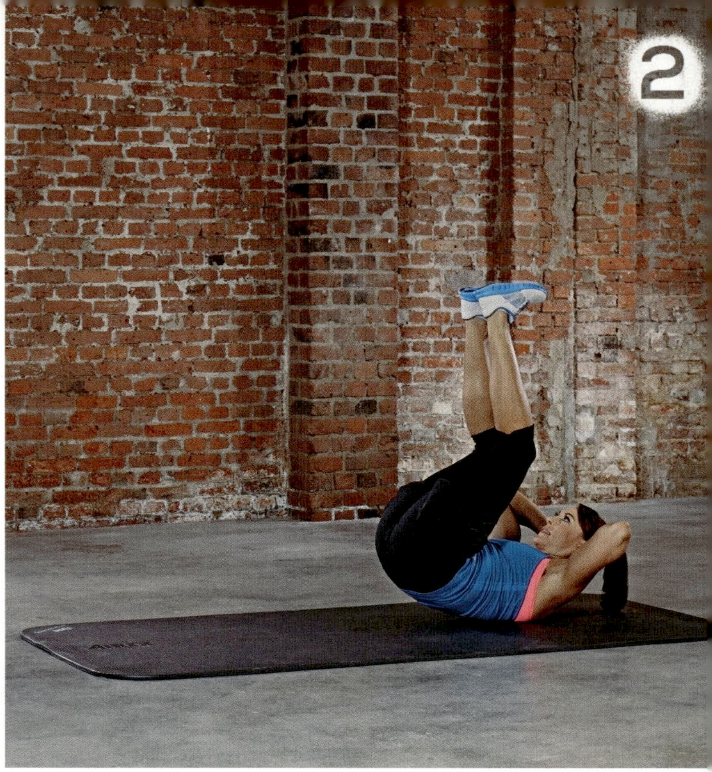

ROLL-UP

1. Komme in die Rückenlage und strecke die Beine leicht angewinkelt nach oben. Lege die Fingerspitzen hinter die Ohren und löse Kopf und Schultern vom Boden. Die Ellenbogen sind außen. Dein Blick ist zu den Fußspitzen gerichtet.

2. Aktiviere die Bauchmuskeln, hebe den Po vom Boden ab und rolle deinen Unterkörper – ohne Schwung! – so weit wie möglich Richtung Kopf.

3. Halte die Bauchspannung und senke den Po wieder ab, ohne ihn abzulegen.

KRAFT	■■■■	BALANCE	
AUSDAUER	■■	FLEXIBILITÄT	
KOORDINATION	■■	ENERGIEVERBRAUCH	■■■

Welche Muskeln du trainierst
Der Roll-up stärkt sämtliche Bauchmuskeln, vor allem den unteren Bereich sowie den Beckenboden.

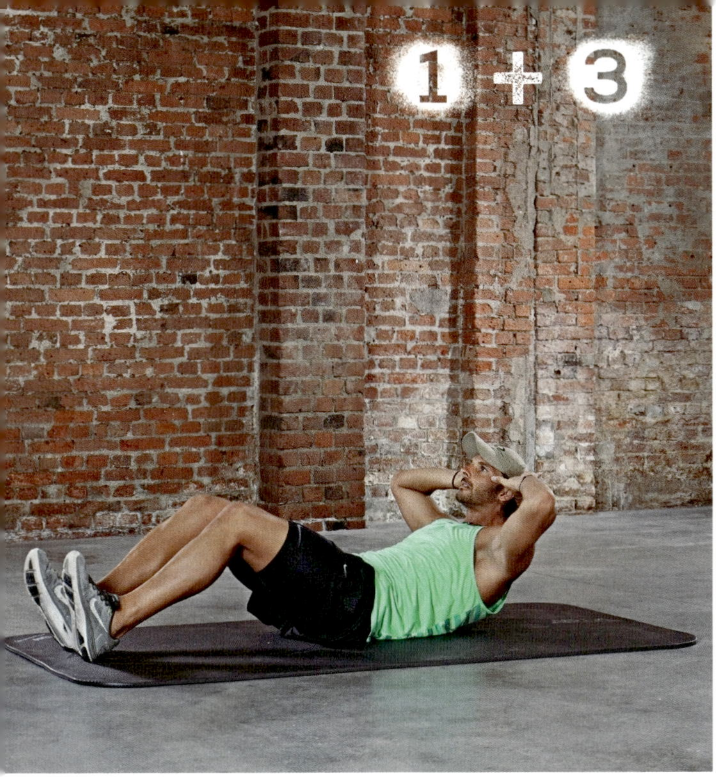

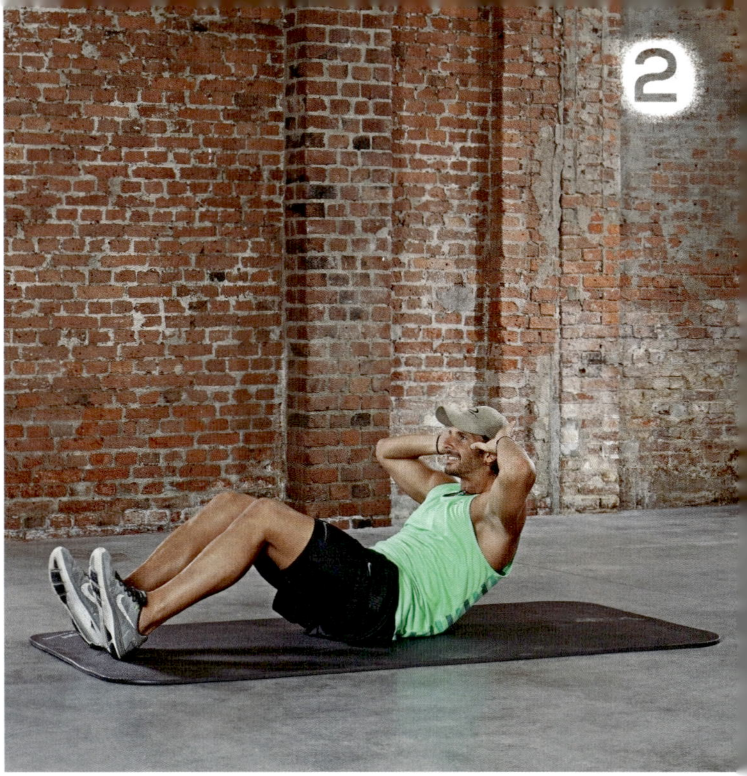

UPPER CRUNCH

1. Komme in die Rückenlage und stelle die Beine angewinkelt auf. Lege die Fingerspitzen hinter die Ohren und löse Kopf und Schultern vom Boden. Die Ellenbogen sind außen, der Blick ist leicht schräg nach oben gerichtet.

2. Aktiviere die Bauchmuskeln und ziehe dich so weit nach oben, bis die Schulterblätter den Boden nicht mehr berühren. Lasse die Ellenbogen außen.

3. Senke den Oberkörper wieder ab, ohne jedoch Schultern und Kopf auf dem Boden abzulegen. Behalte die Bauchspannung bei.

KRAFT	●●●	BALANCE	
AUSDAUER	●●●	FLEXIBILITÄT	
KOORDINATION	●	ENERGIEVERBRAUCH	●●

Welche Muskeln du trainierst
Eine klassische Bauchmuskelübung, die vor allem auf die geraden Bauchmuskeln abzielt.

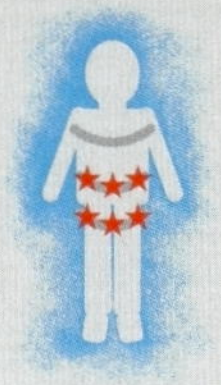

STANDING FULL STRETCH

Diese Übung habe ich bewusst ans Ende der Übungen für die Körpermitte und den Unterkörper gestellt, da beide Bereiche drei Sterne haben. Es ist eigentlich eine Dehnung. Man kann sie aber perfekt in ein Workout integrieren und durch die Wiederholungen wirst du auch einen entsprechenden Effekt spüren.

1. Stelle dich mit hüftbreit geöffneten Füßen aufrecht hin. Strecke die Arme nach oben, aber lasse die Schultern tief. Die Daumen ziehen nach hinten, dein Blick ist nach vorn gerichtet. Nimm jetzt die Arme entweder über vorn oder über die Seiten tief und rolle den Oberkörper Wirbel für Wirbel nach unten, ohne die Beine zu beugen. Wenn du kannst, berühre mit den Fingerspitzen den Boden. Erzwinge aber nichts. Die Dehnung auf der Beinrückseite wird sich mit jedem Mal verbessern.

2. Bleibe hier für die angegebene Zeit und rolle dich dann wieder Wirbel für Wirbel nach oben. Zum Schluss streckst du wieder die Arme nach oben und wiederholst.

KRAFT		BALANCE	●●●●●
AUSDAUER		FLEXIBILITÄT	●
KOORDINATION	●●	ENERGIEVERBRAUCH	●●●

Welche Muskeln du trainierst
Diese Dehnung wirkt sich vor allem auf die Oberschenkelrückseite, den Po und den gesamten Rücken aus. Je näher du mit den Fingerspitzen zum Boden kommst, desto intensiver wird die Dehnung, die so für mehr Flexibilität sorgt.

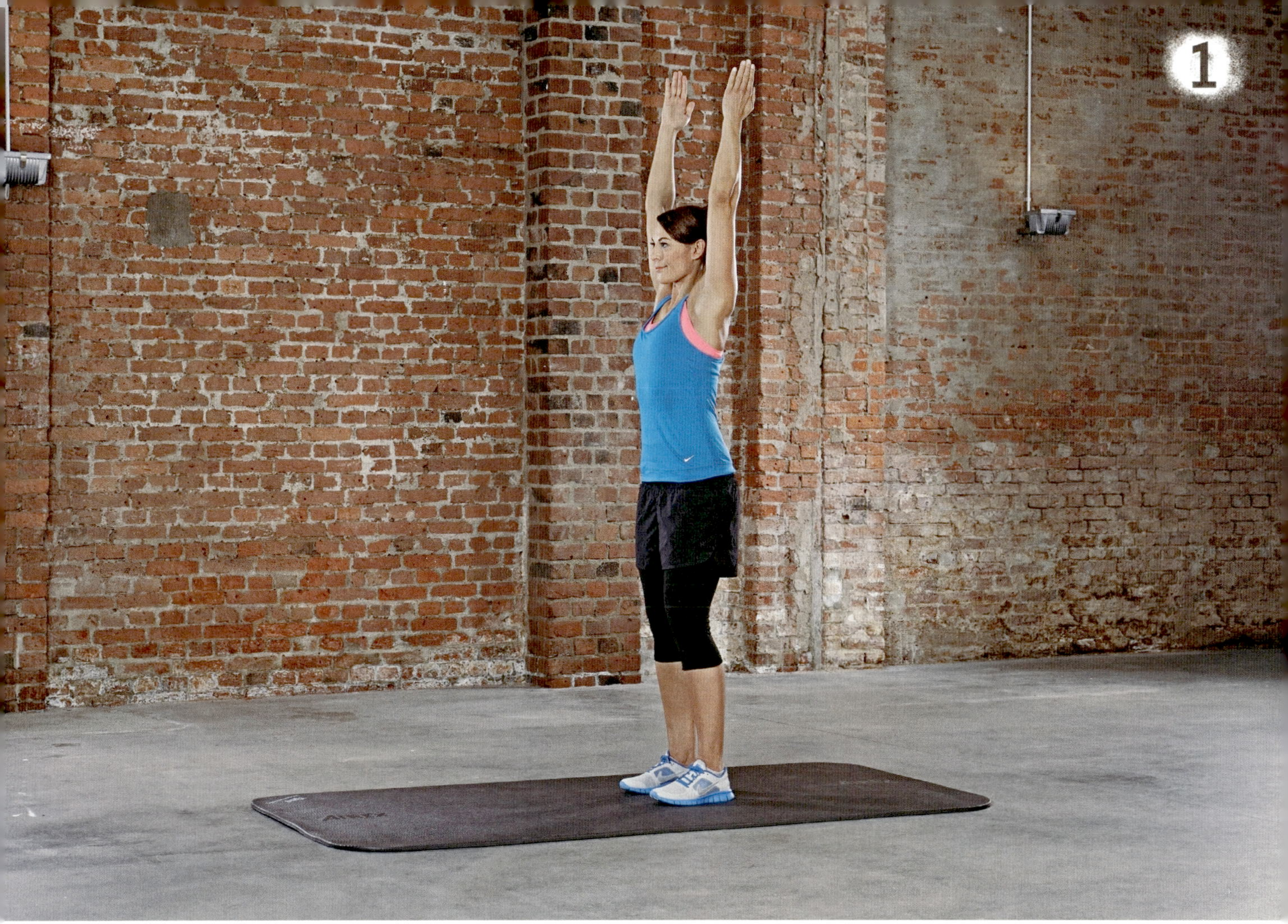
1

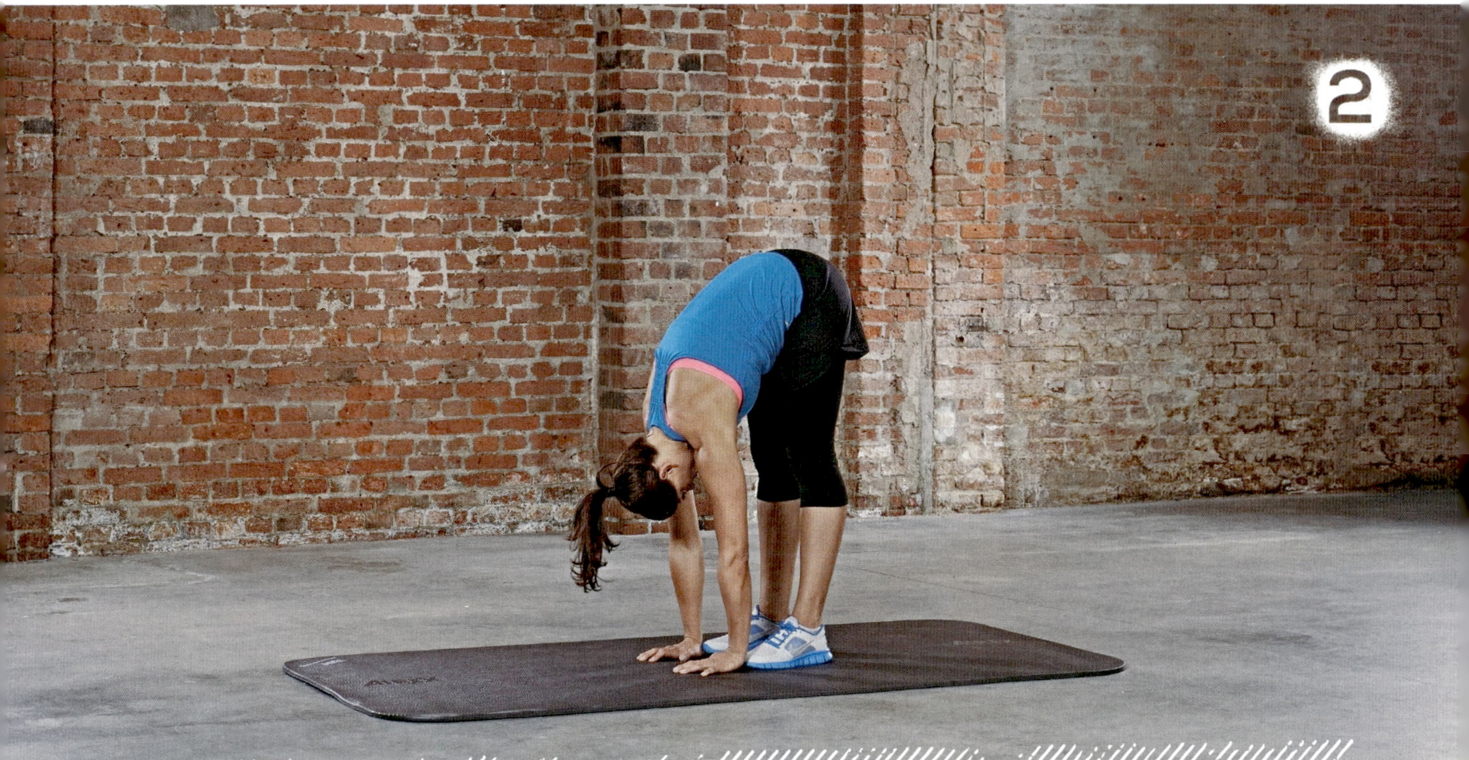
2

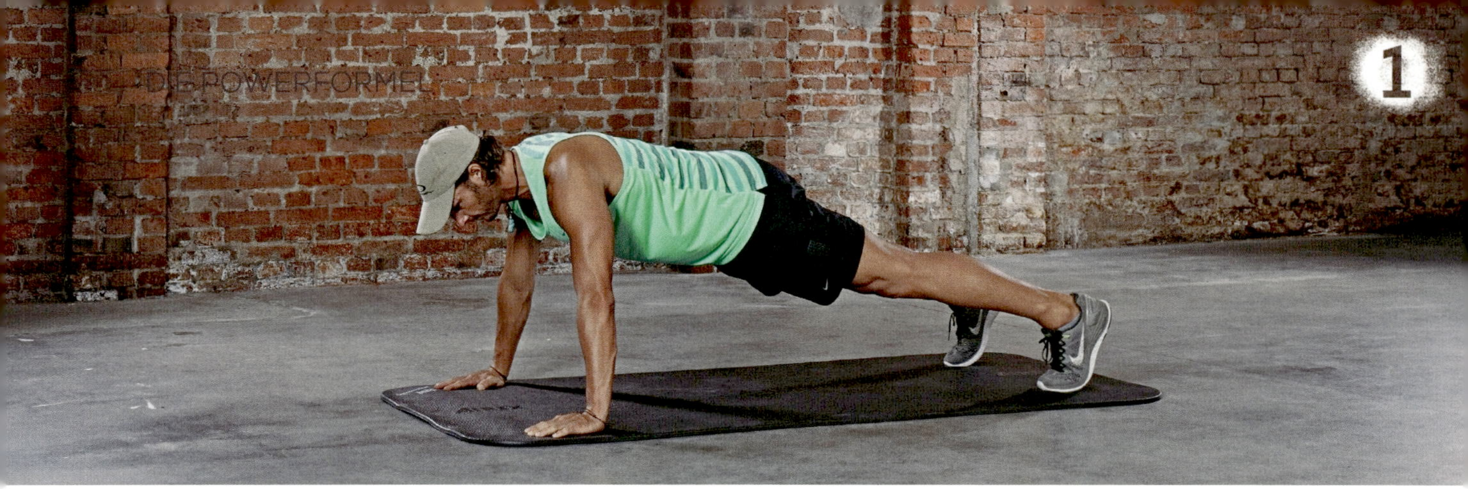
1

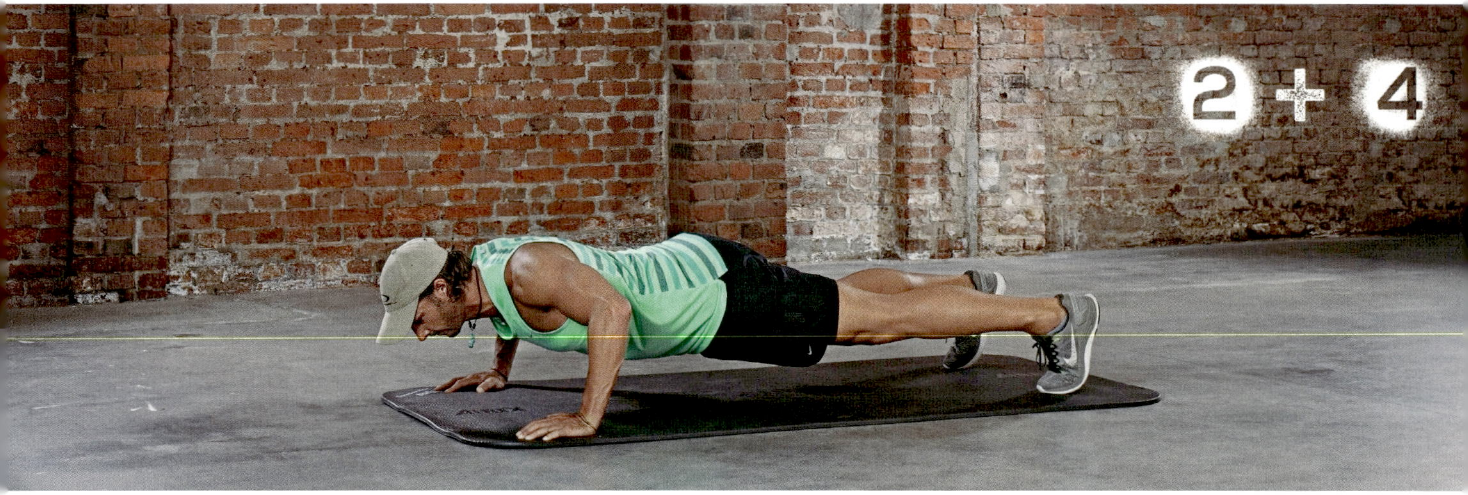
2 + 4

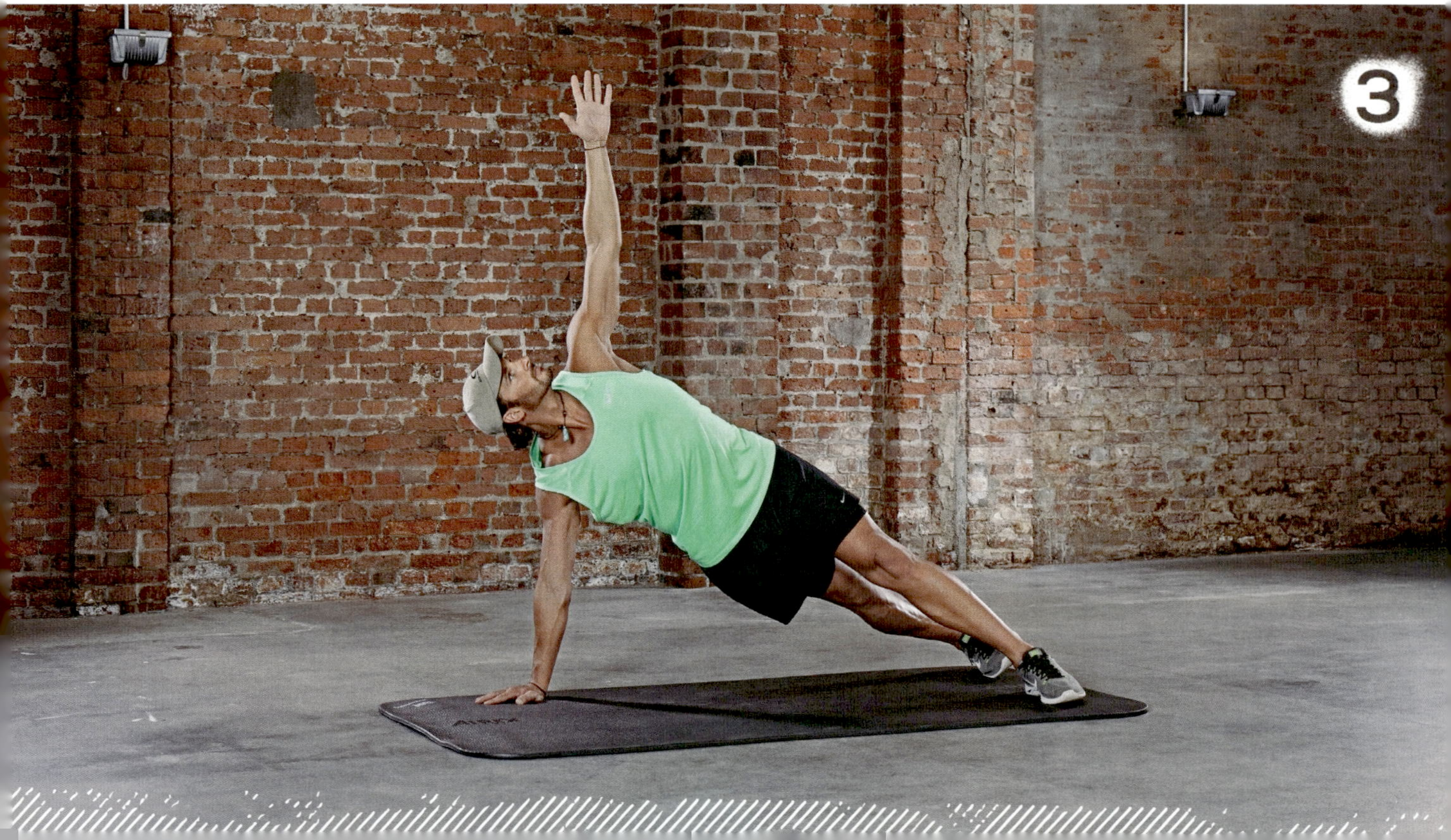
3

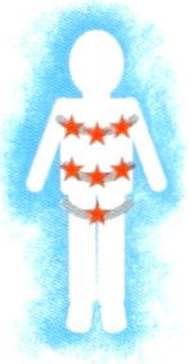

OPEN PUSH-UP

1. Nimm die Handplank-Position ein. Die Handgelenke sind unter den Schultergelenken. Aktiviere die Bauchmuskeln, sodass dein Becken nicht durchhängt. Die Füße sind hüft- bis schulterbreit geöffnet. Dein Körper bildet eine Linie.

2. Mache jetzt einen klassischen Push-up und gehe so tief, wie du kannst.

3. Drücke dich nach oben, bis die Arme wieder gestreckt sind. Kippe jetzt beide Fersen nach rechts. Dein rechter Fuß ist mit der Fußaußenkante, dein linker mit der Innenkante fest auf dem Boden. Drehe dann den Oberkörper zur Seite auf. Dabei streckst du den linken Arm nach oben und lässt deinen Blick zur Hand nach oben folgen.

4. Drehe dich zurück in die Handplank-Position und führe wieder einen Push-up aus. Drehe dich dann zur anderen Seite auf.

KRAFT	■■■■■	BALANCE	
AUSDAUER		FLEXIBILITÄT	■■■
KOORDINATION	■■■	ENERGIEVERBRAUCH	■■■■

Welche Muskeln du trainierst

Mit dieser Übung stärkst du den kompletten Rumpf, vor allem die Brustmuskeln, sowie die Schulter- und Armmuskeln.

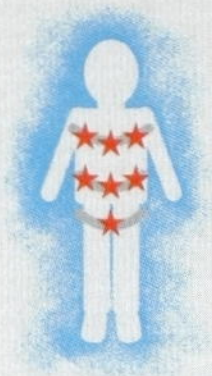

HANDPLANK EXTENDED

1. Nimm die Handplank-Position ein. Die Handgelenke sind unter den Schultergelenken. Aktiviere die Bauchmuskeln, sodass dein Becken nicht durchhängt. Die Füße sind hüftbreit geöffnet. Dein Körper bildet eine Linie.

2. Beginne jetzt, mit den Füßen so weit zurückzuwandern, dass die Hände weit vor den Schultergelenken stehen und du deinen Oberkörper kaum noch stützen kannst. Dazu musst du sämtliche Muskeln in Schultern und Armen, im Rumpf sowie den Po und die Beinmuskeln anspannen. Halte die Position.

KRAFT	●●●●●	BALANCE	
AUSDAUER		FLEXIBILITÄT	
KOORDINATION	●●●	ENERGIEVERBRAUCH	●●●

Welche Muskeln du trainierst

Es werden hier sämtliche Muskeln des Rumpfes, vor allem in Brust und Bauch, sowie der Schultern und Arme gebraucht, um die nötige Stabilität aufzubringen. Durch die gestreckten Beine wird's noch etwas anspruchsvoller.

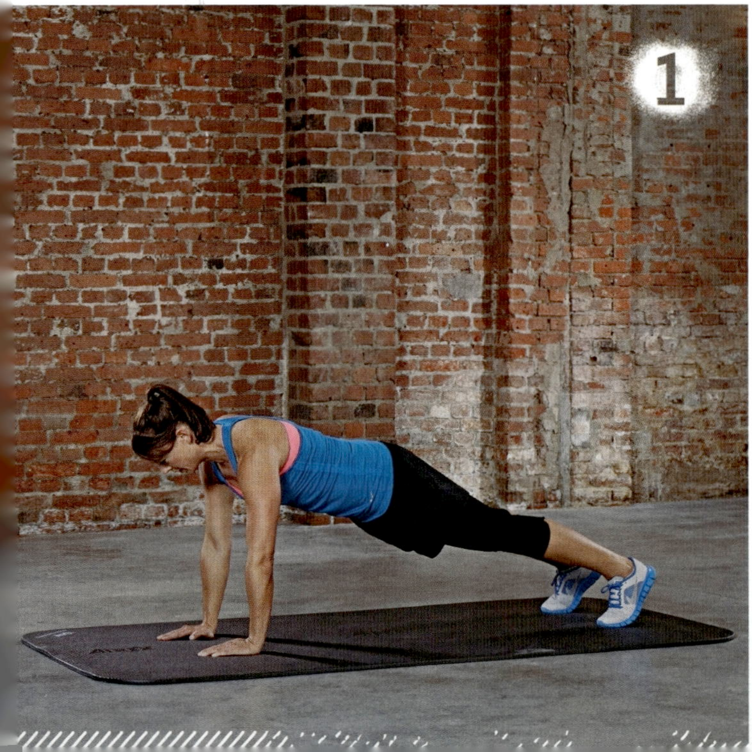

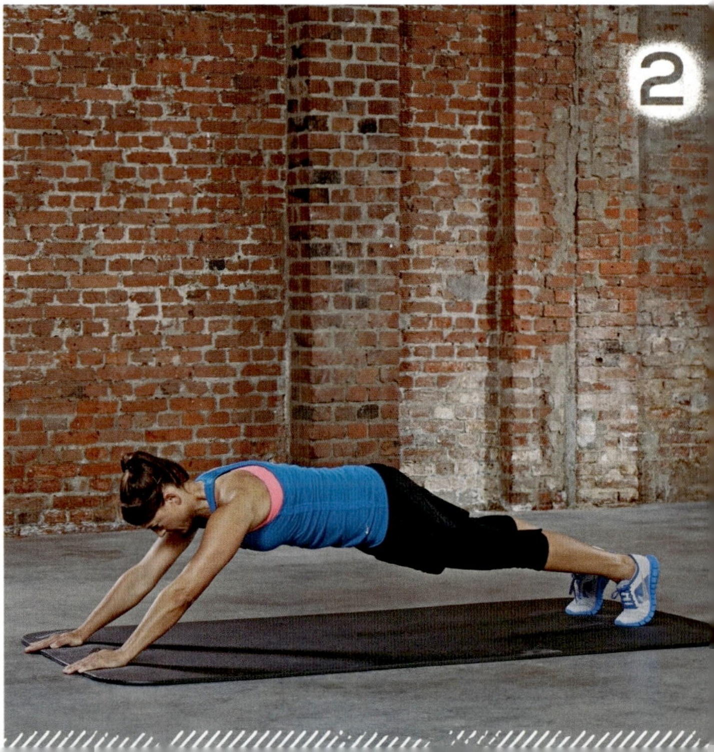

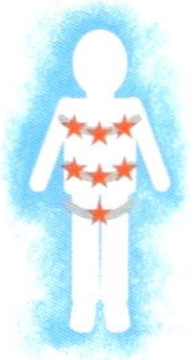

PLANK RUNNING

1. Nimm die Handplank-Position ein. Die Handgelenke sind unter den Schultergelenken. Aktiviere die Bauchmuskeln, sodass dein Becken nicht durchhängt. Die Füße sind hüftbreit geöffnet. Dein Körper bildet eine Linie.

2. Ohne den Po nach oben zu schieben oder die Position deiner Schultern zu verändern, ziehe jetzt die Knie im Wechsel so weit wie möglich nach vorn, als würdest du laufen.

KRAFT	■■■	BALANCE	
AUSDAUER	■■	FLEXIBILITÄT	
KOORDINATION	■■■	ENERGIEVERBRAUCH	■■■■

Welche Muskeln du trainierst

Bei dieser Übung werden vor allem die vorderen Oberschenkel-, die Bauch- sowie die Brust- und Schultermuskeln trainiert.

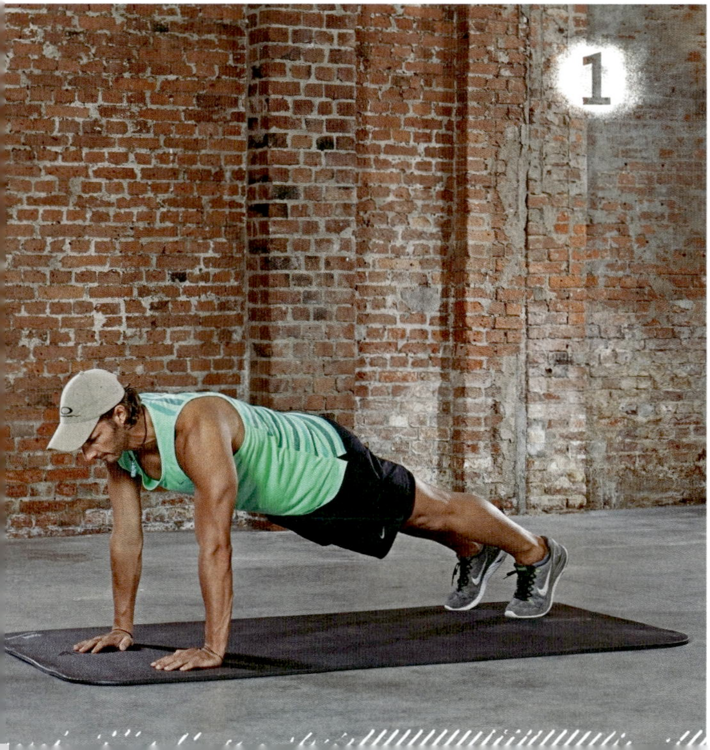

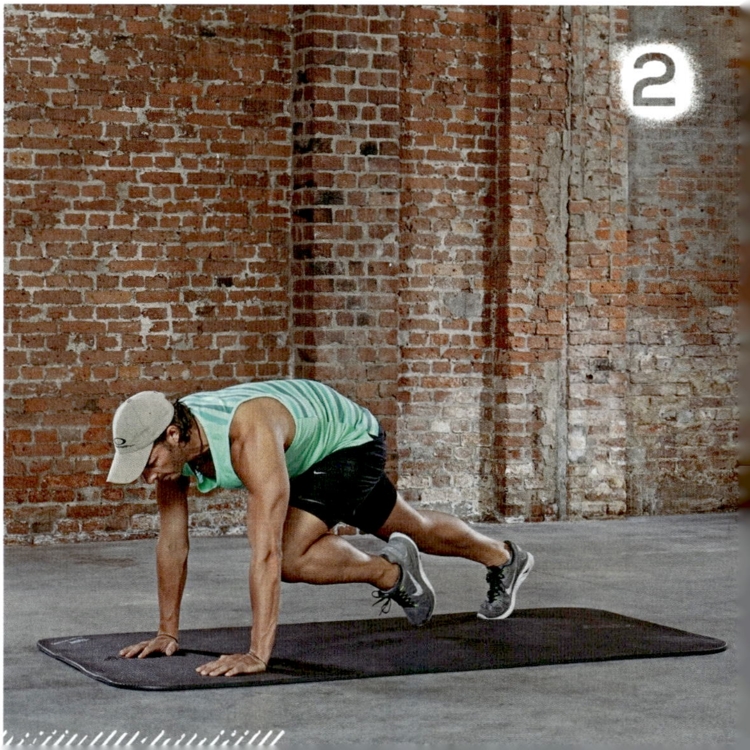

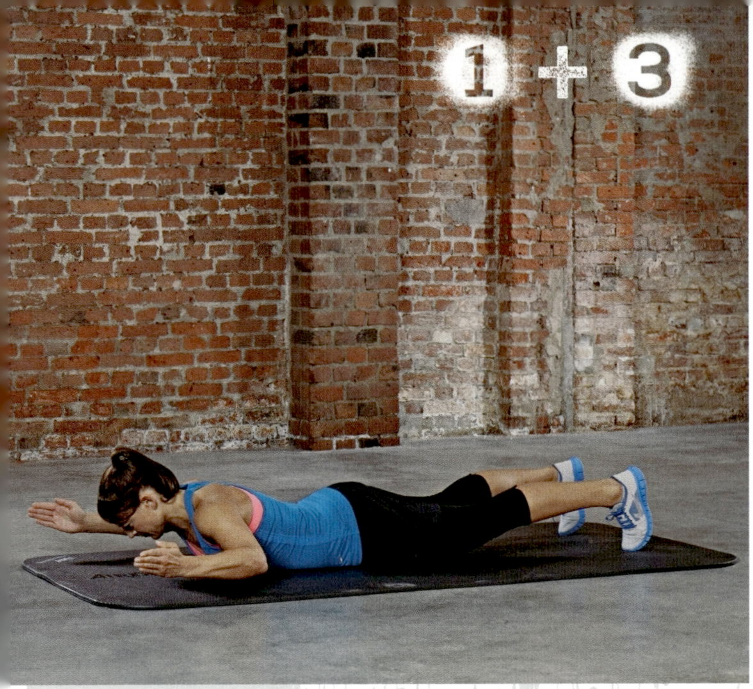

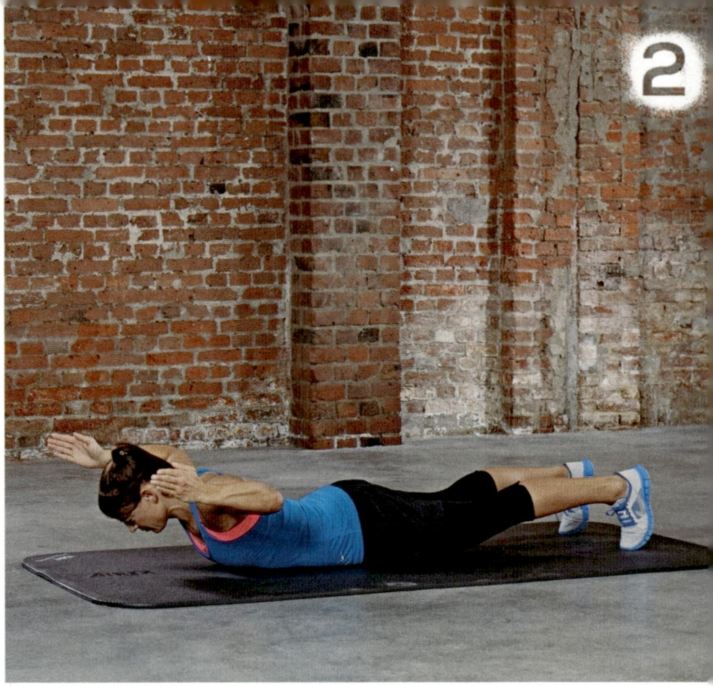

BUTTERFLY REVERSE FACE-DOWN

1. Komme in die Bauchlage und stelle die Fußspitzen auf. Beuge deine Arme im rechten Winkel und halte sie auf Schulterhöhe. Deine Handflächen zeigen zum Körper, die Daumen nach oben. Ziehe die Schultern weg von den Ohren. Richte deinen Blick zum Boden, damit der Nacken lang bleibt. Hebe zusätzlich die Brust wenige Zentimeter an.

2. Ziehe jetzt die Arme aus dem Schultergelenk nach oben, ohne den Oberkörper mit anzuheben. Stelle dir vor, deine Schulterblätter im Rücken bewegen sich aufeinander zu. Lasse Nacken und Rücken lang.

3. Senke die Arme ab, ohne sie abzulegen, und wiederhole.

KRAFT	●●●	BALANCE	
AUSDAUER	●●	FLEXIBILITÄT	
KOORDINATION	●●	ENERGIEVERBRAUCH	●●

Welche Muskeln du trainierst
Hier werden vor allem die oberen Rücken- und die Schultermuskeln gestärkt. Die Rumpfmuskeln verleihen dir Stabilität.

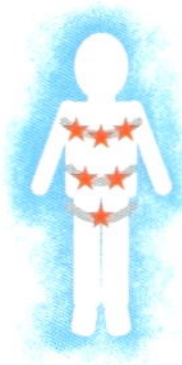

PUSH-UP

1. Nimm die Handplank-Position ein. Die Hände sind etwa mattenbreit auseinander und unter den Schultergelenken positioniert. Aktiviere die Bauchmuskeln, sodass dein Becken nicht durchhängt. Drücke den Bereich zwischen deinen Schulterblättern nach oben. Die Füße sind hüftbreit geöffnet. Dein Körper bildet eine Linie. Richte den Blick nach unten.

2. Beuge die Ellenbogen und senke den Oberkörper so weit wie möglich ab, ohne dich abzulegen. Die Ellenbogen zeigen leicht nach außen und hinten.

3. Drücke dich nach oben, bis dein Körper wieder eine Linie bildet und die Arme gestreckt sind.

KRAFT	●●●●	BALANCE	
AUSDAUER		FLEXIBILITÄT	
KOORDINATION	●●●	ENERGIEVERBRAUCH	●●●●

Welche Muskeln du trainierst
Mit dem Push-up werden Brust, Schultern und Oberarme, vor allem der Trizeps, trainiert. Bauch und Oberschenkelvorderseiten sind ebenfalls dabei.

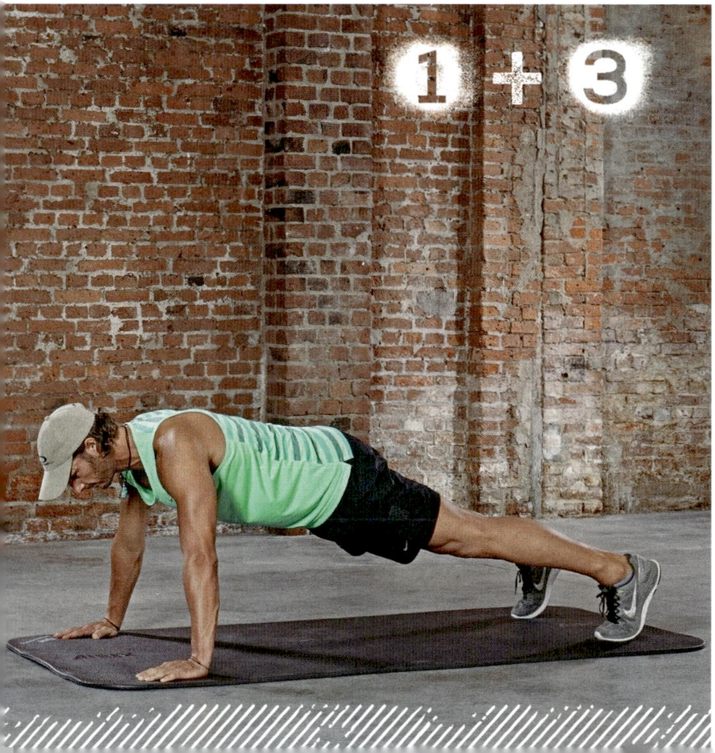

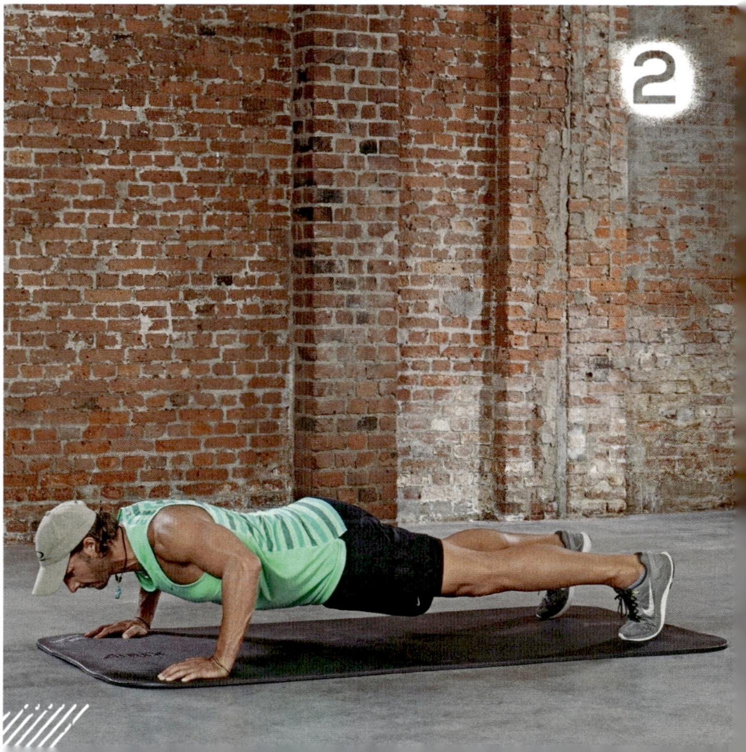

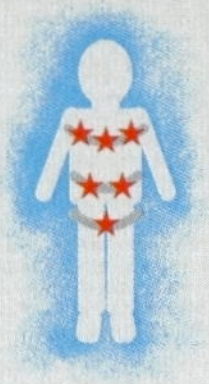

CRAWLING

1. Komme in eine breite, tiefe Squat-Position und stütze die Finger auf dem Boden ab. Lasse deine Knie über Ferse oder Mittelfuß. Halte den Rücken gestreckt und blicke nach vorn. Alternativ kannst du auch aus dem Stand beginnen.

2. Aus dieser Position wanderst du mit den Händen Stück für Stück nach vorn. Die Füße bleiben auf ihrem Platz.

3. Komme so weit nach vorn, bis du in der Handplank-Position bist. Halte hier kurz inne.

4. Wandere wieder zurück in die Ausgangsposition.

KRAFT	●●●	BALANCE	
AUSDAUER	●●	FLEXIBILITÄT	
KOORDINATION	●●●	ENERGIEVERBRAUCH	●●●

Welche Muskeln du trainierst
Diese Übung stärkt die Arm-, Schulter- und Rumpfmuskeln.

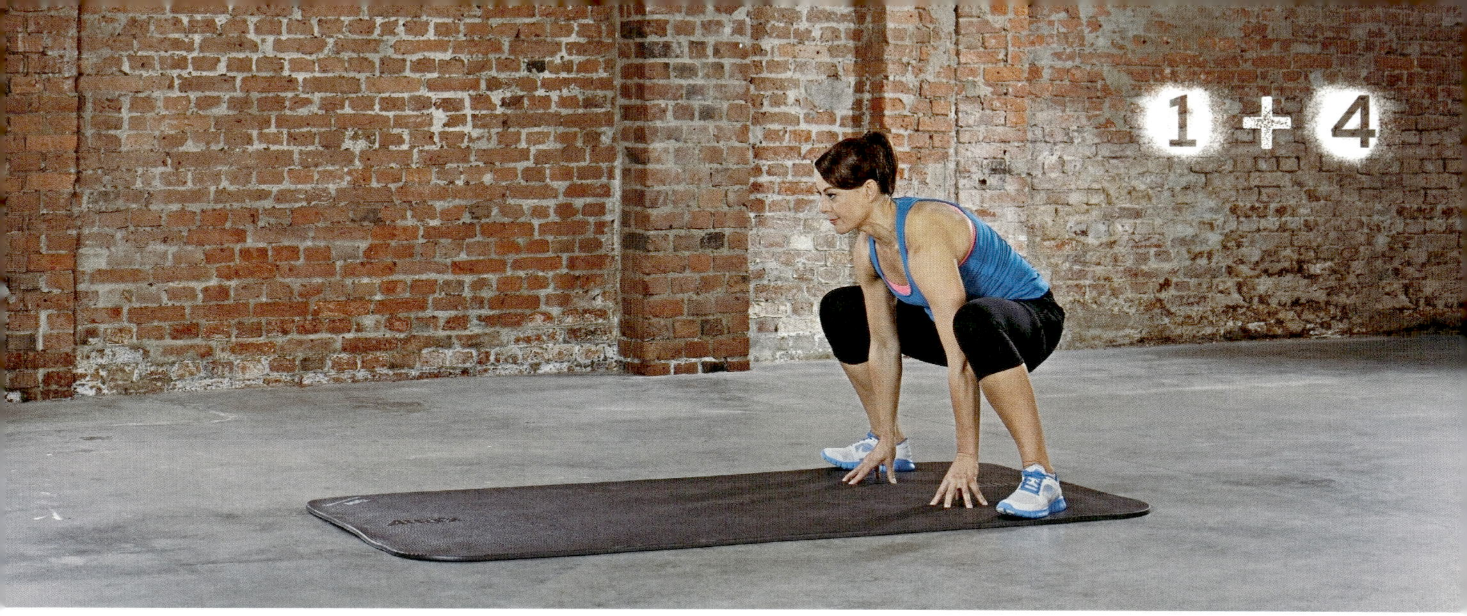
1 + 4

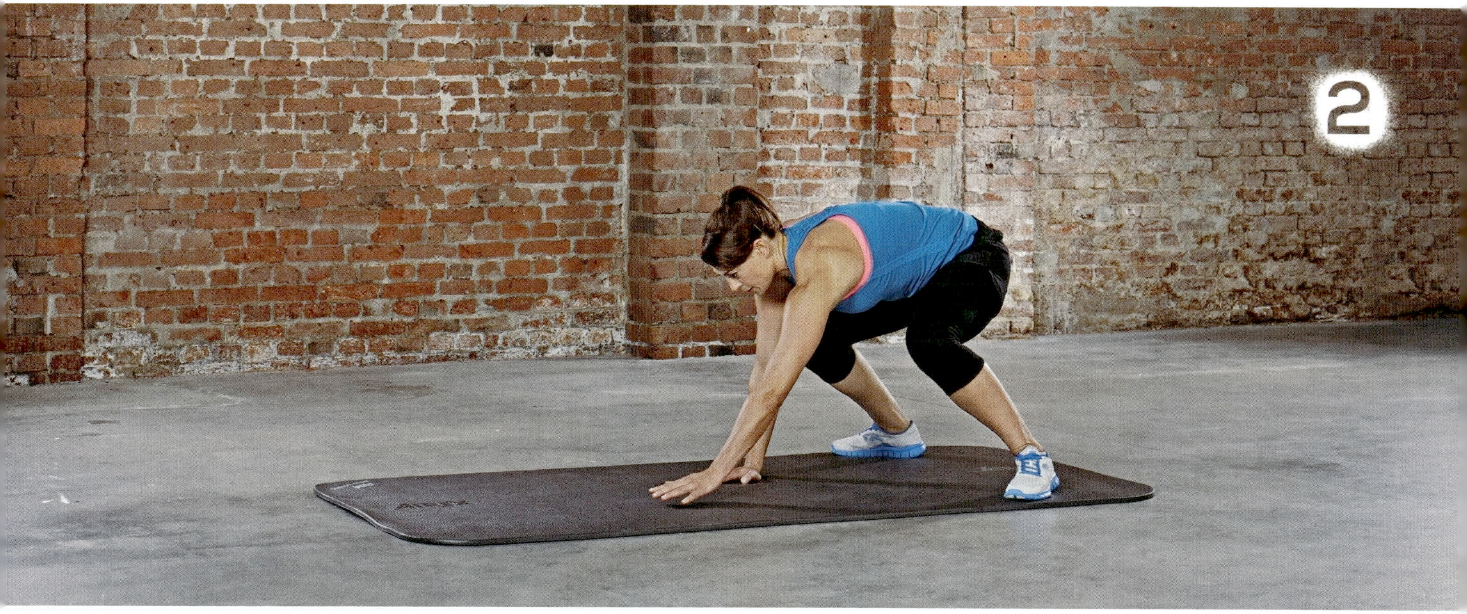
2

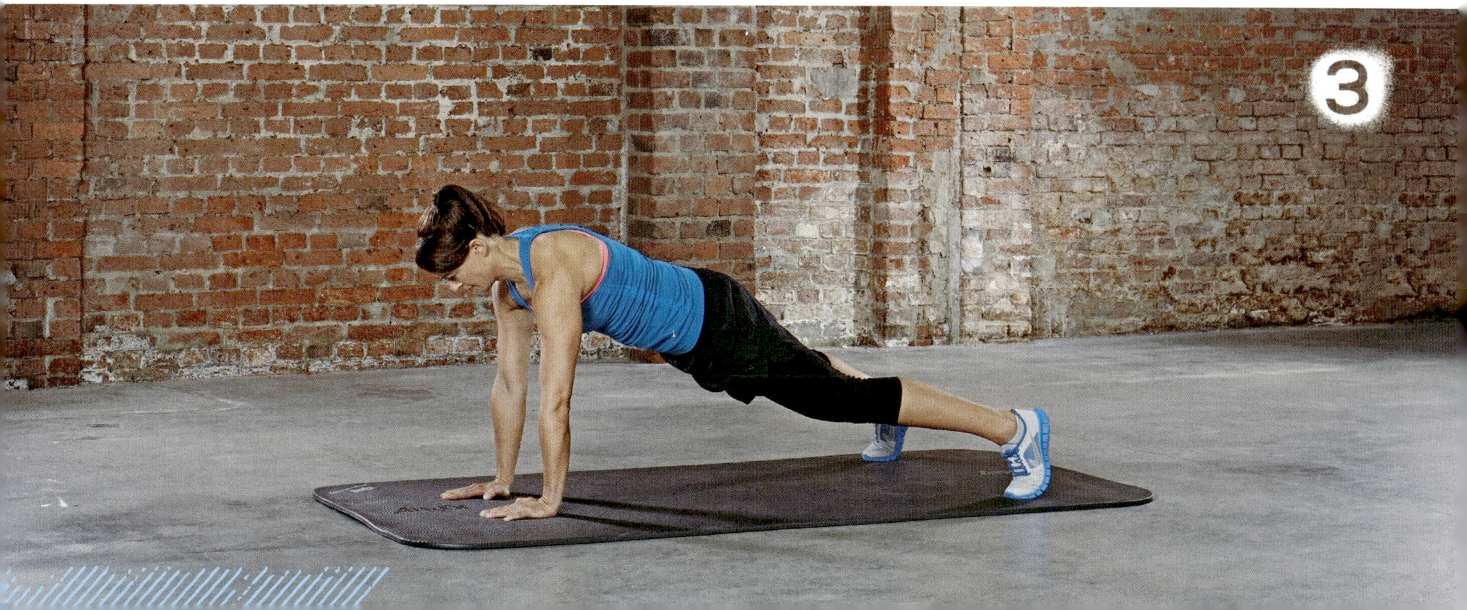
3

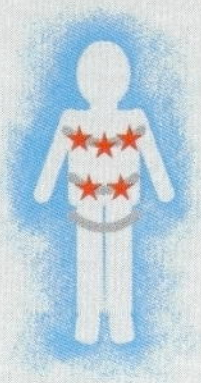

SWIMMER

1. Komme in die Bauchlage und stelle die Fußspitzen auf. Hebe den Oberkörper wenige Zentimeter vom Boden ab und strecke die Arme nach vorn, aber ziehe die Schultern zurück, weg von den Ohren. Die Daumen zeigen nach oben, dein Blick ist zum Boden gerichtet. Der Nacken bleibt lang.

2. Mache mit den Armen eine Art Brustschwimmbewegung, das heißt, ziehe sie gestreckt über die Seiten nach hinten bis über den Po. Drehe die Handgelenke während der Bewegung so, dass die Handflächen nach oben zeigen, und berühre jetzt die Daumen über dem Po.

3. Kehre die Bewegung um und führe die Arme wieder nach vorn, bis sie gestreckt sind. Lasse Kopf, Schultergürtel und Oberkörper die ganze Zeit in einer stabilen Position.

KRAFT	■■■	BALANCE	
AUSDAUER	■■	FLEXIBILITÄT	
KOORDINATION	■	ENERGIEVERBRAUCH	■■■

Welche Muskeln du trainierst

Diese Bewegung stärkt vor allem die Schultermuskeln sowie den oberen Rücken. Der übrige Rumpf ist ebenso gefordert, damit du eine stabile Position halten kannst.

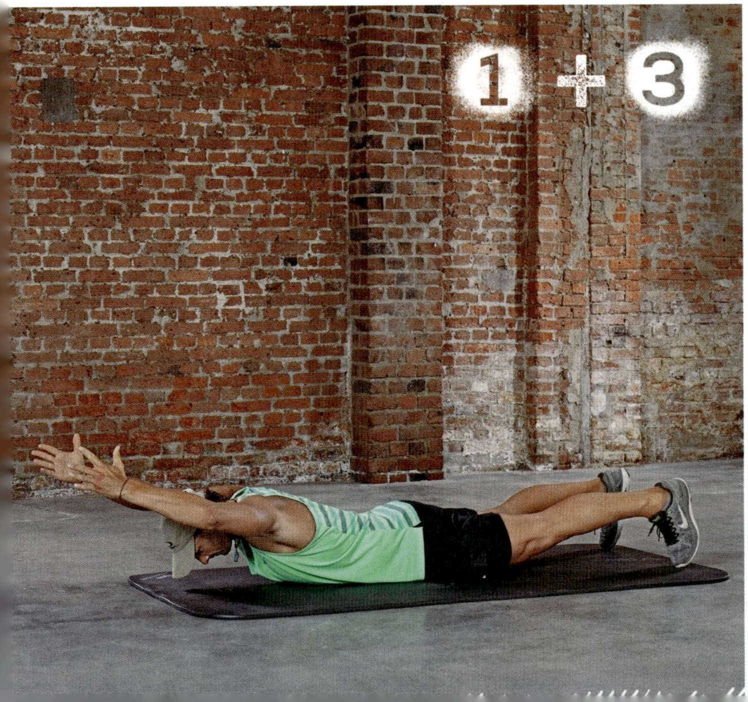

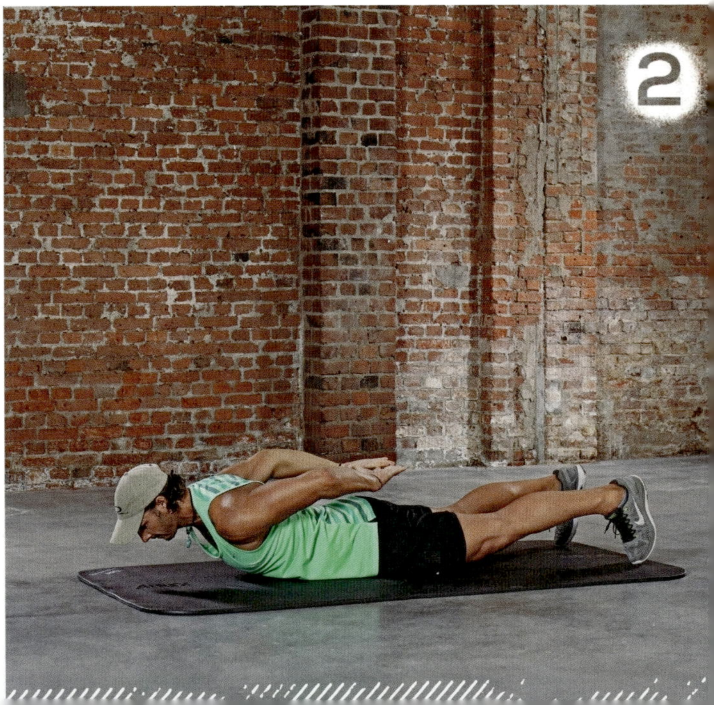

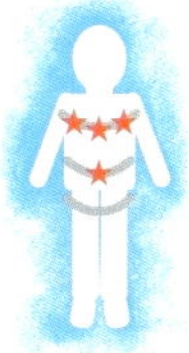

PUSH-UP KNEE

1. Komme in die Handplank-Position und lege die Knie ab. Die Hände sind etwas mehr als schulterbreit auseinander. Drücke den Bereich zwischen deinen Schulterblättern nach oben. Senke den Po so weit ab, dass Oberschenkel und Oberkörper eine Linie bilden. Aktiviere die Bauchmuskeln. Hebe die Füße vom Boden und kreuze die Unterschenkel. Richte den Blick schräg vor dir zum Boden, sodass der Nacken lang bleibt.

2. Beuge die Ellenbogen und senke den Oberkörper so weit wie möglich ab.

3. Drücke dich dann wieder nach oben. Lasse den Rücken die ganze Zeit gestreckt und den Nacken lang.

KRAFT	■■	BALANCE	
AUSDAUER	■■	FLEXIBILITÄT	
KOORDINATION		ENERGIEVERBRAUCH	■■

Welche Muskeln du trainierst
Wie beim Push-up mit gestreckten Beinen werden vor allem Brust, Schultern und Oberarme gekräftigt.

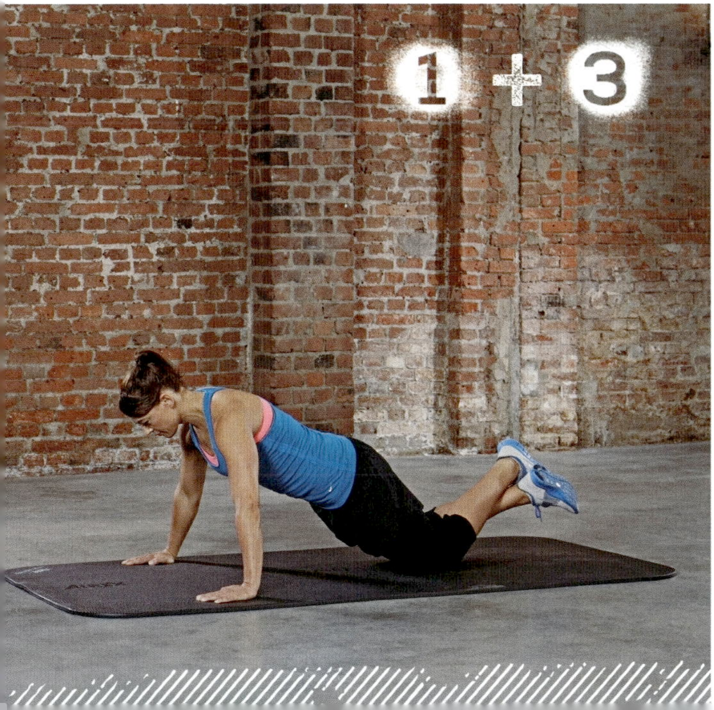

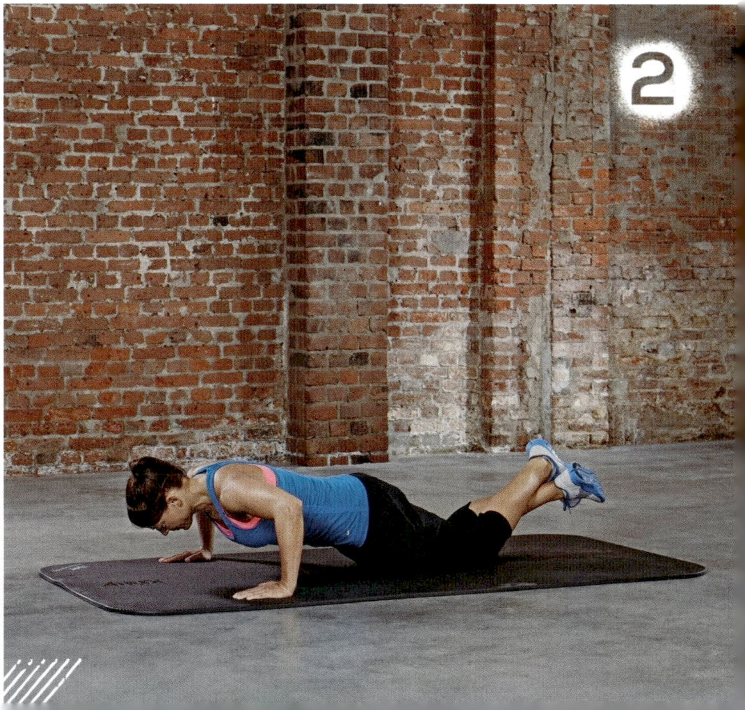

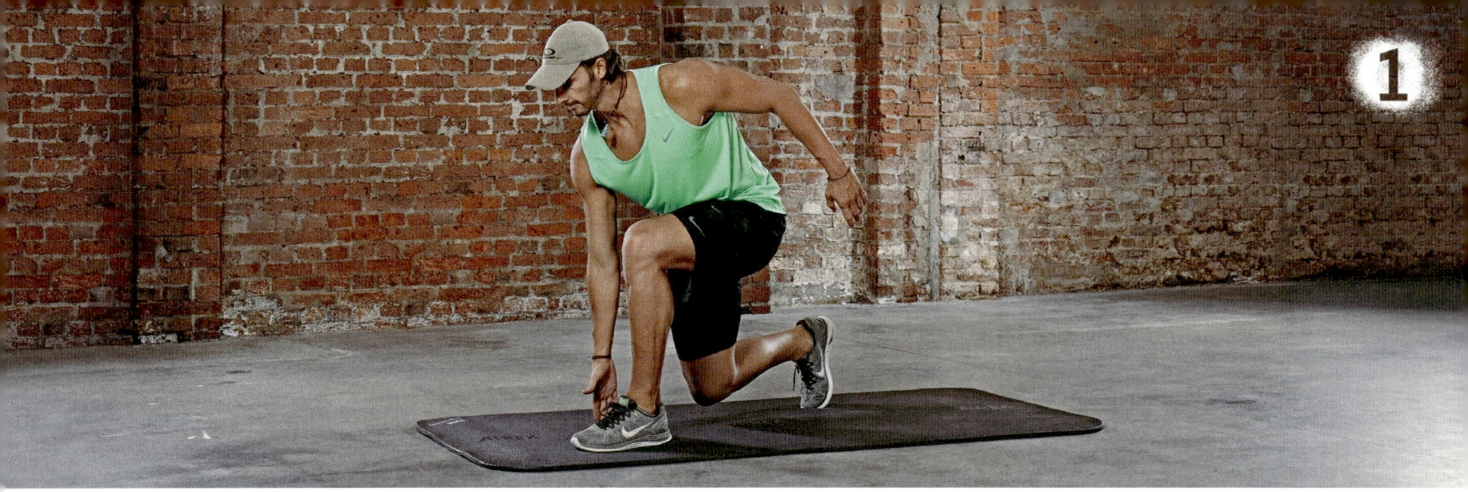
1

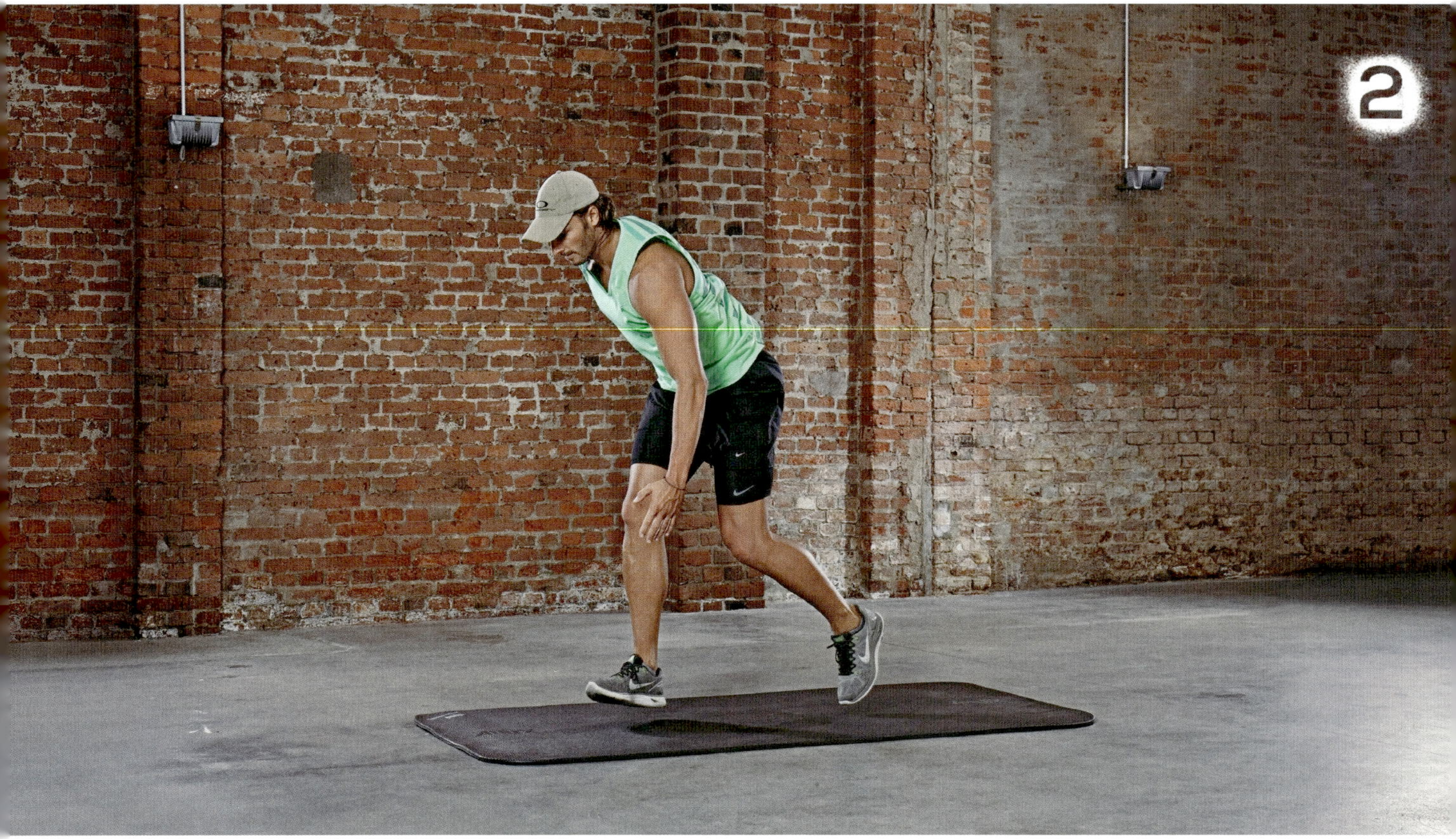
2

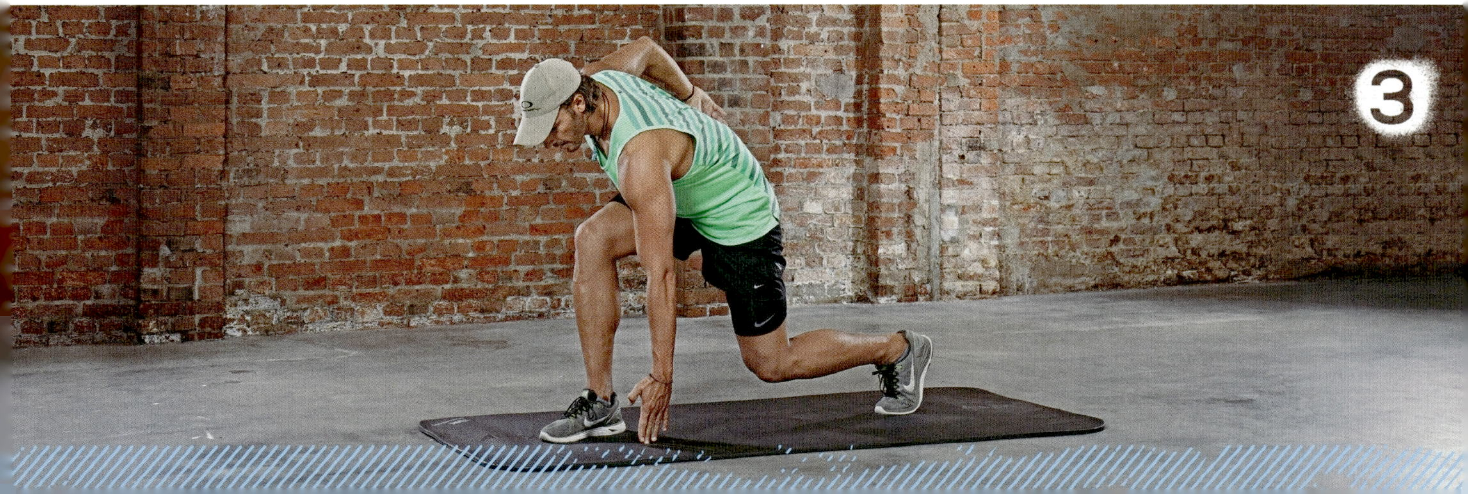
3

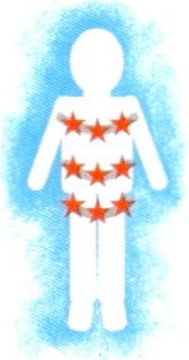

LUNGE HIGH IMPACT

1. Mache mit dem linken Bein einen großen Schritt nach vorn, dann komme in einen tiefen Ausfallschritt. Beide Knie sind rechtwinklig gebeugt, das hintere Knie berührt nicht den Boden. Beuge den Oberkörper so weit vor, bis du die Fingerspitzen der rechten Hand direkt neben dem linken Fuß auf dem Boden absetzen kannst. Nimm den linken Arm nach hinten.

2. Aktiviere deine gesamte Muskelkraft in den Beinen und im Rumpf, drücke dich explosionsartig hoch und mache einen Wechselsprung, das heißt, du wechselst in der Luft die Beinstellung. Dasselbe gilt für die Arme. Der Sprung sollte nicht sehr hoch sein.

3. Lande so sanft wie möglich wieder im tiefen Ausfallschritt mit dem rechten Fuß vorn und dem linken hinten. Achte darauf, dass du mit dem vorderen Fuß abrollst und mit dem hinteren auf dem Fußballen landest.

KRAFT	■■■■■	BALANCE	■
AUSDAUER		FLEXIBILITÄT	■■■■■
KOORDINATION	■■■■■	ENERGIEVERBRAUCH	■■■■

Welche Muskeln du trainierst

Hier arbeiten sämtliche Beinmuskeln, besonders die Oberschenkelvorderseiten, sowie der Po. Die Rumpfmuskeln müssen kräftig stabilisieren wegen des explosionsartigen Sprungs und helfen, die Balance zu halten. Die unteren Rückenmuskeln sind ständig gefordert, da sie zum Tiefgehen und Aufrichten gebraucht werden. Die Arme sind ebenfalls beteiligt, weil sie kontrolliert mitgeführt werden. Die Oberschenkelrückseite, der Po und der Rücken werden hier mehr gefordert als bei der Table Extension.

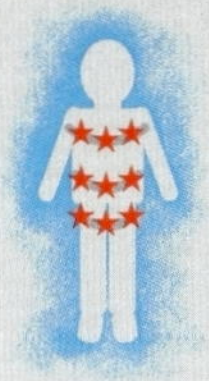

JUMPING JACK DOWN

1. Stelle dich mit hüftbreit geöffneten Füßen aufrecht hin, halte die Arme angewinkelt am Körper und springe in eine breite, tiefe Squat-Position. Setze dabei die Fingerspitzen der linken Hand auf dem Boden ab und halte den rechten Arm angewinkelt am Körper. Der Rücken ist lang.

2. Aktiviere Oberschenkel-, Po- und untere Rückenmuskeln und springe hoch in den Stand. Dabei schließt du die Füße wieder hüftbreit, bleibst aber auf den Fußballen.

3. Springe sofort wieder in die breite, tiefe Squat-Position und setzte jetzt die Fingerspitzen der rechten Hand auf dem Boden ab. Führe diese Übung sehr dynamisch aus. Achte auf einen gestreckten Rücken.

KRAFT	■■■■	BALANCE	■
AUSDAUER	■	FLEXIBILITÄT	
KOORDINATION	■■	ENERGIEVERBRAUCH	■■■■

Welche Muskeln du trainierst

Diese Variante des klassischen Jumping Jacks stärkt die Beinmuskeln, vor allem die Oberschenkelvorderseiten, aber auch die Innenseiten durch die geöffneten Beine. Der Rumpf und die Armmuskeln werden ebenfalls intensiv gefordert.

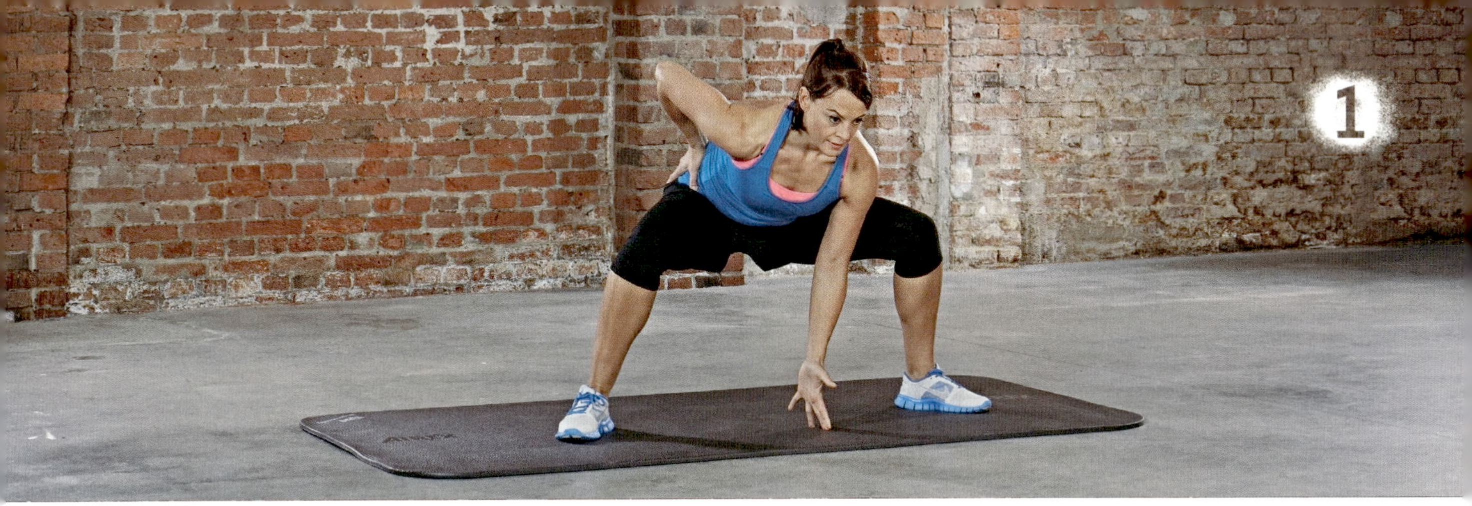
1

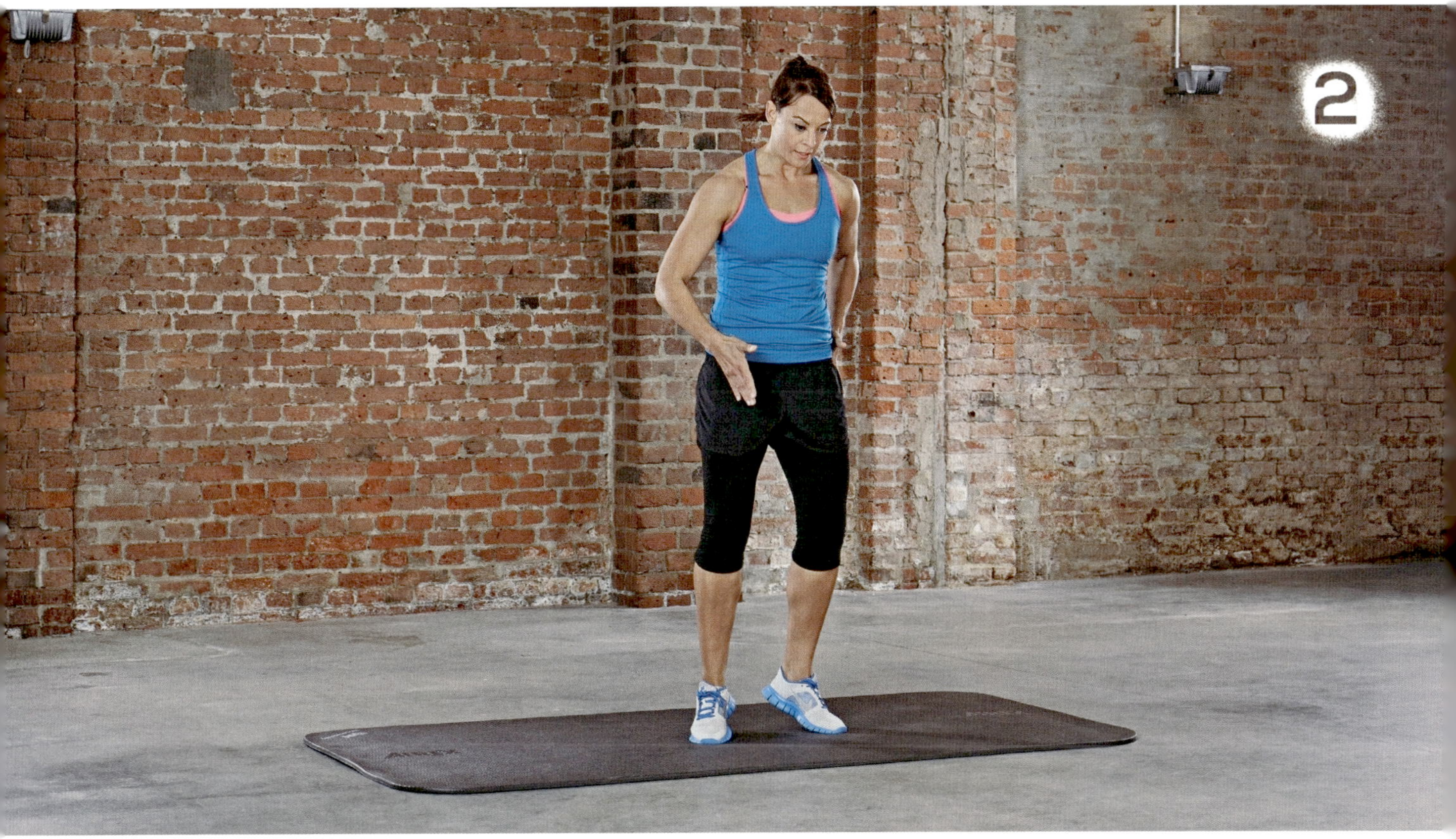
2

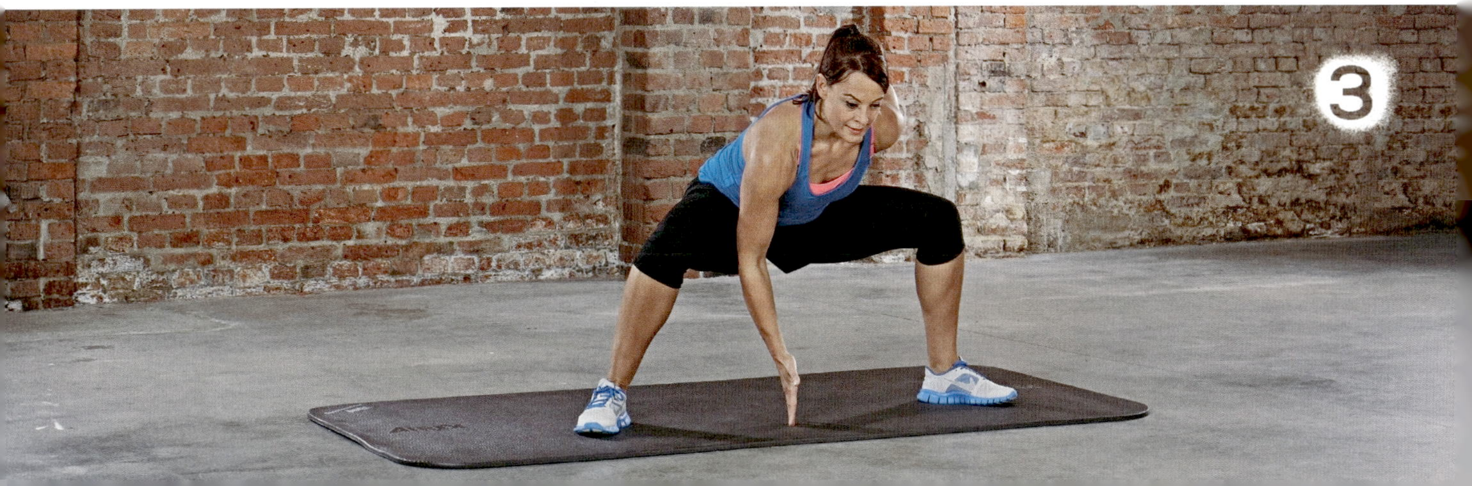
3

SPRINTER HIGH IMPACT

1. Nimm die Handplank-Position ein. Dann hebe den linken Fuß an und mache einen großen Schritt nach vorn, ohne den Fuß auf der Matte zu schleifen. Stelle den Fuß direkt neben die linke Hand.

2. Spanne die Bauchmuskeln an. Verlagere das Gewicht etwas mehr Richtung Hände und drücke dich jetzt explosionsartig hoch, sodass du mit den Beinen einen Wechselsprung in der Luft machen kannst, ohne dass die Hände den Boden verlassen.

3. Lande so sanft wie möglich. Jetzt ist der rechte Fuß vorn neben der rechten Hand, der linke Fuß hinten.

KRAFT	■■■■	BALANCE	■■■■
AUSDAUER	■	FLEXIBILITÄT	■
KOORDINATION	■■	ENERGIEVERBRAUCH	■■■■

Welche Muskeln du trainierst
Hier wird viel Kraft in Schultern und Armen benötigt. Bauch- und Beinmuskeln werden ebenfalls intensiv gekräftigt.

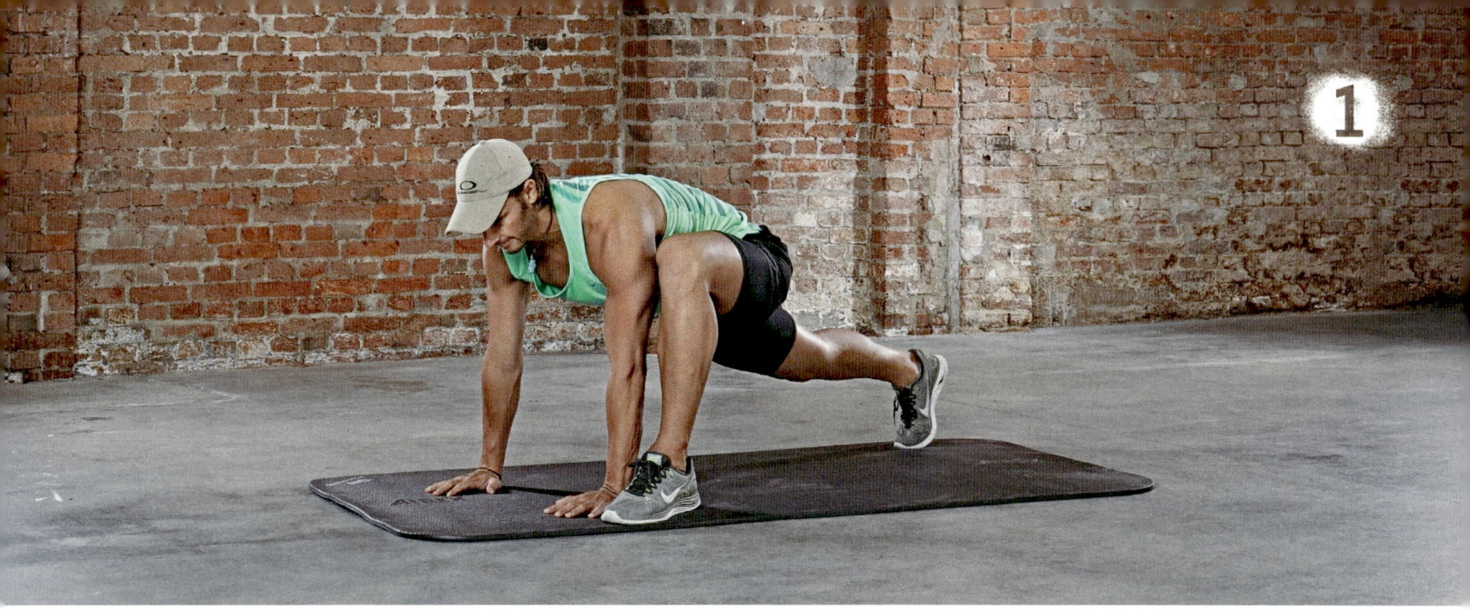
1

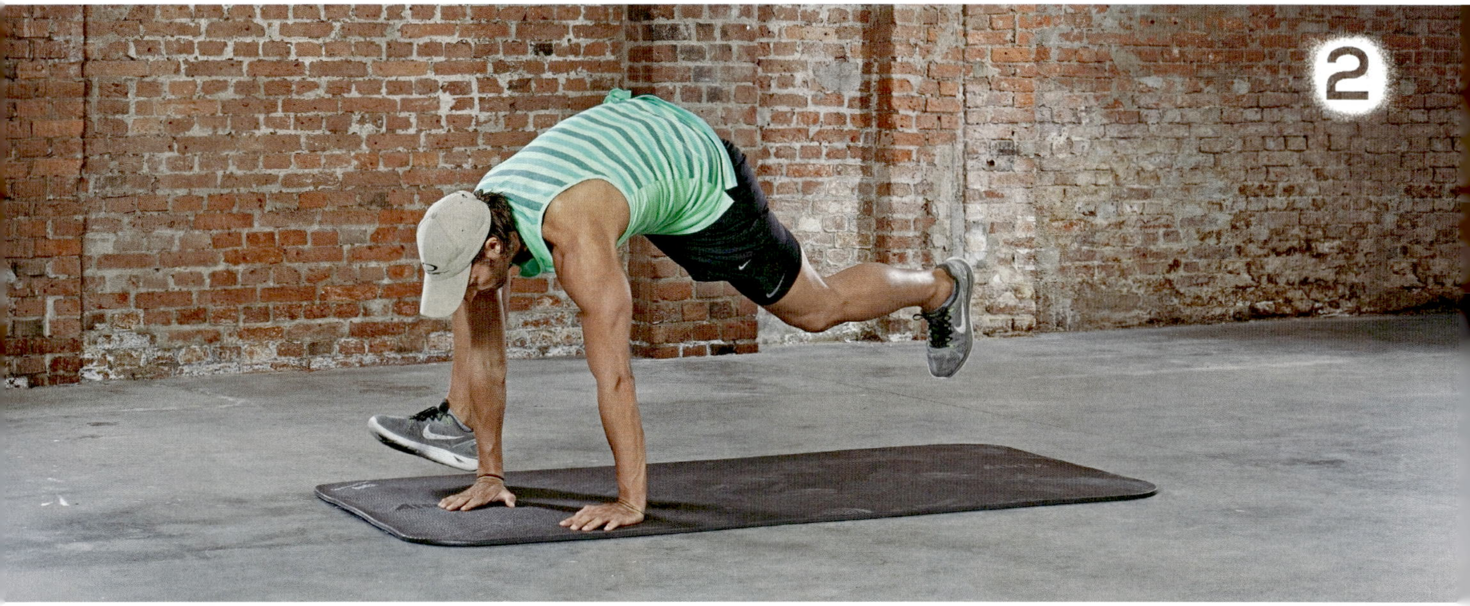
2

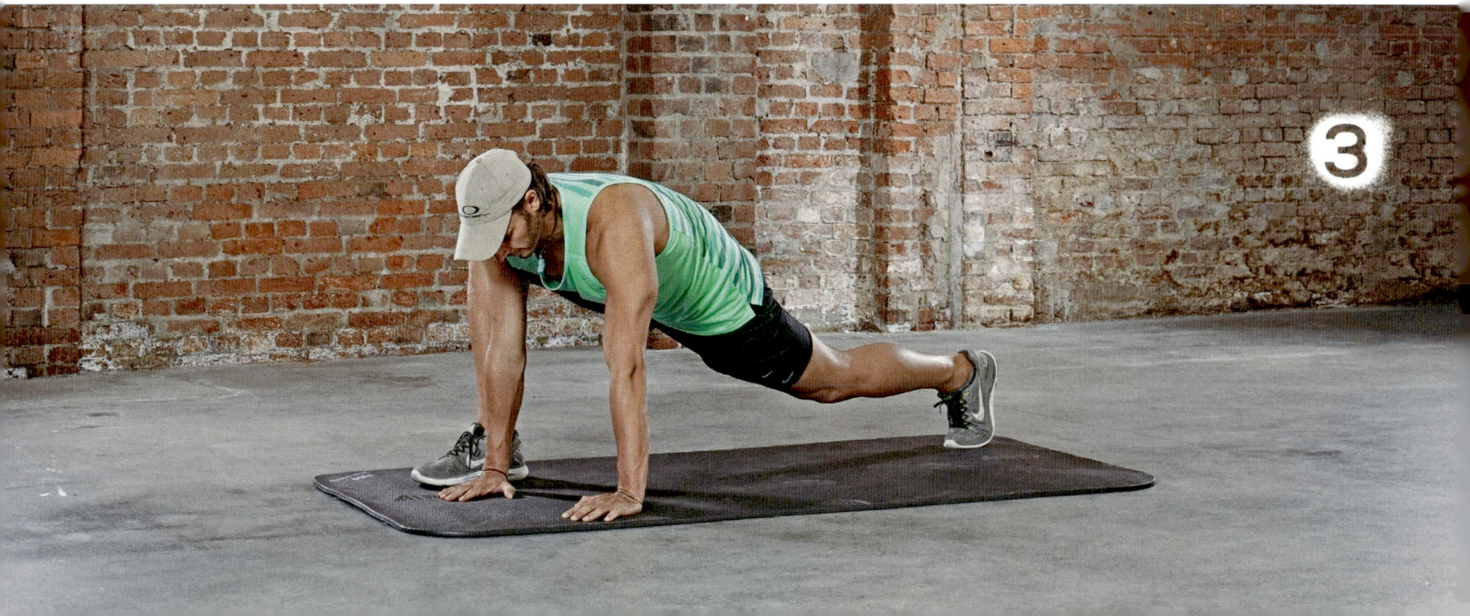
3

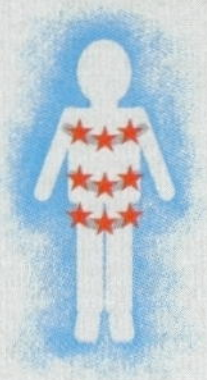

SQUAT ARMS UP

1. Stelle dich mit hüftbreit geöffneten Füßen aufrecht hin und strecke die Arme über Kopf. Die Daumen ziehen nach hinten. Lasse den Oberkörper aufrecht und ziehe die Schultern weg von den Ohren.

2. Dann mache einen Squat, indem du die Knie beugst, bis Waden und Oberschenkel fast einen 90-Grad-Winkel ergeben, oder gehe tiefer. Schiebe dabei den Po weit nach hinten, sodass die Knie über dem Mittelfuß bleiben und nicht über die Zehenspitzen hinausragen, denn sonst belastest du deine Kniegelenke unnötig. Das Hauptgewicht ruht auf den Fersen. Lasse den Rücken gestreckt und den Oberkörper möglichst aufrecht. Der Nacken bleibt lang.

3. Drücke dich mit der Kraft der Oberschenkel- und Pomuskeln wieder nach oben. Achte dabei auf einen gestreckten Rücken.

KRAFT	■■■■	BALANCE	
AUSDAUER	■	FLEXIBILITÄT	■
KOORDINATION	■■■■	ENERGIEVERBRAUCH	■■■■

Welche Muskeln du trainierst

Diese Übung kräftigt hauptsächlich die vorderen, aber auch die hinteren Oberschenkelmuskeln, den Po und den Rumpf. Durch die angehobenen Arme sind vor allem die Rückenmuskeln sowie Schultern und Arme besonders gefordert.

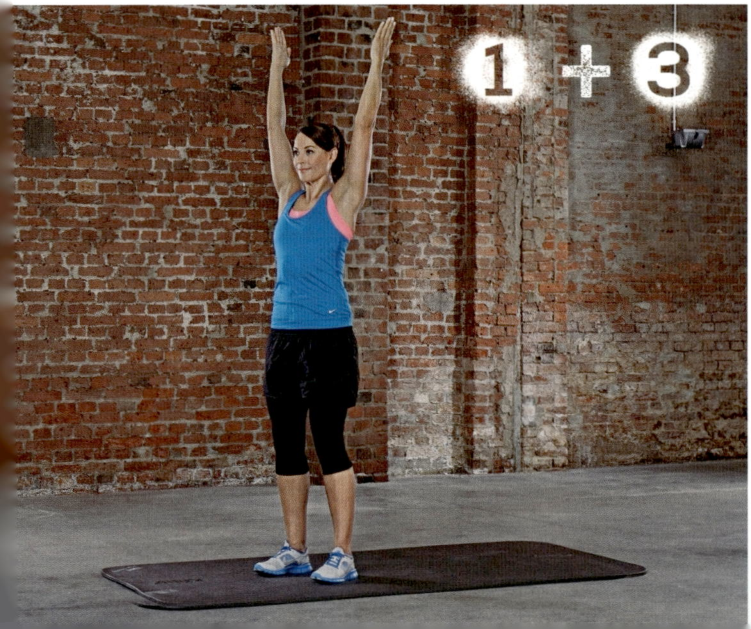

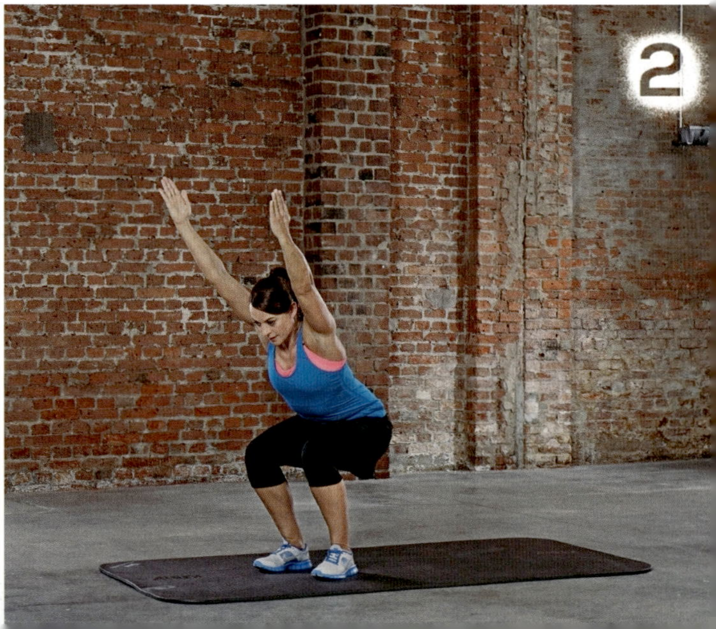

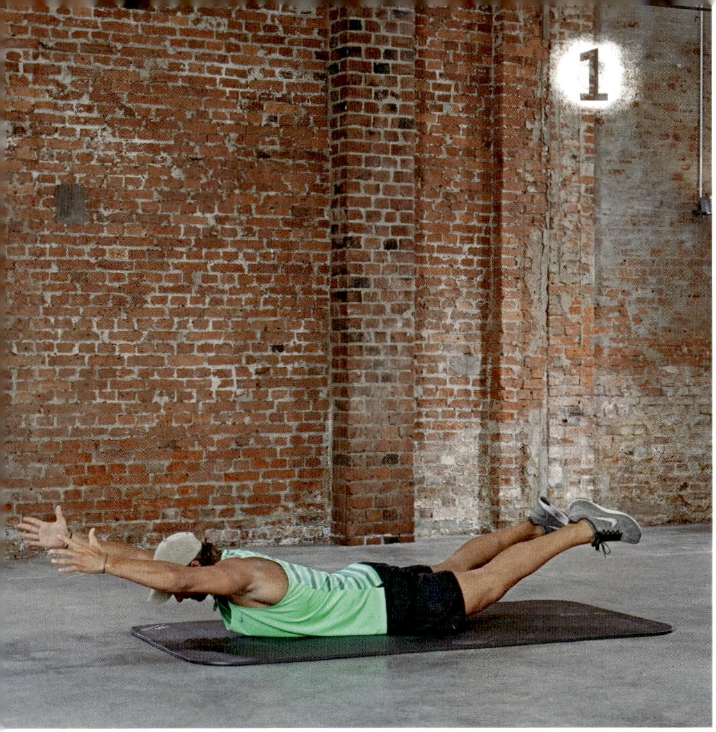

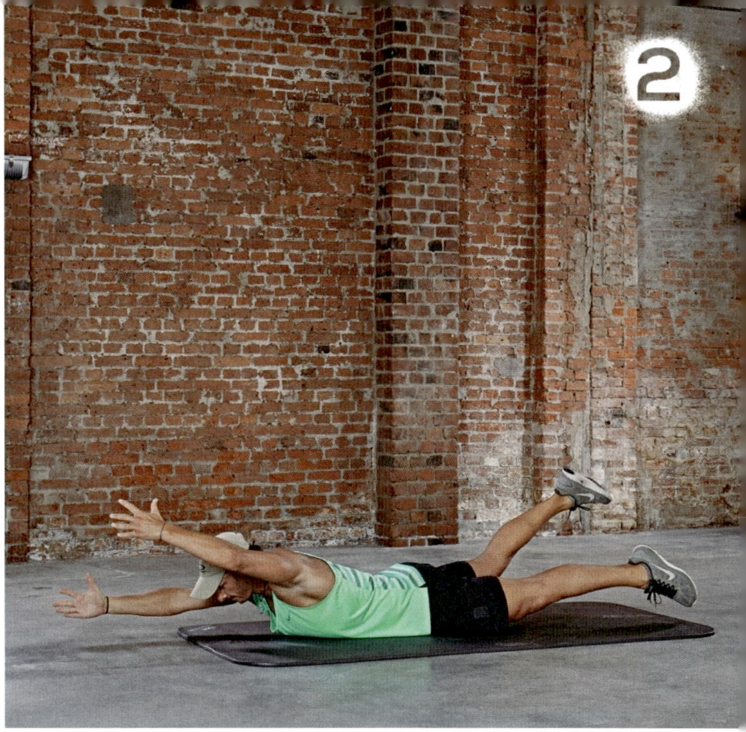

SUPERMAN

1. Lege dich auf den Bauch und strecke Arme und Beine aus. Aktiviere die Bauchmuskeln und hebe Arme, Brust und Beine an. Die Daumen zeigen nach oben. Ziehe die Schultern weg von den Ohren und richte den Blick nach unten. Halte die Spannung in Armen, Oberkörper und Beinen.

2. Hebe und senke Arme und Beine diagonal im Wechsel. Halte die Brust angehoben und ziehe dich weiterhin in die volle Länge.

KRAFT	●●●●	BALANCE	
AUSDAUER	●	FLEXIBILITÄT	
KOORDINATION	●●	ENERGIEVERBRAUCH	●●●●

Welche Muskeln du trainierst
Eine sehr vielseitige Übung, die die Oberschenkelrückseite, den Po, den Rumpf, den oberen Rücken und die Schultern stärkt.

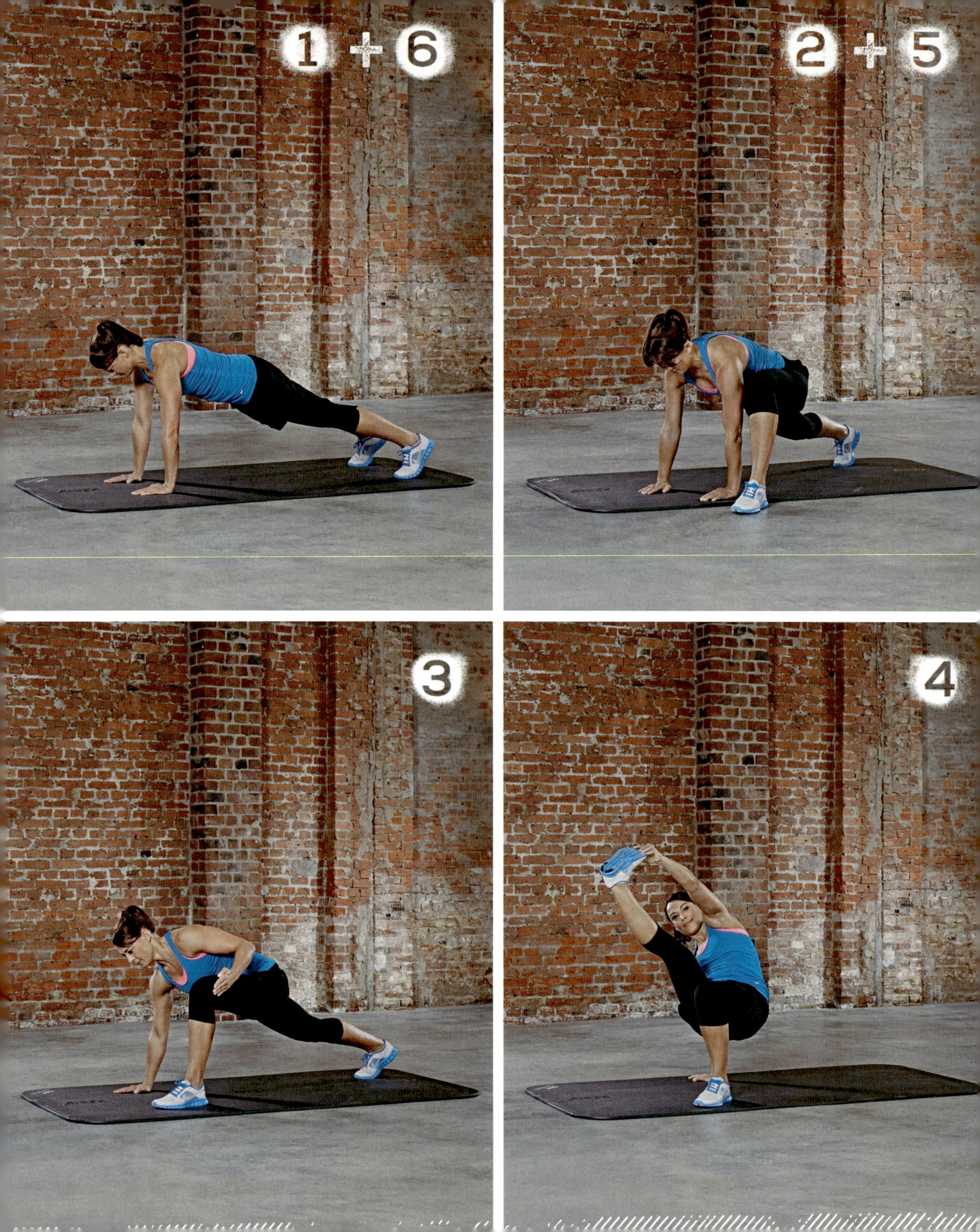
1 + 6
2 + 5
3
4

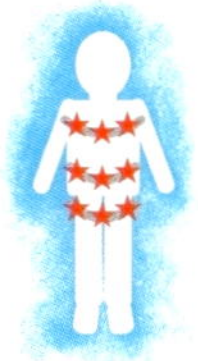

SPRINTER & KICK

1. Nimm die Handplank-Position ein. Die Handgelenke sind unter den Schultergelenken, die Bauchmuskeln aktiv und die Füße hüft- bis schulterbreit geöffnet. Der Körper bildet eine Linie.

2. Dann löse den linken Fuß vom Boden und mache einen Schritt nach vorn neben die linke Hand.

3. Jetzt hebe den linken Arm an und verlagere das Gewicht mehr nach vorn auf den rechten Arm und das linke Bein.

4. Aktiviere die Bauchmuskeln, hebe den Po leicht an und ziehe das hintere rechte Bein unter deinem Körper nach vorn. Strecke es so weit wie möglich aus und versuche, mit der linken Hand die rechte Fußspitze zu berühren.

5. Steige in umgekehrter Reihenfolge wieder zurück: Setze das rechte Bein nach hinten und stütze gleichzeitig die linke Hand wieder am Boden ab.

6. Dann komme wieder in die Handplank-Position und wiederhole das Ganze zur anderen Seite.

KRAFT	■■■■	BALANCE	■■■
AUSDAUER		FLEXIBILITÄT	■■■
KOORDINATION	■■■■■	ENERGIEVERBRAUCH	■■■■

Welche Muskeln du trainierst
Bei dieser Übung werden alle wichtigen Muskelgruppen gleichermaßen trainiert.

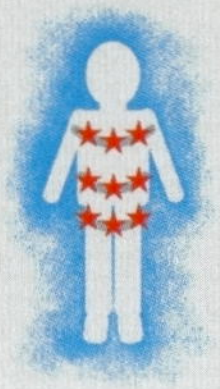

A-STAND

1. Diese Übung ist der herabschauende Hund aus dem Yoga. Nimm die Handplank-Position ein. Die Handgelenke sind unter den Schultergelenken. Aktiviere die Bauchmuskeln, sodass dein Becken nicht durchhängt. Die Füße sind leicht geöffnet. Dein Körper bildet eine Linie.

2. Schiebe jetzt den Po nach oben und die Fersen Richtung Boden. Aktiviere die Bauchmuskeln und halte die Spannung im Rumpf. Ziehe die Schultern weg von den Ohren, drehe den Bizeps leicht nach vorn und gib über die gesamte Handfläche Druck in den Boden ab. Versuche, dein Steißbein noch etwas nach oben zu schieben und dich mit den Fersen dem Boden weiter zu nähern. Halte die Position.

KRAFT	●●●	BALANCE	●●●●●
AUSDAUER		FLEXIBILITÄT	●
KOORDINATION	●●●	ENERGIEVERBRAUCH	●●

Variante SINGLE LEG A-STAND

Aus dem A-Stand hebst du nun das rechte Bein gestreckt nach hinten an, so weit, wie du kannst. Lasse dabei die Schultern parallel zum Boden. Die Hüfte darf leicht aufdrehen. Schiebe die Ferse weg von dir. Halte die Position. Komme zurück und wechsle die Seite.

KRAFT	●●●●	BALANCE	●●●●●
AUSDAUER		FLEXIBILITÄT	●●●
KOORDINATION	●●●●	ENERGIEVERBRAUCH	●●

Welche Muskeln du trainierst

Es werden hier sämtliche Rückenmuskeln gestärkt sowie der gesamte Schultergürtel und die Armmuskeln. Die Bein- und Rückenmuskeln werden zusätzlich gedehnt. Bei der Variante wird's noch etwas schwieriger: Durch das angehobene Bein ist mehr Kraft in Schultern und Armen, Flexibilität im Hüftbeuger sowie Balance erforderlich.

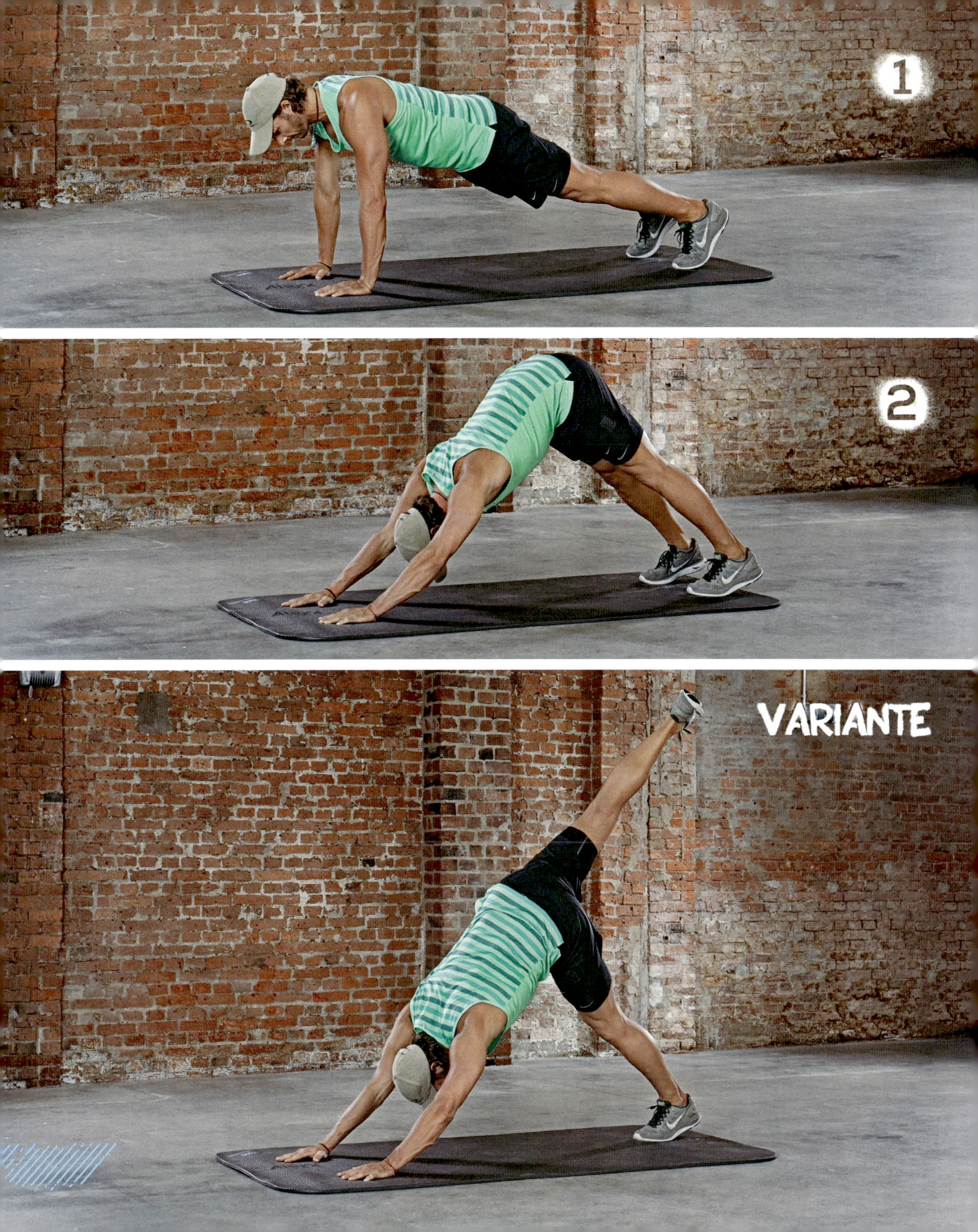
1
2
VARIANTE

OPEN SPRINTER

1. Nimm die Handplank-Position ein. Die Handgelenke sind unter den Schultergelenken. Aktiviere die Bauchmuskeln, sodass dein Becken nicht durchhängt. Die Füße sind leicht geöffnet. Dein Körper bildet eine Linie.

2. Hebe das Becken leicht an, schaue nach vorn und setze den rechten Fuß, ohne ihn auf der Matte zu schleifen, rechts neben der Hand ab.

3. Löse die rechte Hand von der Matte, drehe den Oberkörper zum aufgestellten Bein auf und strecke den rechten Arm nach oben. Richte den Blick ebenfalls mit der Hand nach oben. Achte darauf, dass dein Körper in einer Linie bleibt. Halte die Position.

4. Drehe dich zurück und setze die Hand wieder neben dem Fuß auf.

5. Dann steige in die Ausgangsposition zurück und wiederhole zur linken Seite.

KRAFT	●●	BALANCE	●●●●●
AUSDAUER		FLEXIBILITÄT	●●●
KOORDINATION	●●●	ENERGIEVERBRAUCH	●●●

Welche Muskeln du trainierst

Du kräftigst hier die Oberschenkelvorderseiten sowie Po, Rumpf, Schultern und Arme. Dabei werden Hüftbeuger, Po- und Rückenmuskeln gedehnt. Durch das seitliche Öffnen (eine Rotation der Brustwirbelsäule) werden die Brustmuskeln und der Oberkörper gestreckt.

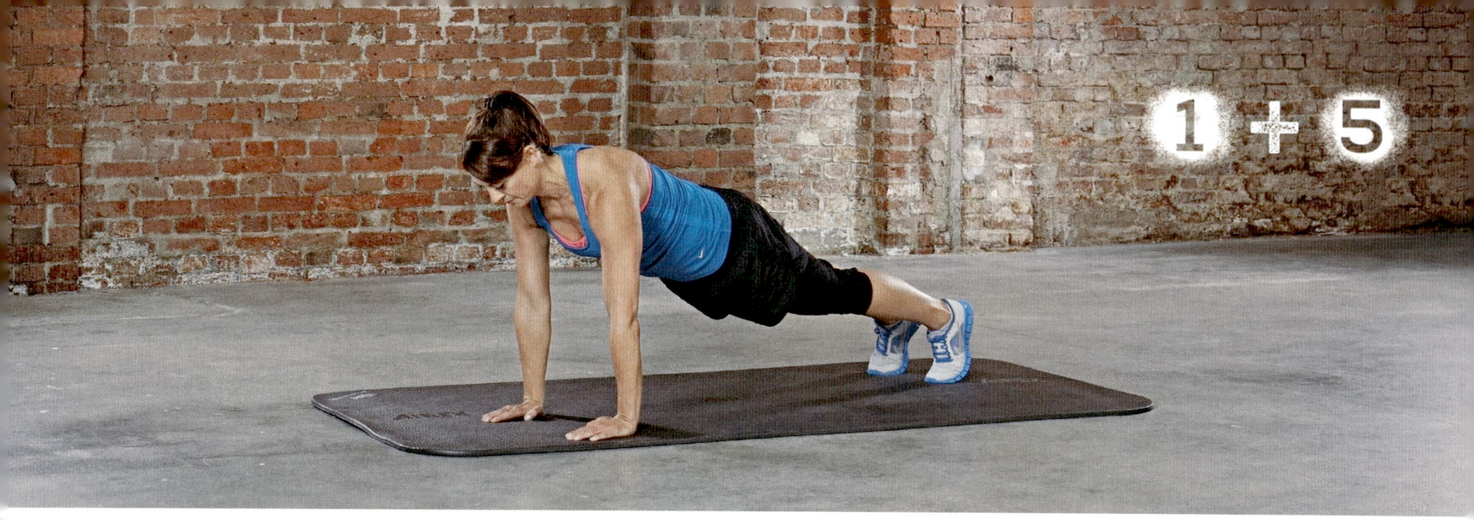
1 + 5

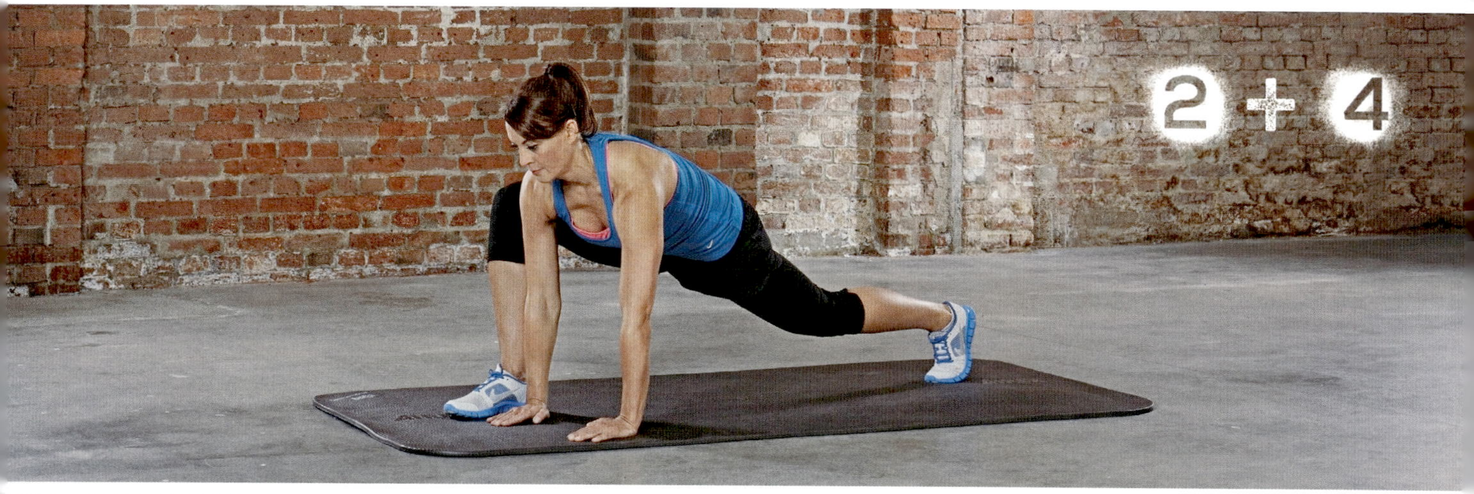
2 + 4

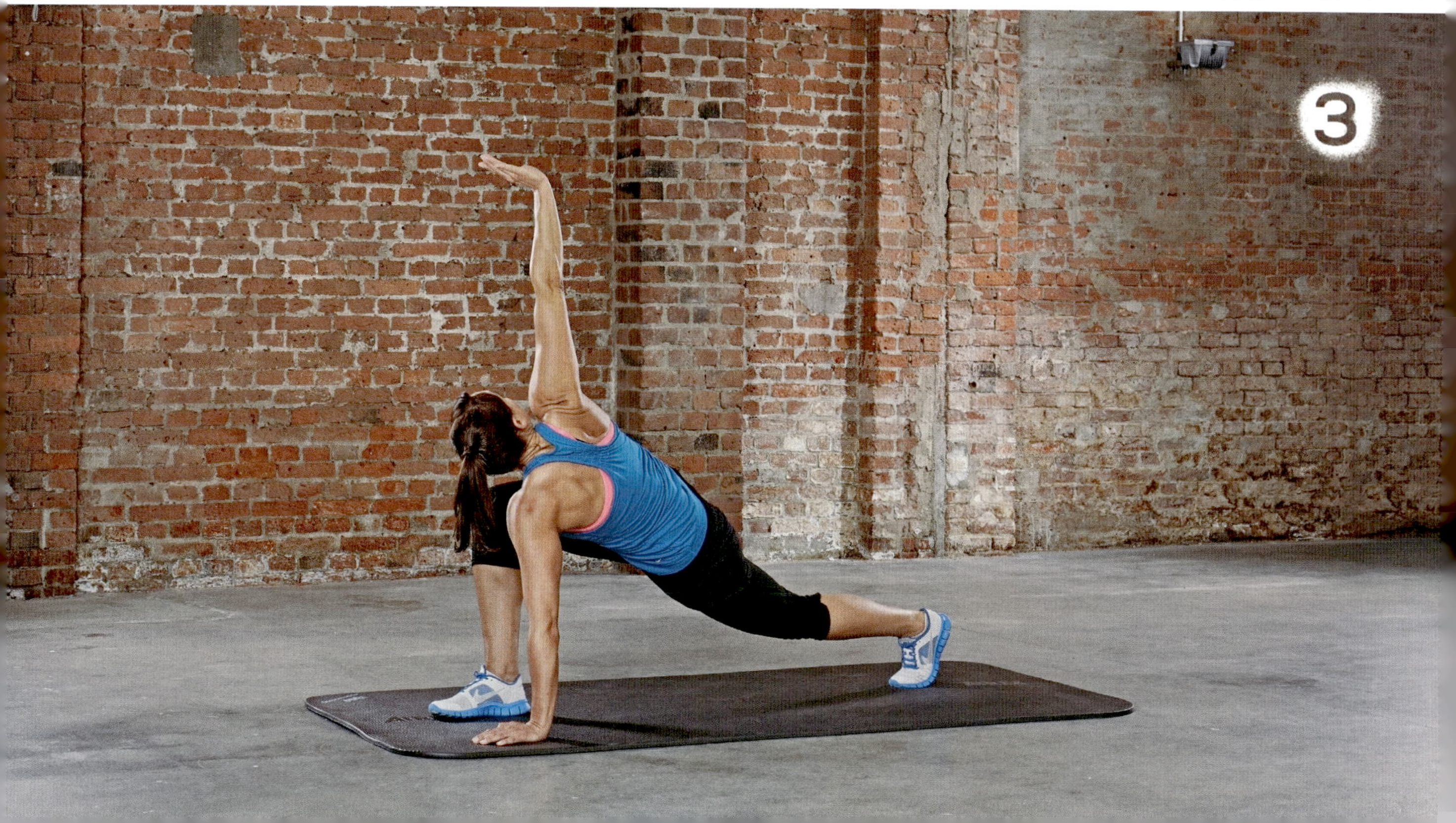
3

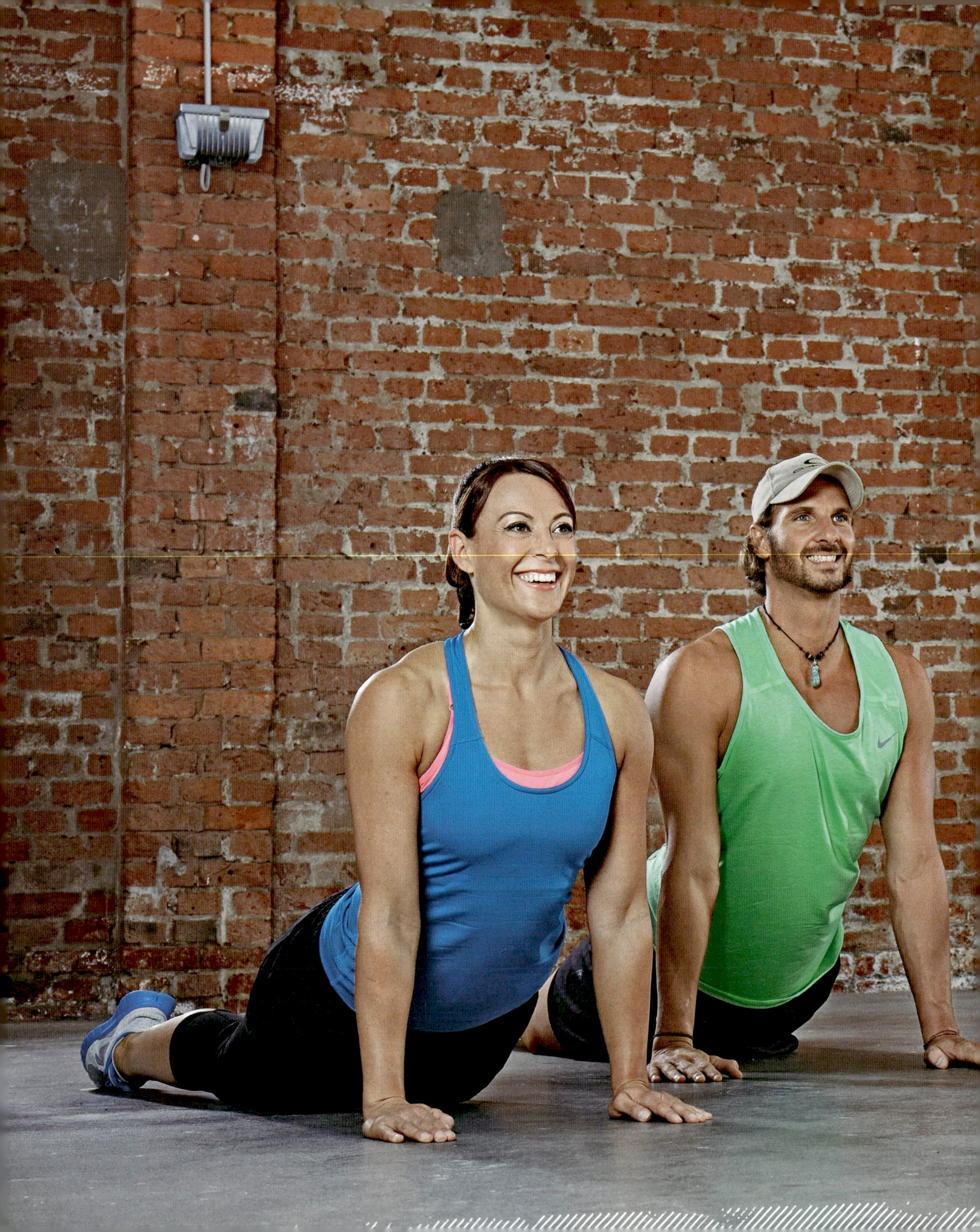

READY. SET. GO!

Jetzt bist du mit allem gerüstet, was du brauchst, um an diesem herausfordernden Training teilzunehmen. Setze dir einen Starttermin und auf geht's in dein neues fittes Leben. Du wirst alle Facetten, die ein Training deinem Körper abverlangen kann, durchlaufen. Nach diesem Programm wirst du schlanker sein, mehr Kraft haben, bessere koordinative Fähigkeiten und Balance besitzen und athletisch aussehen. Kurz: Ein optischer Traum wird wahr. Und das Beste daran ist: Es ist DEIN Traum!

WARUM GENAU DIESES PROGRAMM?

Die Sache ist ganz einfach: Du wirst mit der besten Übung nichts erreichen, wenn du keinen Einsatz zeigst. Andererseits kannst du mit einfachen Übungen sehr viel erreichen, wenn du bereit bist, 100 Prozent zu geben, die Technik, die du für die Übungen brauchst, zu perfektionieren und dieses Niveau so lange wie möglich trotz hoher Anzahl an Wiederholungen zu halten.

Es wird viele Wechsel geben zwischen schnell und langsam, zwischen Stütz-, Sprung- und Dehnübungen. Diese Art des Crosstrainings ist das perfekte Tool, um die richtige mentale Einstellung für dein Ziel zu bekommen. Körper und Geist werden auf diese Weise maximal vielseitig beansprucht, jeder einzelne Muskel wird trainiert, deine psychische Flexibilität wird geschult – und du wirst einfach toll aussehen.

Innerhalb des Konzepts mischen sich die in Kapitel 4 auf Seite 81 beschriebenen Körperbereiche, sodass jeder Tag ein abwechslungsreiches Workout liefert. Dazu brauchst du nur etwa 30 Minuten pro Tag einzuplanen. Innerhalb des 30-Tage-Programms gibt es außerdem drei Steigerungsphasen von je zehn Tagen, in denen sowohl die Intensität als auch die Ausrichtung der Übungen (Wiederholungszahl, Tempo oder Schwierigkeitsgrad) verändert wird.

1. Tage 1 bis 10: das **Basiscamp.** Hier baust du eine Grundfitness für deine Muskulatur auf.

2. Tage 11 bis 20: das **Powercamp.** Nun geht es an das Feintuning, um noch mehr Muskeln auf- und Fett abzubauen.

3. Tage 21 bis 30: das **Advanced Powercamp.** Du bist in der finalen Phase, in der deine Muskeln definiert werden und dein athletischer Körper noch mehr herausgearbeitet wird.

Die Grundlagenausdauer eines Marathonläufers, die schlanken und definierten Muskeln eines Tänzers, die Athletik eines Olympioniken, die Flexibilität eines Yogis und die Körperkoordination und Kraft eines Breakdancers – all das beinhaltet dieser Trainingsplan für dich. Die perfekte Zusammenstellung aus Kraft, Ausdauer, Schnelligkeit, Flexibilität und Koordination werden dich in ständigen Wechseln an dein Ziel bringen. Wenn du bereit bist für meinen Plan, ist es deine Aufgabe, jedes Tagesprogramm in vollem Umfang auszuführen. Wenn du das Gefühl hast, dir geht die Puste aus, beendest du die Übung trotzdem erst, wenn sie vorbei ist oder du wirklich nicht mehr kannst.

Ein Beispiel: Die Aufgabe ist 1 Minute Push-up. Nach 30 Sekunden merkst du, dass es nicht mehr geht. Ab jetzt drosselst du den Bewegungsspielraum und gehst nur noch so tief und hoch, wie es dir möglich ist.

Versprich mir, dass du während der Workouts immer dein Bestes gibst. Das ist der einzige Weg, wie du mit diesem Programm Erfolg haben wirst. Noch eine Bitte: Lies den Trainingsplan nach dem Adventskalenderprinzip: jeden Tag ein Türchen – nicht mogeln, sonst gibt's am Ende keine Geschenke. Das Training ist von Minute zu Minute, von Tag zu Tag und von Camp zu Camp durchdacht. Wer vorgreift, überspringt, vortrainiert oder auslässt, kommt nicht mit dem bestmöglichen Ergebnis ans Ziel.

Falls du dir immer noch Gedanken machst, ob du ÜBERHAUPT ans Ziel kommst, möchte ich dir noch eine kurze Geschichte erzählen: Psychologen haben herausgefunden, dass Vorhaben in der Regel vor allem denjenigen gelingen, die fest daran geglaubt haben. Der Beweis: Vor einigen Jahren kam es in den Alpen zu einem Lawinenunglück, bei dem ein kleines Mädchen als vermisst galt. Die Helfer wollten schon aufgeben, als das Kind unter einem von Schnee verschütteten Baum gefunden wurde. Später sagte die Kleine einem Reporter: „Ich habe mir ein Feuer vorgestellt, das mich wärmt, und mein Körper hat sich tatsächlich warm angefühlt." Ärzte konnten trotz Temperaturen von bis zu minus 20 Grad, denen das Mädchen tagelang ausgesetzt war, keine Erfrierungen feststellen. Dieses Mädchen hat aufgrund der Kraft seiner Gedanken überlebt. Übertragen auf unser Vorhaben: Wenn du fest daran glaubst, dass du zu deiner Traumfigur gelangst, wirst du es schaffen. Dein Wille ist viel stärker, als du dir vorstellen kannst. Und jetzt der Startschuss: BÄÄMMM!

GEWINNEN BEGINNT MIT BEGINNEN.

Shakespeare

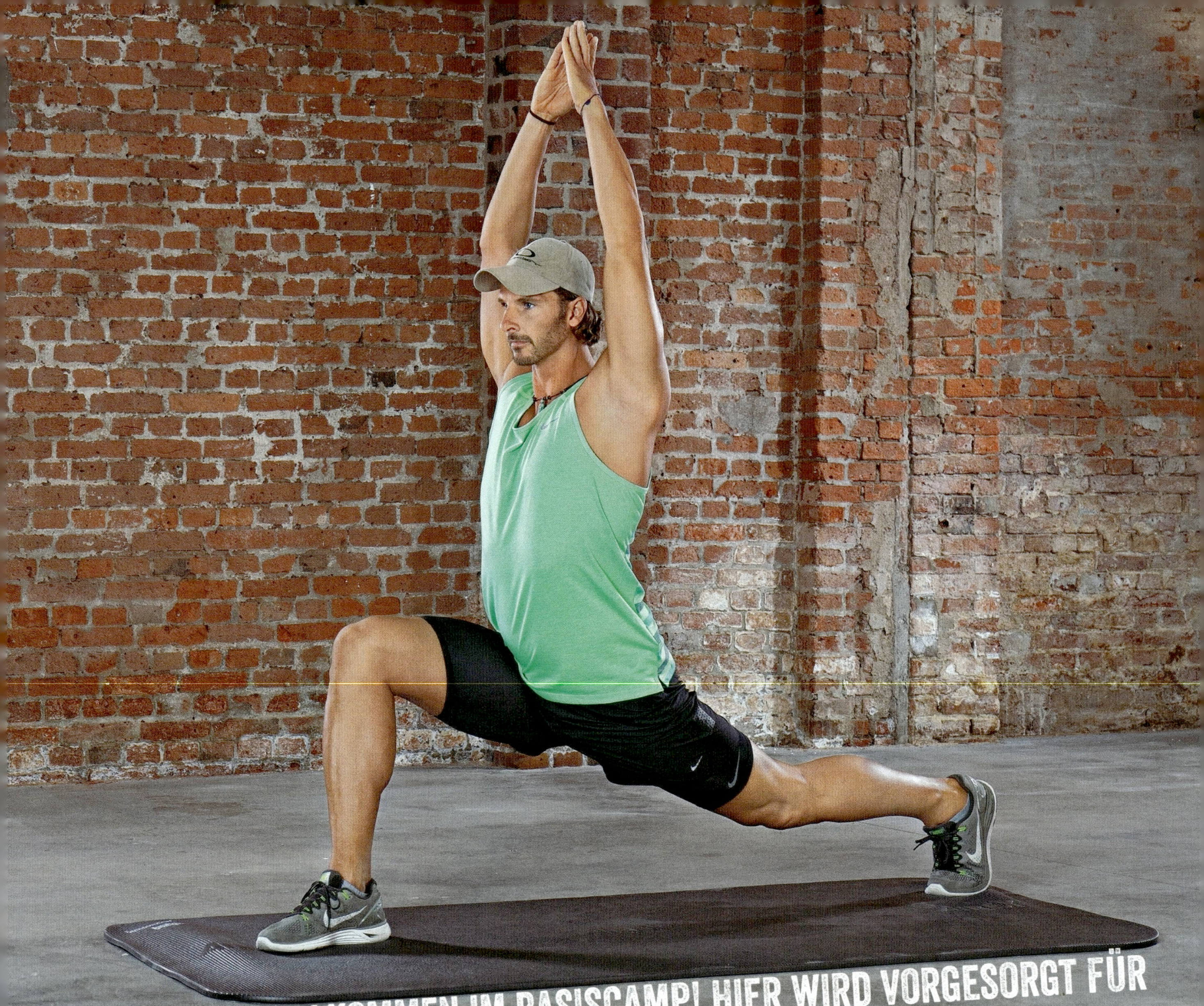

HERZLICH WILLKOMMEN IM BASISCAMP! HIER WIRD VORGESORGT FÜR DEN AUFSTIEG ZUM „MOUNT TRAUMFIGUR“. DIE INTENSITÄT STEIGT IMMER WEITER AN. LÄCHELN – UND LOS GEHT'S! FREUE DICH AB JETZT AUF DEIN NEUES TÄGLICHES LIEBLINGSRITUAL: DEIN TRAINING. DIESE ERSTEN ZEHN TAGE WERDEN DEINE MUSKELN AUF DIE FOLGENDEN VIER WOCHEN EINSTIMMEN. ICH VERSPRECHE DIR: SCHON BALD WIRST DU DIE WUNDERVOLLEN VERÄNDERUNGEN BEMERKEN – AN DEINEM KÖRPER, DEINER EINSTELLUNG, DEINEM LEBEN.

1. TAG

Ab heute wirst du dich fast täglich einer Challenge stellen, die am Ende des Workouts gemacht wird: dem **Battle of the Day,** bestehend aus der Elbow Plank. Ist deine Körpermitte nicht trainiert, überträgt sie die Kraft der unteren Körperhälfte nicht auf den Oberkörper. Dein Training ist deshalb so weniger effizient.

Platziere die Ellenbogen unter den Schultern, drücke dich aus den Schultern raus (hebe den Teil zwischen deinen Schulterblättern an) und spanne den Bauch an. Stelle die Füße hüftbreit auf.

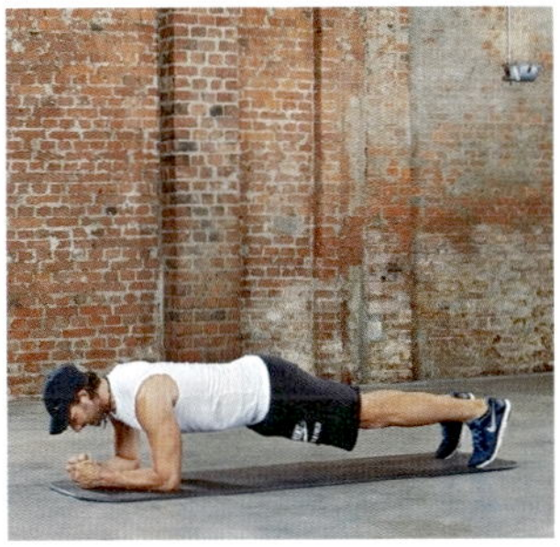

Warm-up
1. 1 Minute **Jumping Jack**
2. 1 Minute **Sprinter** im Wechsel

Wiederhole Übung 1 und 2 insgesamt 2-mal ohne Pause.

Workout
1. **Squat**
2. **Table Extension** dynamisch
3. **Butterfly Reverse Face-Down**
4. **Sprinter** rechts, **A-Stand, Sprinter** links, **A-Stand,** im Wechsel wiederholen

Wiederhole das Workout insgesamt 3-mal (Übungen in Sek./Pause in Sek. nach jeder Übung): 60/60 ➜ 45/60 ➜ 45/60

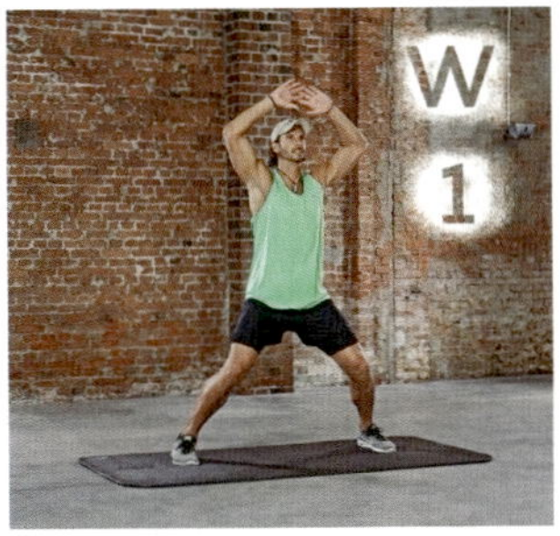

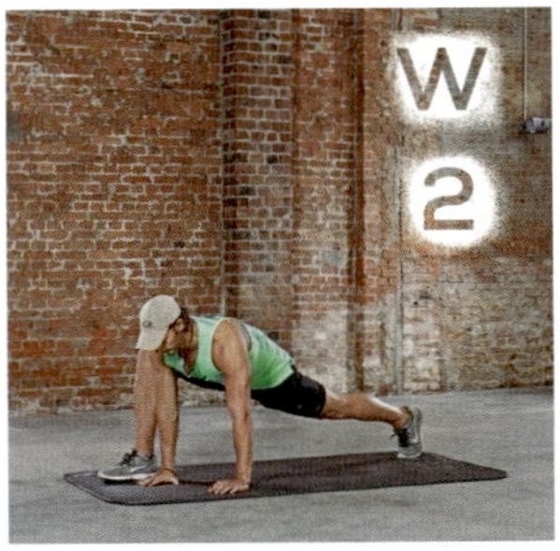

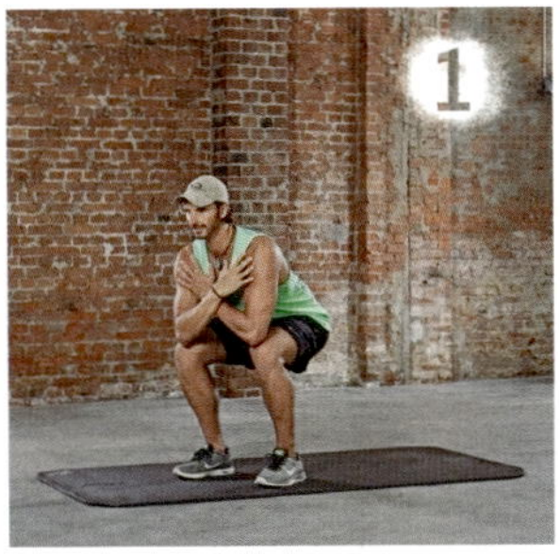

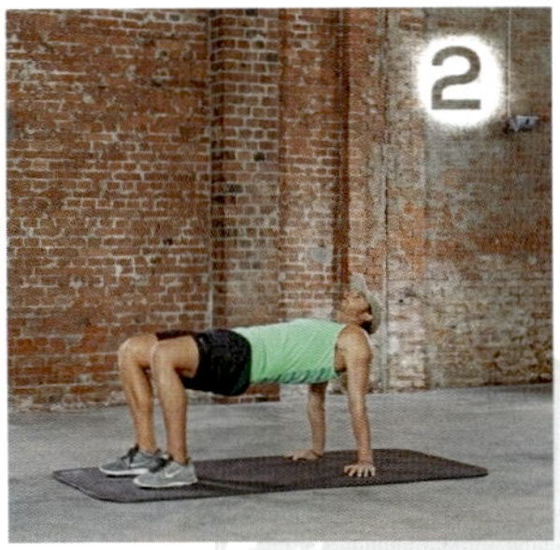

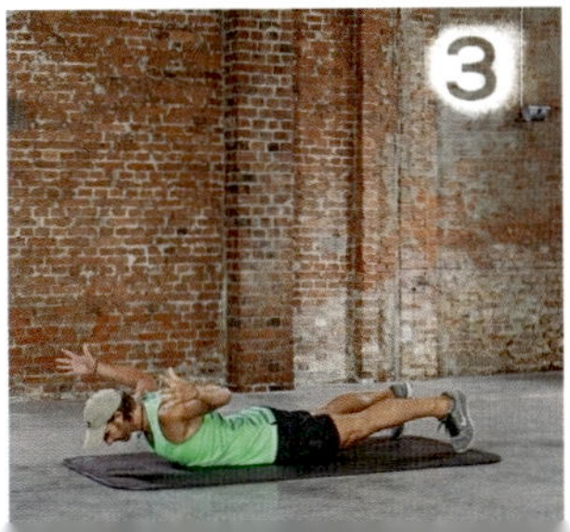

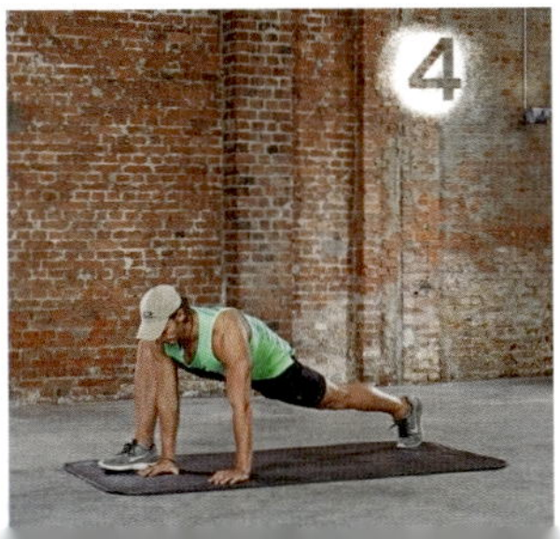

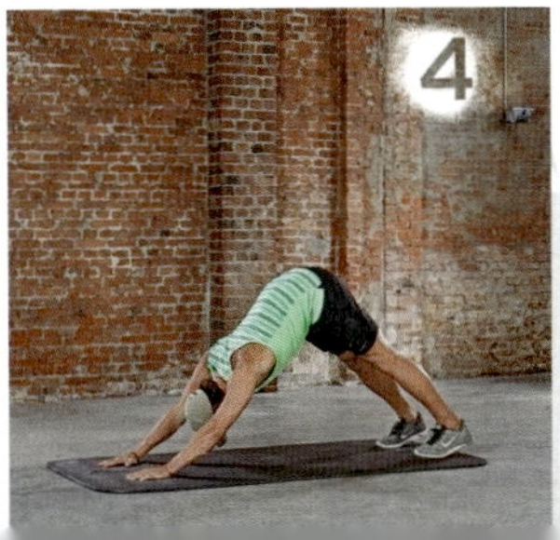

3 Minuten
Elbow Plank.
Du kannst so oft
Pause machen
wie nötig.

2. TAG

Wichtig für den Trainingserfolg ist ein klares Ziel. Hast du eines? Wenn nicht, formuliere es: Waschbrettbauch in drei Monaten? 20 Kilo abnehmen? Alles machbar. Nur eines ist wichtig: Es reicht nicht, dieses Projekt zu beenden. Das Geheimnis des Erfolgs ist, Sport und gesunde Ernährung in deinen Alltag einzubauen. Erst dann wirst du dauerhaft mit deinem Körper zufrieden sein.

Warm-up

1. jeweils 1 Minute **Open Sprinter** rechts und links dynamisch
2. 1 Minute **Plank Running**, anschließend 2-mal **A-Stand** und **Handplank** im Wechsel

Workout

1. **Push-up Knee**
2. **Jogging**
3. **Lunge** im Wechsel
4. **Open Sprinter** rechts dynamisch, anschließend 10-mal **Plank Running** (2 Schritte sind ein Plank Running), 2-mal **A-Stand** und **Handplank** im Wechsel, Übungseinheit noch einmal wiederholen mit dem **Open Sprinter** auf links dynamisch

Wiederhole das Workout insgesamt 3-mal (Übungen in Sek./Pause in Sek. nach jeder Übung): 60/60 → 45/60 → 45/60

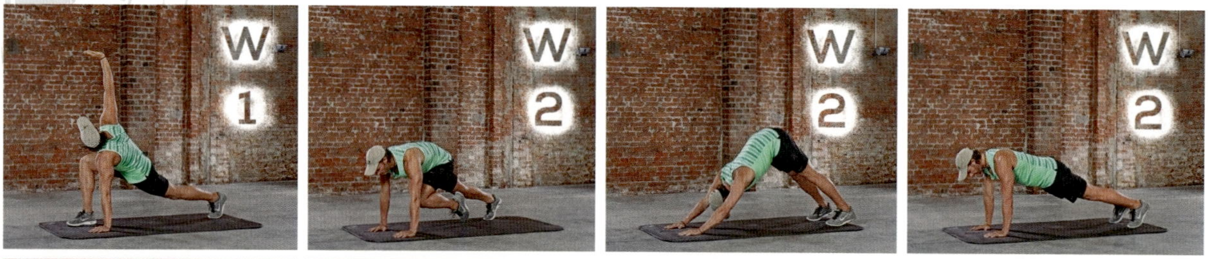

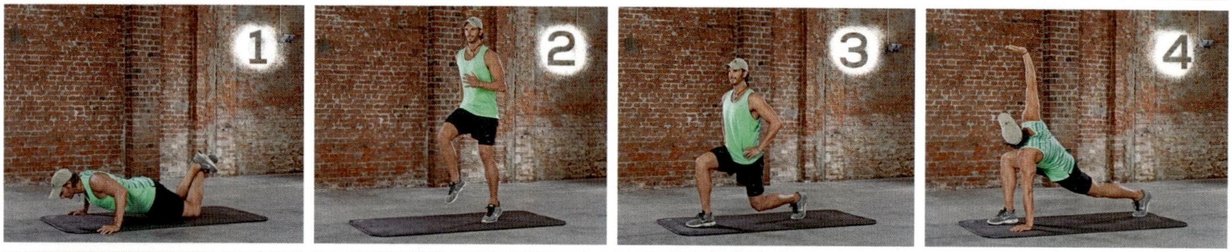

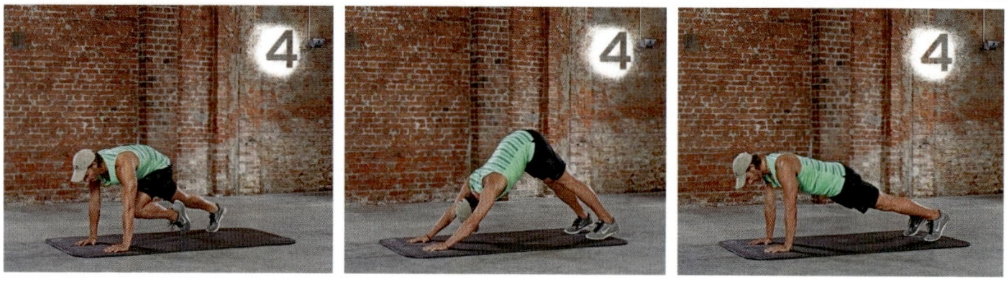

3 Minuten **Elbow Plank.** Mache so viele Pausen wie nötig, jedoch kürzere und weniger als am Vortag.

3. TAG: RECREATION DAY

Wie sieht es eigentlich mit deiner Motivation aus? Quälst du dich noch oder freust du dich schon? Bei den meisten Menschen ist das von der Tagesform abhängig. Wenn dir etwas Schönes passiert ist, wie eine nette Begebenheit mit einem Menschen, ein überraschender kleiner oder großer Geldsegen, ein Geschenk, was auch immer – Freude motiviert uns über alle Lebensbereiche hinaus. Wie kannst du es schaffen, diese Freude beim Sport zu empfinden? Durch Erfolgserlebnisse! Dazu ein Spiel: Jedes Mal, wenn du eine Tageseinheit erfolgreich gemeistert hast, gibt es einen Punkt. Am Samstag wandelst du die Punkte in Euro um und machst dir selbst eine kleine Freude, indem du dir etwas kaufst, auf was du schon lange ein Auge geworfen hast. Lege den Wert der Punkte fest: 50 Cent, 1 Euro oder sogar 2 – je nach aktueller Budgetlage.

Übrigens: Ein guter Motivator ist Musik auf den Ohren. Ich kann mir den Sport, den ich betreibe, ohne hämmernde Bässe oder mitreißende Melodien eigentlich gar nicht vorstellen. Falls du bisher sozusagen „oben ohne" unterwegs warst: Probiere es aus! Mit Musik auf den Ohren fällt das Training zehnmal leichter.

Da der heutige Tag der Erholung dient, nutze die Zeit, die du trainiert hättest, um zum Beispiel Musik zu besorgen, die du während des Trainings hören möchtest. Es ist zwar kein Training, aber auf den Battle of the Day wird nicht verzichtet:

3 Minuten **Elbow Plank.** Mache so viele Pausen wie nötig, jedoch kürzere und weniger als an den beiden Vortagen.

ER WAR UNHEIMLICH SCHNELL ALS CHAMPION. ER WAR SO SCHNELL, DASS ER DAS LICHT LÖSCHTE UND IM BETT WAR, BEVOR ES IM ZIMMER DUNKEL WAR.

George Foreman über Muhammad Ali

4. TAG: RUNNING DAY

Ein wichtiger Faktor in vielen Sportarten ist das TEAM. Wer allein sportelt, muss die Willenskraft, bis zum Ende durchzuhalten, auch allein aufbringen. Zu zweit hat man schon doppelt so viel Willenskraft und traut sich nicht so schnell aufzugeben. Wenn es irgendwie möglich ist, versuche, dich für die Tageseinheiten oder auch nur für die Ausdauereinheiten zu verabreden. Wenn du allein besser trainierst, ist das natürlich auch okay.

Warm-up: outdoor

1. 5 Minuten schnell gehen
2. 10 x 15 Sekunden **Standing Full Stretch,** dazwischen 10 Sekunden Pause. Versuche, mit jedem Mal tiefer zu kommen.
3. 1,5 Minuten **Sprinter** im Wechsel, pro Seite die Dehnung 5 Sekunden halten

Workout: outdoor, 15 Minuten locker laufen

Cool-down: 5 Minuten locker gehen

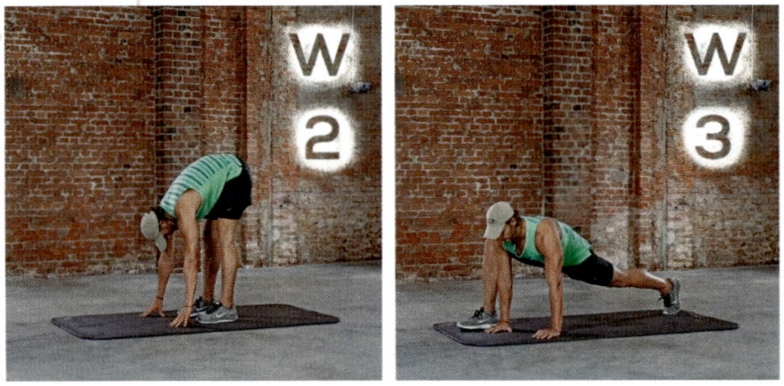

FITNESS MYTHOS

FETT MACHT FETT

Noch einmal ein kleiner Reminder zum Essverhalten. Dein Körper braucht Fett dringend für bestimmte Stoffwechselprozesse. Gesundes Fett wie in natürlichen Pflanzenölen, Nüssen oder Avocados – in vernünftigen Mengen – schützt die inneren Organe und das Nervensystem, ist Energielieferant und hilft beim Verarbeiten von Vitaminen. Schädlich ist nur Fett, das der Körper nicht „versteht", wie eben Transfette in Chips, Frittiertem und Wurst, oder wenn er zu viel davon aufgenommen hat.

5. TAG

Wer kennt nicht die legendäre Szene aus dem Boxerdrama „Rocky" mit Sylvester Stallone, in der er sich eine Packung rohe Eier in einem Messbecher aufschlägt und ohne abzusetzen austrinkt? Klar: Es gibt köstlichere Möglichkeiten, um mit Proteinen den Muskelaufbau anzukurbeln, wie zum Beispiel ein Steak, ein Omelett oder auch mal eine Handvoll Nüsse.

Warm-up

1. 45 Sekunden **Sprinter** rechts statisch, dann 4-mal kurz federnd dehnen, **Kick** mit links
2. 45 Sekunden **Sprinter** links statisch, dann 4-mal kurz federnd dehnen, **Kick** mit rechts
   Wiederhole Übung 1 und 2 noch einmal und dehne nach dem Kick auf beiden Seiten für 1 Sekunde.
3. 1 Minute **Open Sprinter** im Wechsel, ohne zu dehnen

Workout

1. **Squat Arms Up** und **Standing Full Stretch** im Wechsel
2. **Box Skipping**
3. **Upper Crunch**
4. **Swimmer**
5. **Sprinter & Kick** im Wechsel

Wiederhole das Workout insgesamt 3-mal (Übungen in Sek./Pause in Sek. nach jeder Übung): 60/60 ➜ 45/60 ➜ 45/60

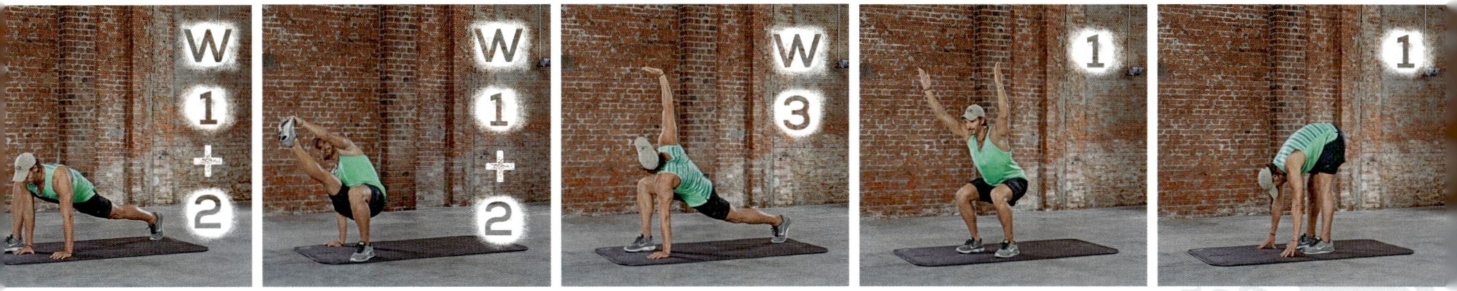

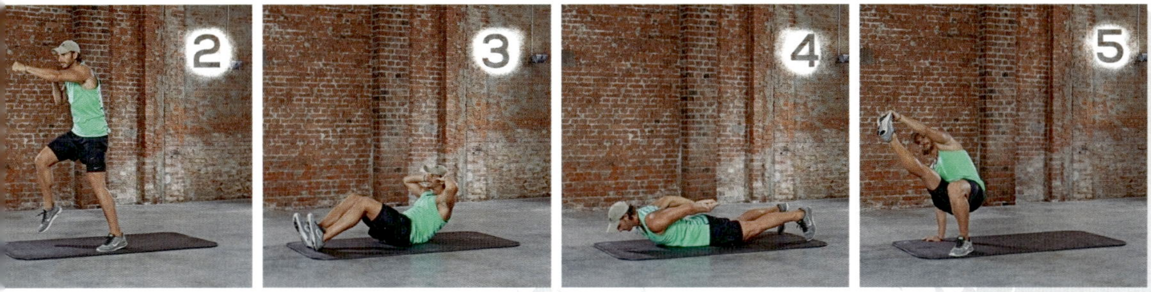

3 Minuten **Elbow Plank.** Mache maximal zwei Pausen zu je 10 Sekunden.

6. TAG

Da mein Konzept hauptsächlich auf Muskelaufbau basiert, halten wir die Cardioeinheiten auf ein Basispaket beschränkt. Fortgeschrittene können zusätzlich zum Training noch Cardioeinheiten einplanen. Ich rate dir aber: nicht mehr als zwei pro Woche. Denn deine Muskeln müssen sich erholen, sonst findet kein oder kaum Muskelaufbau statt. Und die Muckis brauchen wir, um Fett zu verbrennen. Also immer alles schön muskelfreundlich gestalten.

Warm-up

1. 1 Minute **Jogging**
2. 1 Minute **Sprinter High Impact**
3. jeweils 45 Sekunden **Sprinter Arms Up** rechts und links statisch

Workout

1. **Push-up Knee**
2. **Standing Full Stretch** dynamisch
3. **Squat Front + Back**
4. **Superman** statisch

Wiederhole das Workout insgesamt 3-mal (Übungen in Sek./Pause in Sek. nach jeder Übung): 60/60 ➜ 60/60 ➜ 45/60

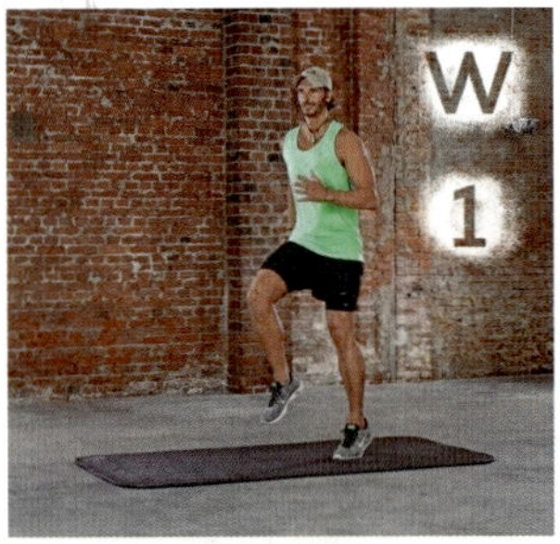

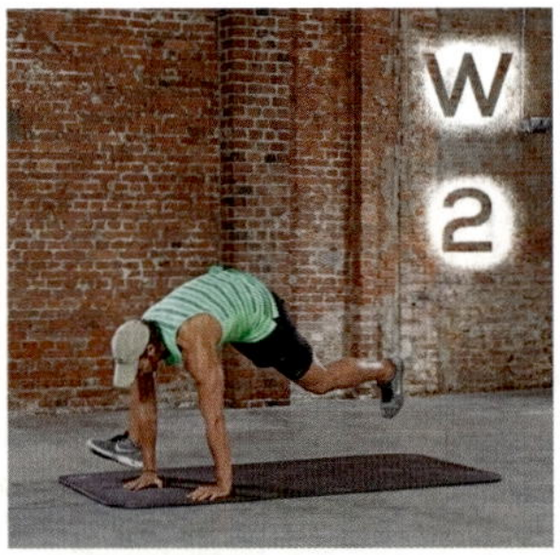

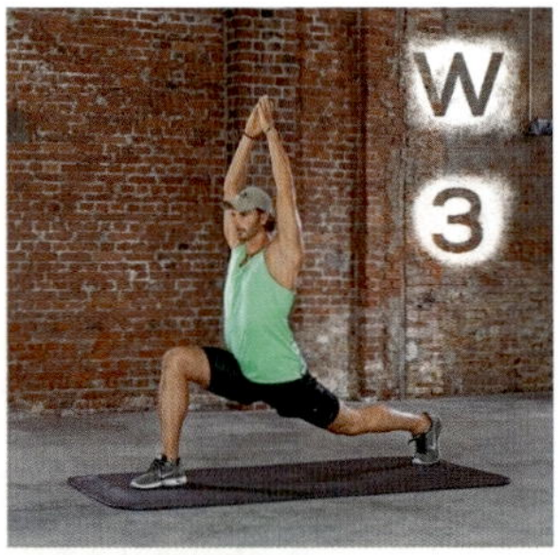

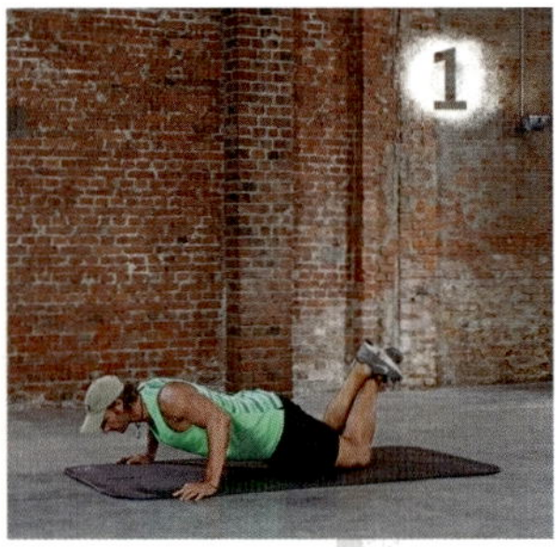

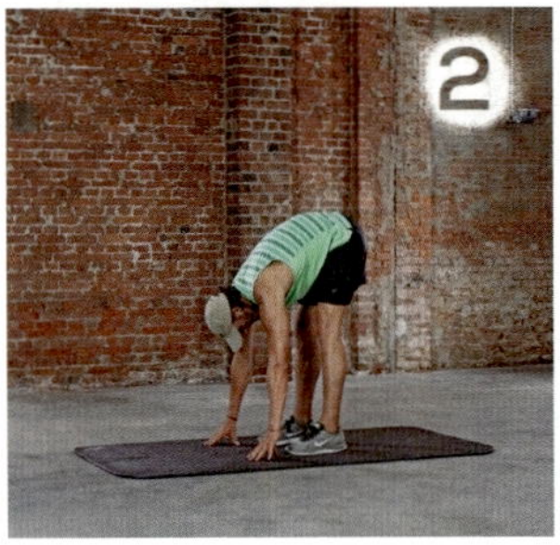

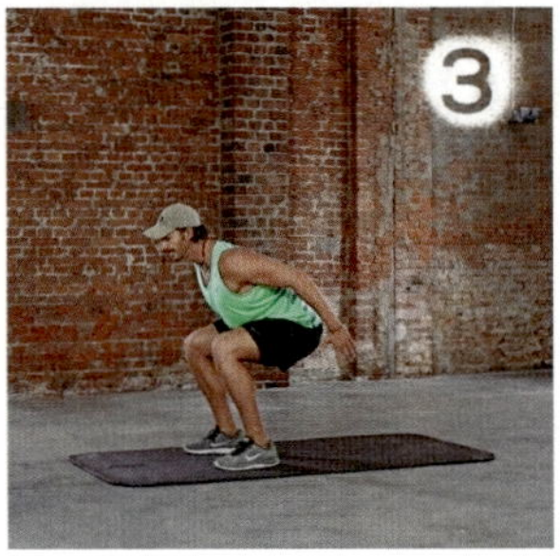

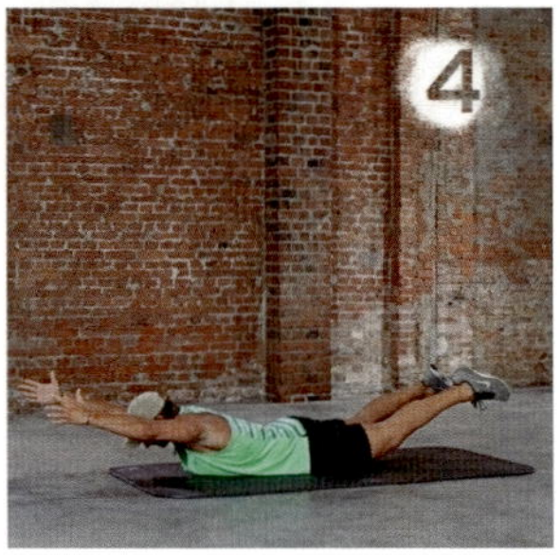

3 Minuten **Elbow Plank.** Mache maximal EINE kurze Pause.

7. TAG

Körper und Geist haben sich jetzt auf das, was da kommt, vorbereitet. Du verfügst über eine Grundfitness, auf der man gut aufbauen kann.

Warm-up

1. 1 Minute: Komme in eine tiefe Squat-Position: **Crawling** vorwärts, **Handplank, A-Stand, Handplank, Sprinter** rechts, **Handplank, Crawling** rückwärts
2. 1 Minute **Jumping Jack**
3. 1 Minute: Wiederhole Übungsablauf 1.
4. 1 Minute **Jumping Jack Down**

Workout

1. **Open Push-up** rechts dynamisch
2. **Squat Left + Right** dynamisch, schnelles Tempo
3. **Open Push-up** links dynamisch
4. **Crossed Squat** im Wechsel

Wiederhole das Workout insgesamt 3-mal (Übungen in Sek./Pause in Sek. nach jeder Übung): 60/30 ➜ 45/30 ➜ 45/30

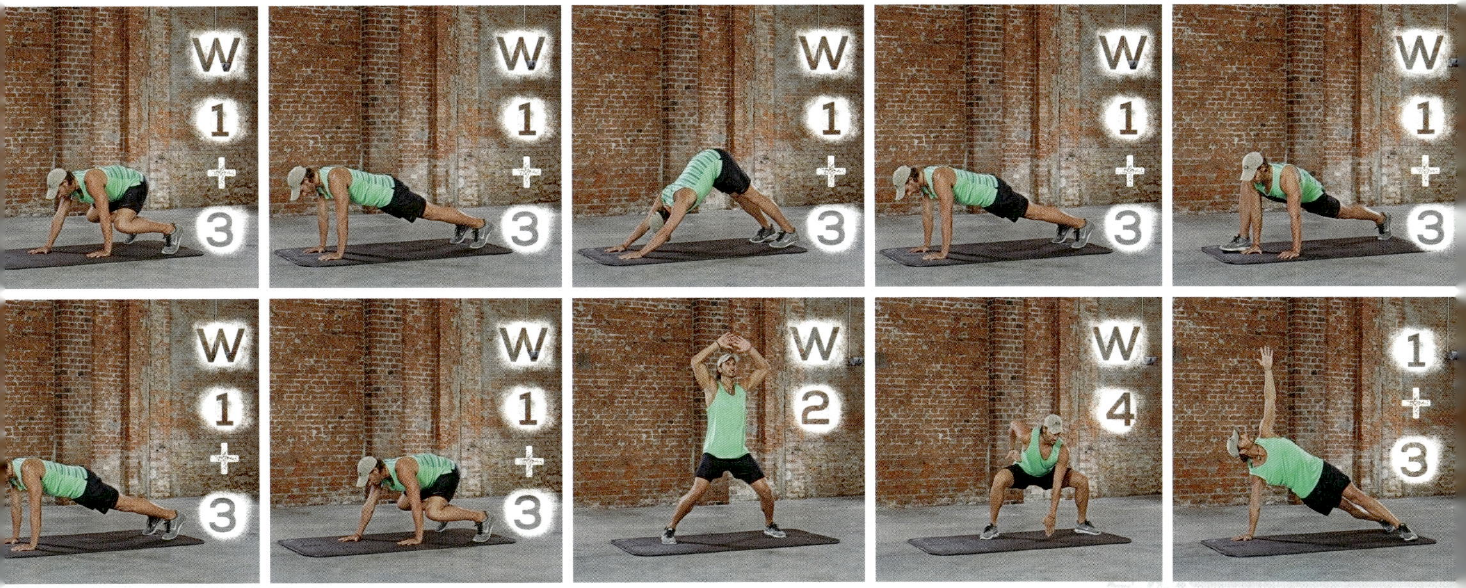

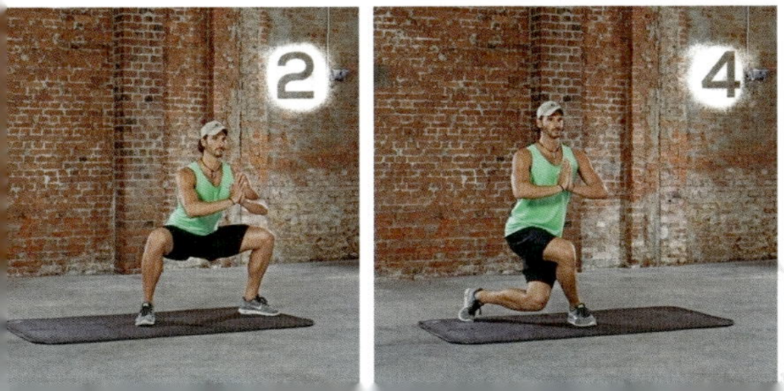

3 Minuten **Elbow Plank** ohne Pause

8. TAG: RECREATION DAY

Bestimmt hat dich in den ersten Tagen irgendwann einmal der Muskelkater geplagt. Denke immer daran: Es ist ein positiver Schmerz! Wenn du Alltagsbewegungen wie Treppensteigen oder Auf-einen-Stuhl-Setzen nur noch unter großen Schmerzen ausführen kannst, darfst du auch an einem anderen Tag Pause machen.

TIPP

FASZIENMASSAGE

Faszien sind Faserhüllen unter der Haut, die Organe, Muskeln und Sehnen in ihrer Position halten. Ohne Training verkleben die Faszien. Geschmeidig bleiben sie zum einen durch Training, zum anderen durch eine Massage mit der Faszienrolle. Anfangs kann es sehr schmerzhaft sein, aber hinterher fühlt man sich super entspannt. Anleitungen dazu findest du auch im Internet.

DIE BESTE ENTSCHEIDUNG IST IMMER DIE,
DIE DICH LANGFRISTIG GLÜCKLICH MACHT.

9. TAG: RUNNING DAY

Wusstest du, dass Ausdauersportarten Glückshormone in so starker Konzentration produzieren, dass sie sogar Depressionen lindern können? Ein Energieschub also, den du als Motivation für das übrige Training gut gebrauchen kannst. Apropos Motivation: Brauchst du mehr davon? Kannst du gerne haben, bringt aber nichts. Eine Studie an bayerischen Schulkindern ergab, dass Motivation von außen keinerlei Effekt hat. Weder Motivation von Lehrern oder Eltern noch höhere Intelligenz führt zu besseren Noten. Einzig und allein die Freude an dem, was man tut, bringt Erfolg. Es geht darum zu erkennen, dass Ziele erreichbar sind, denn Erfolgserlebnisse bereiten Freude. Doch wie empfinde ich Freude bei Übungen, die mir keinen Spaß machen? Klare Ansage: Wenn dir dieser Trainingsplan hier keinen Spaß macht – lasse es! Aber bevor du aufgibst, denke an den Point of no Return. Gib dir und dem Programm eine Chance, dich zu überzeugen.

Die Vorgänge im Körper brauchen eine Weile, bis sie sichtbar werden. Sobald dein Traumkörper sich wie die Spitze eines Eisberges aus dem dunklen Polarmeer deiner vielleicht unsportlichen Vergangenheit emporschiebt, hast du dein erstes Erfolgserlebnis, und nichts kann dich mehr stoppen. Mach weiter – ich garantiere dir, dass JEDER an diesen Point of no Return kommen wird.

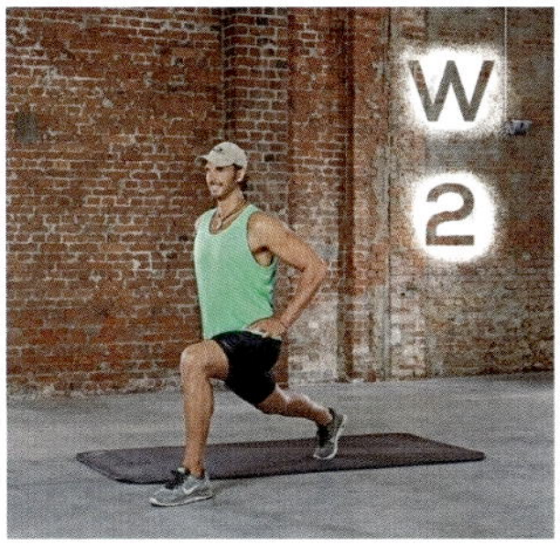

Warm-up: outdoor
1. 5 Minuten laufen
2. 10 x **Walking Sprinter** vorwärts im Wechsel mit circa 3 Sekunden Dehnung vor dem Beinwechsel

Workout: outdoor
1 Minute locker laufen → 30 Sekunden sehr schnell laufen → 1 Minute zügig gehen (insgesamt 8-mal wiederholen)

Cool-down: 5 Minuten locker laufen

Heute ist Pause. Wer es gestern jedoch nicht geschafft hat, kann die **Elbow Plank** gern noch einmal versuchen.

10. TAG: TEST 1

Ein kleiner Trick aus der Psychologie: Es hilft nicht nur, wenn du dein Ziel klar formulierst. Noch besser ist es, wenn du es zusätzlich visualisierst. Gibt es einen Hollywoodstar, dessen Körper du bewunderst? Vielleicht findest du im Internet oder in einer Zeitschrift ein Bild in Bikini, Badehose oder in Sommerkleidung von ihr oder ihm. Platziere es so, dass du es täglich öfter betrachten kannst. Oder du führst das Bild in deiner Brieftasche mit dir. Wenn wir uns täglich an unsere Ziele erinnern, programmieren wir unser Denken und damit unser Handeln in die Richtung, in die wir uns bewegen wollen.

Warm-up
1. 2 Minuten **Jogging**
2. 2 Minuten: 7 x **Jumping Jack,** 1 x **Jumping Jack Down,** im Wechsel wiederholen

Test-Workout: 5 x 5 Minuten
Der Test wiederholt sich bis Tag 30 noch genau 2-mal. Während die Zeit läuft, machst du so viele Wiederholungen wie möglich. Die Pausen darfst du selbst bestimmen – aber mache so wenige wie möglich.
1. **Sprinter High Impact**
2. **Push-up Knee**
3. **Jumping Jack**
4. **Lunge High Impact**
5. **Superman** dynamisch

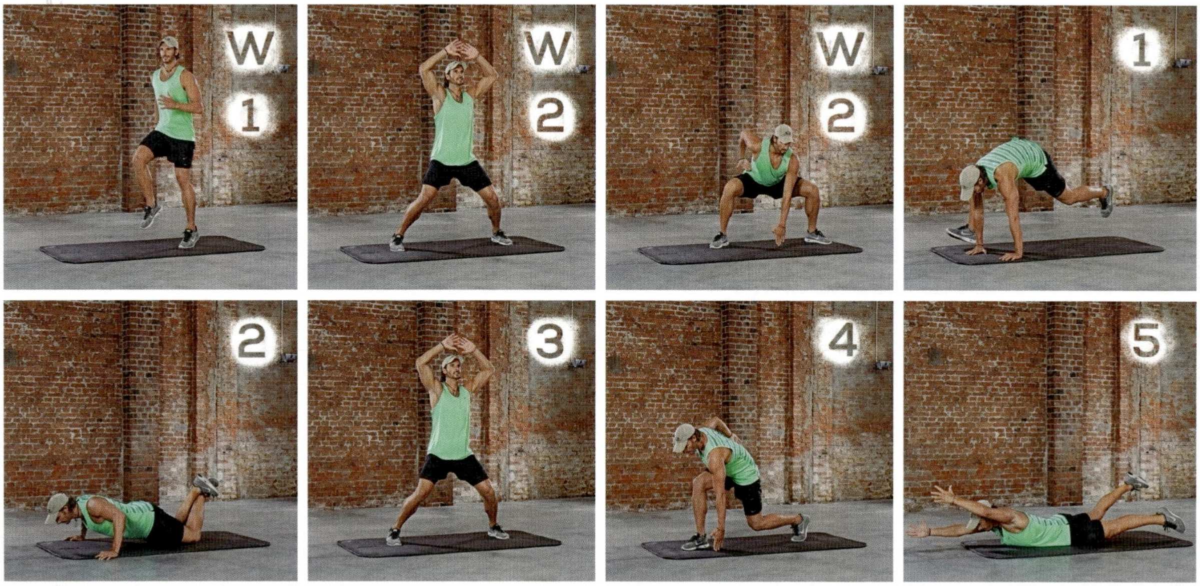

4 Minuten **Elbow Plank.** Es sind zwei Pausen nach der dritten Minute erlaubt.

DIE EINFACHSTE FORMEL DER WELT

Ein Drittel des Programms hast du geschafft. Fällt es dir noch immer schwer, dich zu motivieren? Dann möchte ich dir an dieser Stelle einen Trick verraten.

Stelle dir vor, du musst zum Zahnarzt, weil sich eine Füllung gelöst hat.
Du überlegst: Was ist das Problem? Zahn fühlt sich blöd an.
Was ist das Ziel? Zahn soll sich nicht mehr blöd anfühlen.
Was tust du? Du greifst zum Hörer und besorgst dir einen Zahnarzttermin. Termin wahrnehmen, Problem gelöst.

Ein anderes Beispiel: Du suchst eine Wohnung. Du musst aus der alten zwar nicht raus, aber sie ist eigentlich zu teuer.
Was ist das Problem? Wohnung zu teuer.
Was ist das Ziel? Umziehen.
Was tust du? Du trägst dich in einen Immobilienservice im Internet ein. Angebote trudeln ein, anrufen, hingehen, Problem gelöst.

Diese beiden Beispiele passen zum Thema „Motivation im Sport", denn sie befinden sich auf demselben Niveau der Dringlichkeit: Sie sind nicht lebensnotwendig, verbessern das Leben aber langfristig. Um das zu verdeutlichen, verrate ich dir jetzt eine Geheimformel. Sie versteckt sich sowohl in den beiden genannten Beispielen als auch in allen anderen Bereichen deines Lebens, in denen du etwas erreichen willst. Nennen wir sie die „Formel zum Glück". Atme jetzt einmal tief durch und konzentriere dich. Hier ist sie, DIE Formel:

2

Sage mir bitte, WER auf diesem Planeten kann nicht für 2 SEKUNDEN Willenskraft aufbringen? Diese „Formel" steht für die Zeit, in der du deinen Willen anstrengen musst, um dich zu überwinden, in Aktion zu treten. Sei es, zum Hörer zu greifen oder das Internet zu starten. 2 Sekunden, um zu deinem Traumkörper zu gelangen. Denn wenn das Rad erst einmal in Bewegung ist, wirst du es nicht mehr stoppen – sprich, wenn du auf dem Weg zum Training bist, wirst du nicht wieder umkehren. Sekunde 1: Gedanke. Sekunde 2: Aktion. Bring das Rad in Bewegung. DAS IST ALLES! Und erzähl mir nicht, das sei zu schwer – du musst dafür nicht einmal bis drei zählen!

IM POWERCAMP – ALSO DEN NÄCHSTEN ZEHN TAGEN – STEIGERN WIR NOCH EINMAL DIE INTENSITÄT. VERSUCHE, NOCH SAUBERER ZU ARBEITEN UND NOCH BESSER DURCHZUHALTEN, UM DICH BESTMÖGLICH AUF DIE DRITTE UND LETZTE ETAPPE UNSERER GEMEINSAMEN SPORTLICHEN REISE VORZUBEREITEN. DANACH WIRST DU DEN WEG ALLEIN GEHEN MÜSSEN – UND DAS WIRST DU KÖNNEN, ICH WEISS ES.

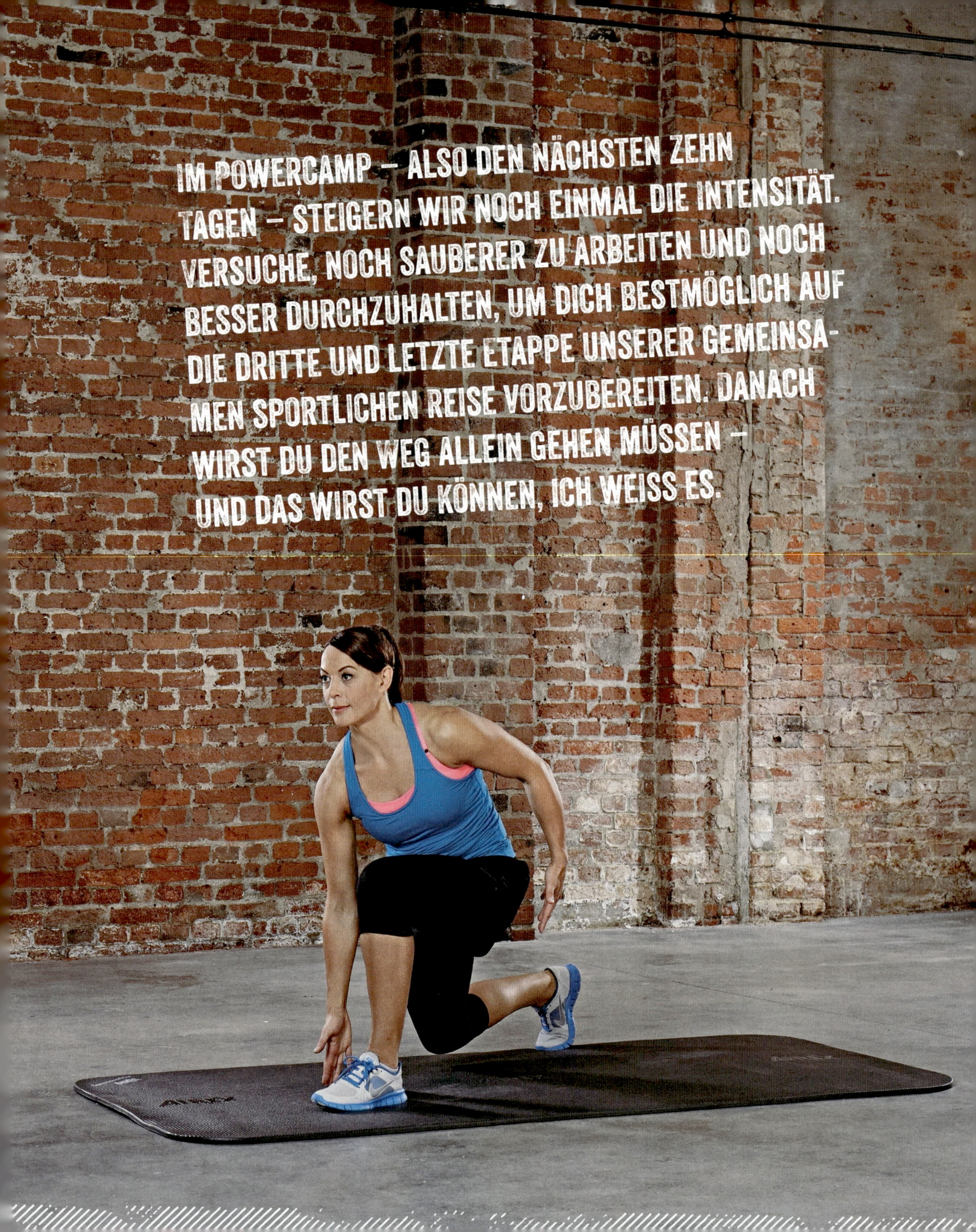

11. TAG

So atmest du am sinnvollsten: bei der stärkeren Belastung der Übung aus- und bei dem weniger starken Teil der Übung einatmen. Bei einem Squat bedeutet das: beim Beugen aus- und beim Strecken einatmen. Das gilt für alle Kraftübungen.

Warm-up

1. jeweils 45 Sekunden **Handplank** und **Sprinter & Kick** rechts und links
2. 1 Minute **Upper Crunch**
3. jeweils 45 Sekunden **Handplank** und **Sprinter & Kick** rechts und links
4. 1 Minute **Full Crunch**
5. 1,25 Minuten **Handplank** und **Sprinter & Kick** rechts und links im Wechsel

Workout

Jede Übung 1 Minute, nach jeder Übung 1 Minute Pause

1. **Push-up**
2. **Push-up Knee,** schnelles Tempo
3. **Superman** dynamisch
4. **Butterfly Reverse Face-Down**
5. **Lunge High Impact**
6. **Jump,** jeweils 30 Sekunden rechts und links im Quadrat
7. **Crossed Squat**
8. **Push-up**
9. **Superman** dynamisch
10. **Lunge High Impact**

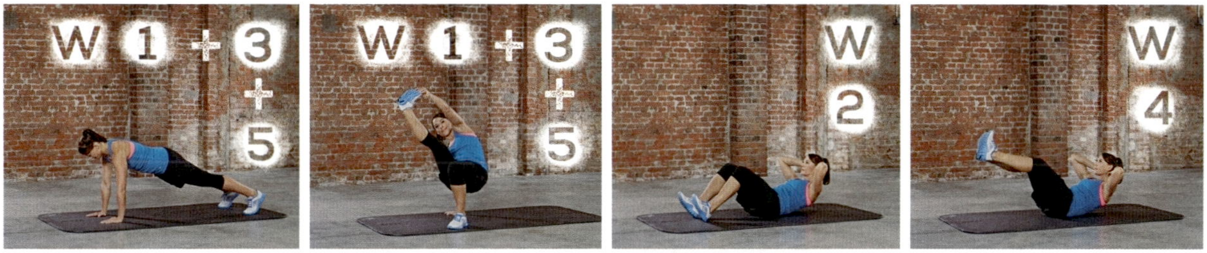

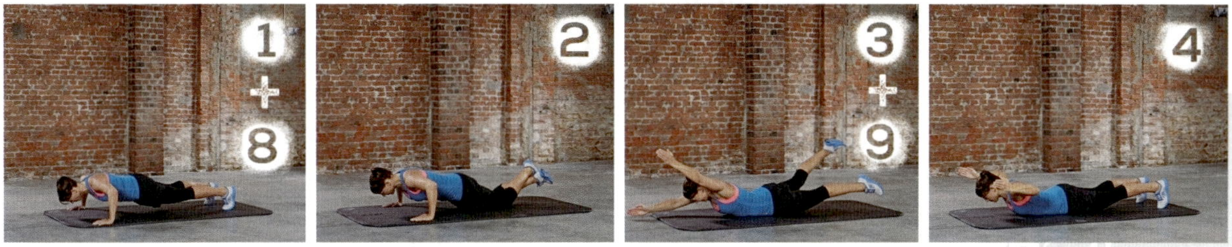

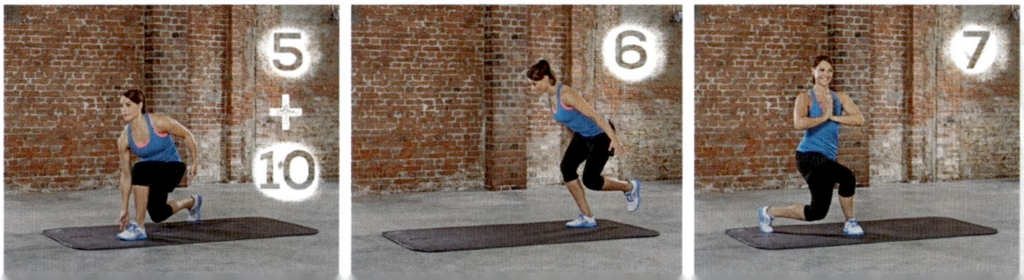

4 Minuten **Elbow Plank.** Es sind zwei Pausen nach der dritten Minute erlaubt.

12. TAG

Das Hauptziel vieler Menschen ist abnehmen. Direkt an zweiter Stelle kommt ein flacher Bauch. Um ein für alle Mal mit einem Mythos aufzuräumen: Wer Bauchmuskelübungen macht, nimmt NICHT vor allem am Bauch ab, sondern formt die Bauchmuskeln.

Warm-up

1. 1 Minute **Sprinter & Kick** links und **Push-up** im Wechsel
2. 1 Minute **Roll-up**
3. 1 Minute **Sprinter & Kick** rechts und **Push-up** im Wechsel
4. 1 Minute **Full Crunch**

Workout

1. 1 Minute **Diagonal Table Extension & Dip** im Wechsel
2. 1 Minute **Full Crunch**
3. 1 Minute **Swimmer**

Absolviere insgesamt drei Runden. Mache nach Runde eins und zwei jeweils 30 Sekunden Pause, nach der dritten Runde 2 Minuten. Dann absolviere die Übungen für 5 Minuten ohne Pause im Wechsel mit folgenden Wiederholungen:
Übung 1: 8, Übung 2: 10, Übung 3: 5

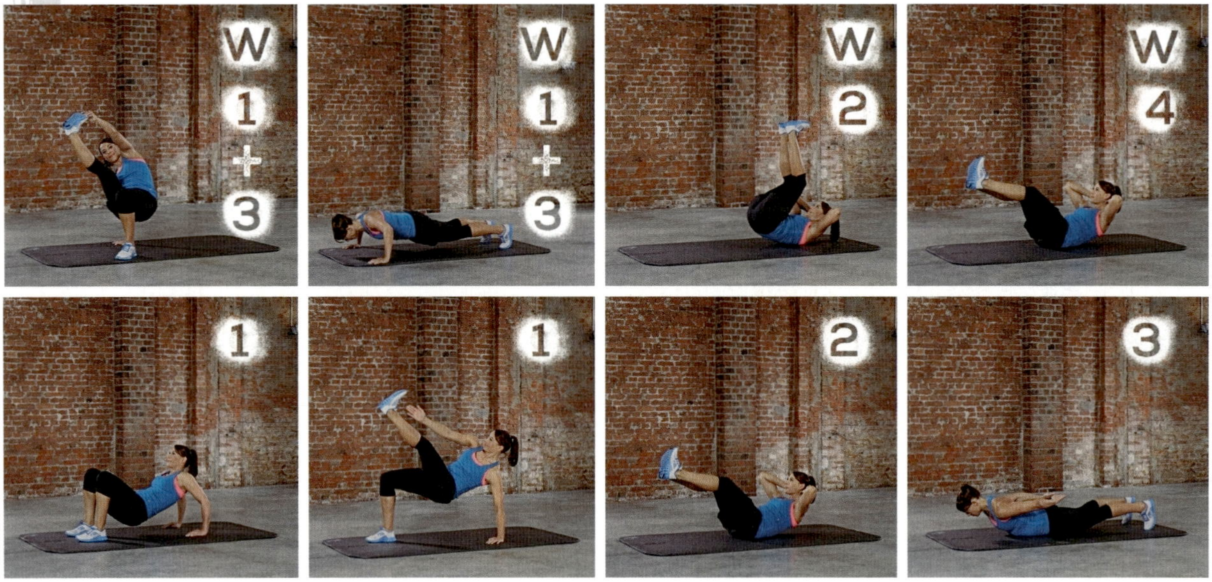

4 Minuten **Elbow Plank.** Mache 1 Minute Pause nach der dritten Minute.

13. TAG

Gib noch einmal ALLES und versuche bewusst, Anstrengung, Schmerz und negative Gedanken umzuwandeln in Freude auf das Ergebnis: deine Traumfigur. Los - ab auf die Matte!

Warm-up

1. 45 Sekunden **Handplank** und **Single Leg A-Stand** rechts im Wechsel
2. 1,5 Minuten **Box Skipping**
3. 45 Sekunden **Handplank** und **Single Leg A-Stand** links im Wechsel
4. 1,5 Minuten **Jogging**

Workout: jede Übung 1 Minute ohne Pause

1. **Standing Full Stretch, Crawling** vorwärts, **Handplank Extended** (5 Sekunden halten) und **Crawling** rückwärts, Bewegungsablauf wiederholen
2. **Crossed Squat Balance** im Wechsel
3. **Table Extension & Dip**
4. **Superman** dynamisch
5. **Plank Running**
6. **Sprinter High Impact**
7. **Plank Running**

Wiederhole das Workout insgesamt 3-mal.

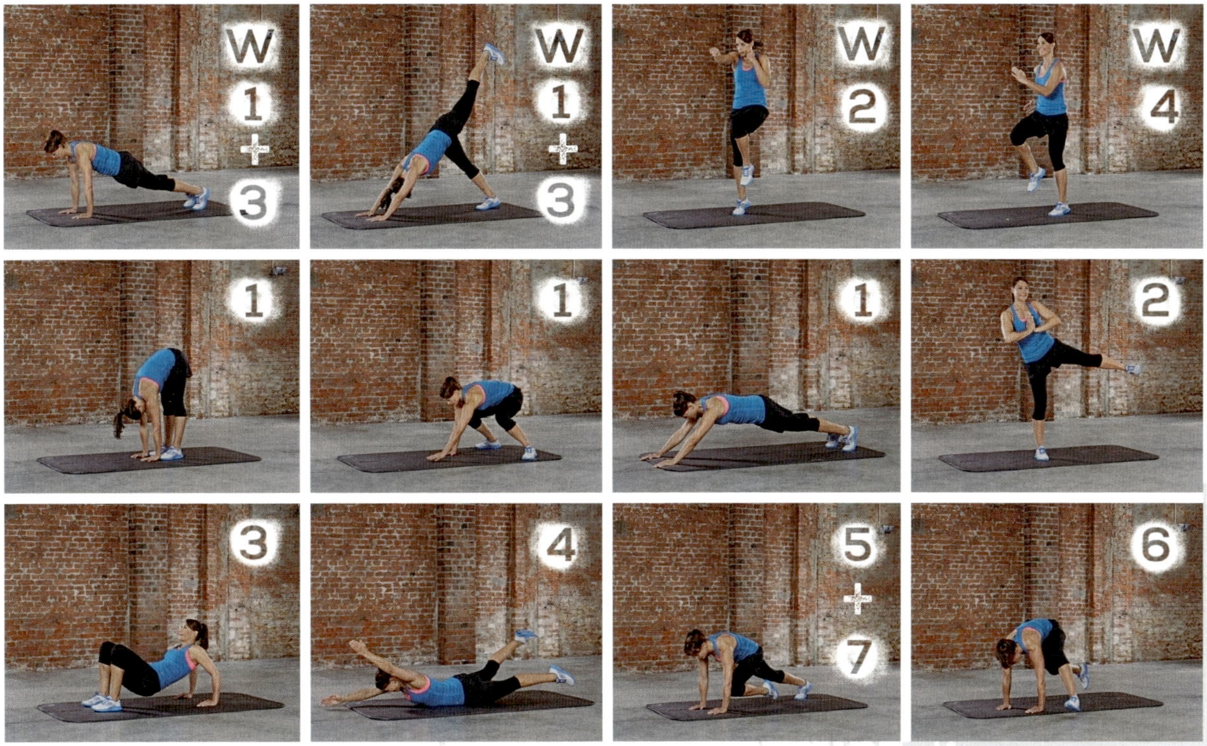

4 Minuten **Elbow Plank.** Es ist eine Pause nach der dritten Minute erlaubt.

14. TAG

Ich bin ja ein großer Fan des „An apple a day keeps the doctor away"-Prinzips und kaufe jede Woche ein Kilo Äpfel. Und zwar Bioäpfel. Der Grund: Pestizide in den anderen Äpfeln machen hässlich und der Abbau der Giftstoffe kostet den Körper Kraft. Die brauchen wir aber fürs Workout.

Warm-up
Führe den Übungsablauf mit folgenden Wiederholungen aus. Mache dazwischen eine Pause von 10 bis 15 Sekunden: 1 ➜ 2 ➜ 3 ➜ 4 ➜ 5 ➜ 4 ➜ 3 ➜ 2 ➜ 1
Komme in eine tiefe Squat-Position: **Crawling** vorwärts, **Push-up, A-Stand, Handplank, Crawling** rückwärts, **High Jump**

Workout: jede Übung 1 Minute ohne Pause
1. **Standing Full Stretch** und **Squat** (lasse die Hände am Boden) im Wechsel
2. **Squat** und **Handplank** (die Hände dürfen den Boden verlassen) im Wechsel
3. **Sprinter** rechts (rechter Fuß vorn): **Arms Up** und **Superman Arms** im Wechsel
4. **Jump** mit rechts, ohne Korrekturhüpfer
5. **Sprinter** links (linker Fuß vorn): **Arms Up** und **Superman Arms** im Wechsel
6. **Jump** mit links, ohne Korrekturhüpfer

Wiederhole das Workout insgesamt 3-mal.

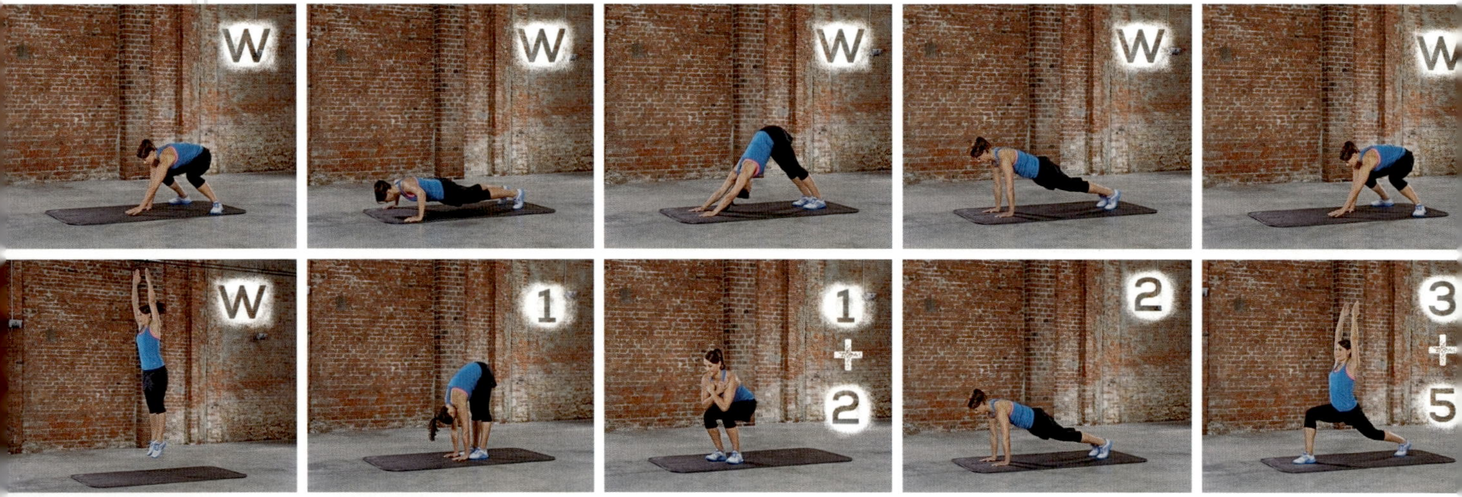

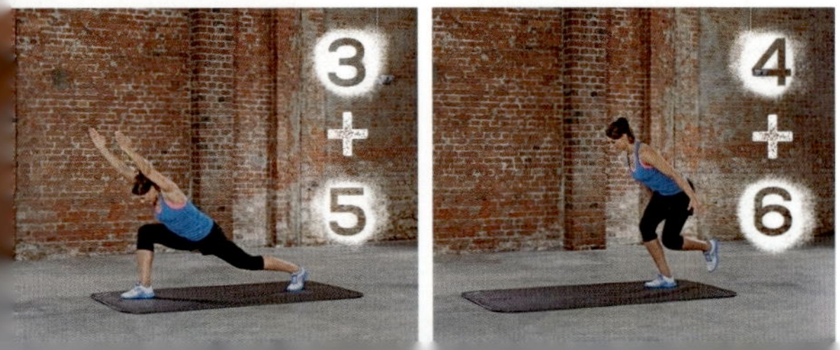

8 x 20 Sekunden
Elbow Plank mit
10 Sekunden
Pause dazwischen

15. TAG

Jetzt sind deine Muskeln schon gut aufgebaut und du wirst bemerkt haben, dass dir die Übungen etwas leichter fallen. Ein Tipp für die Bewegungsabläufe, bei denen du dich auf dem Boden abstützen musst: Versuche, die Finger immer so breit wie möglich zu spreizen und verteile die Kraft auf die ganze Handfläche. So lastet nicht der ganze Druck auf deinen Handgelenken und du kannst die Übung mit mehr Einsatz ausführen, wodurch sie effektiver wird.

Warm-up

1. 10 x **Cobra** dynamisch
2. 5 x **Cobra** mit 5 x **A-Stand** im Wechsel
3. 10 x **Push-up** mit 10 x **A-Stand** im Wechsel

Wiederhole den kompletten Bewegungsablauf für insgesamt 6 Minuten.

Workout 1

1. **L-Sit** rechts/**Full Crunch/L-Sit** links (Übungen in Sek.): 30/60/30
2. **Lunge High Impact/Squat Arms Up** dynamisch/**Lunge High Impact** (Übungen in Sek.): 30/60/30
3. **Push-up/Superman** dynamisch/**Push-up** (Übungen in Sek.): 30/60/30

Mache 3 Minuten Pause vor Workout 2 (Seite 156).

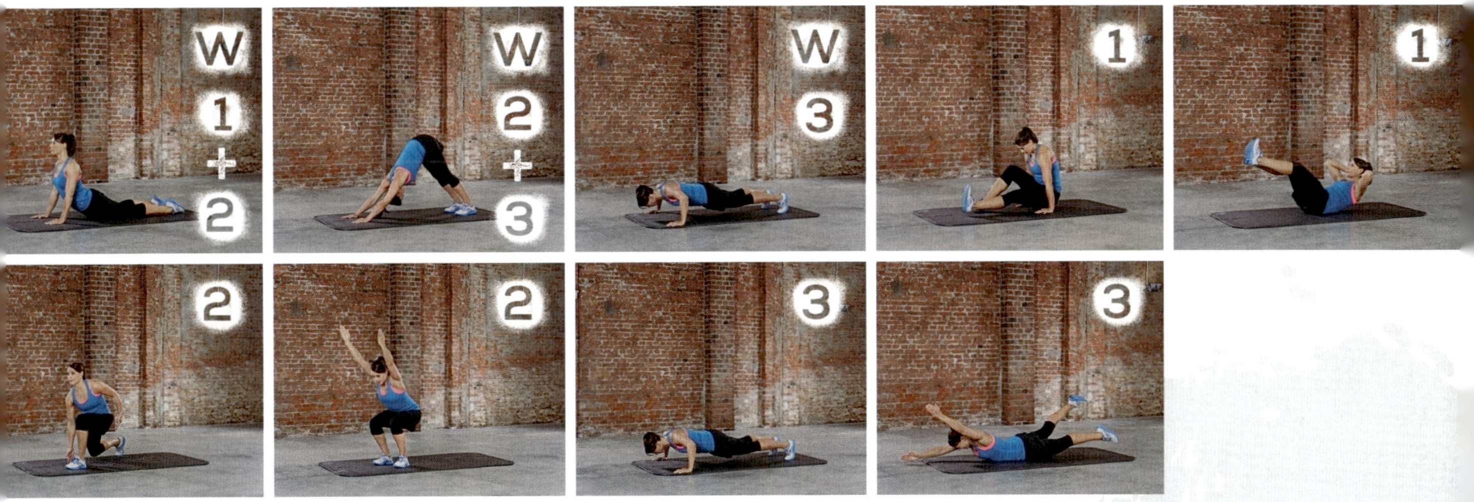

Workout 2

1. Komme in eine tiefe Squat-Position: **Handplank** (mit beiden Füßen zurückspringen) und **Sprinter & Kick** (zurückspringen) rechts und links im Wechsel

Wiederhole diese Übungseinheit in 3 Minuten so oft wie möglich.

2. jeweils 1,5 Minuten **Jump** mit rechts und links, vor- und zurückspringen

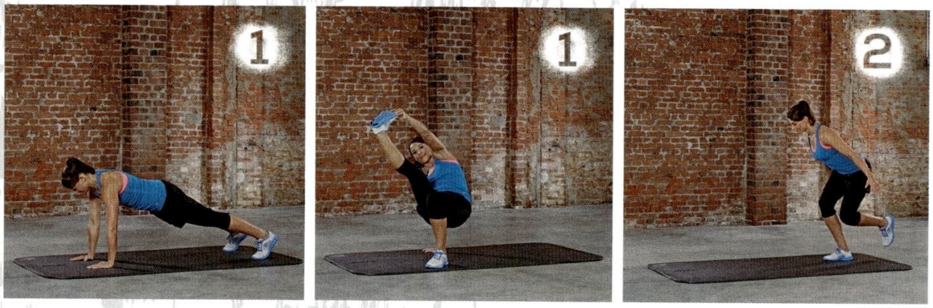

4 Minuten **Elbow Plank** ohne Pause

16. TAG: RECREATION DAY

Wenn du Lust hast, kannst du den Pausentag heute dazu nutzen aufzuräumen und zu sortieren. Das macht den Kopf frei für andere Dinge in deinem Leben. Diesen Platz wirst du brauchen, denn dieses Trainingskonzept wird dein Leben ganz schön auf den Kopf stellen und dir viel Neues und Schönes bringen. Also los: Fertige eine Liste mit Dingen an, die du schon lange erledigen wolltest. Was auch immer das war oder ist, schreibe sieben Punkte auf: Sammelkisten ausmisten, Schreibtischschubladen durchsehen, Schuhe zum Schuster bringen, den Dachboden aufräumen oder einen Flohmarkt organisieren. Dir fallen sicher mehr als sieben Dinge ein, aber lasse uns das Vorhaben auf diese Zahl beschränken. Nun versuchst du, jeden Tag einen Punkt von der Liste abzuarbeiten. Und in sieben Tagen ist alles erledigt. Dann kannst du eine neue Liste schreiben. So machst du es nun jede Woche und schnell wirst du merken, wie erleichtert du dich fühlst.

4 Minuten **Elbow Plank** ohne Pause

17. TAG: RUNNING DAY

Du bist deiner positiven Veränderung schon viel näher gekommen. Versuche, deine Einstellung von „Bald geschafft" in „Ich lerne immer mehr" und vor allem hin zu „Sport und gesunde Ernährung werden für mich immer selbstverständlicher" zu verändern. Denn eine Diät, die endet, funktioniert ebenso wenig wie ein Training, das endet. Ich bekomme oft Komplimente für meinen Körperbau. Viele denken, dass ich so auf die Welt gekommen bin. Andere fragen, wie lange ich dafür trainiert habe. Ich trainiere seit 20 Jahren. Man hat relativ schnell den Körper, den man sich immer gewünscht hat, aber dann liegt es an dir, ihn zu behalten. Dranbleiben ist der Schlüssel zum Glück.

Warm-up: outdoor
1. 4 Minuten locker laufen
2. 10 x **Walking Sprinter** mit circa 3 Sekunden Dehnung pro Seite
3. 8 x 20 Sekunden **Standing Full Stretch** mit 10 Sekunden Pause dazwischen

Workout: outdoor, 15 Minuten Steigerungsläufe
Aus dem Stand 20 Schritte beschleunigen bis auf Sprintniveau, auslaufen und circa 20 bis 30 Sekunden zügig gehen

Cool-down: 4 Minuten locker laufen, keine Dehnung am Ende!

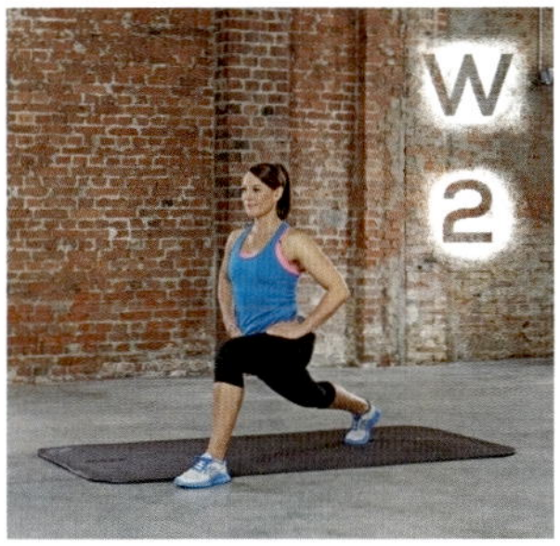

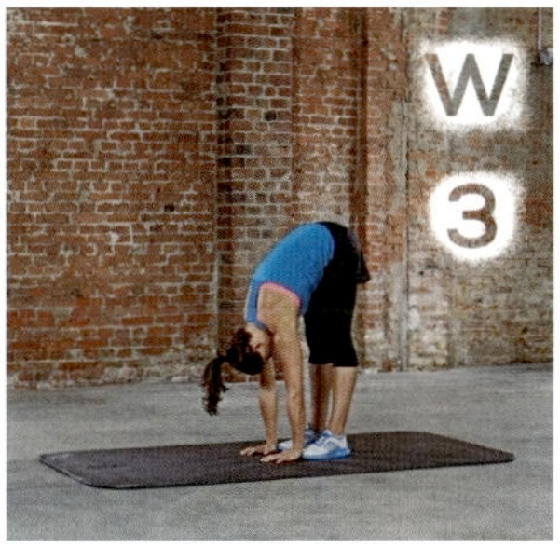

18. TAG

Bist du ein Urlaubssportpausierer? Dann hast du das Prinzip noch nicht richtig verstanden. Sport gehört zu einem gesunden Leben dazu. Also: Selbst wenn du im Urlaub bist, ziehe durch! Für eine halbe Stunde Sport ist auf jeden Fall Zeit.

Warm-up

1. 1 Minute **Plank Running**
2. 2 Minuten **Jumping Jack**
3. 1 Minute **Handplank** und **A-Stand** im Wechsel

Workout

1. **Cobra** mit **A-Stand,** Wiederholungen pro Runde: 3 ➜ 4 ➜ 5 ➜ 4 ➜ 3 nach jeder Runde zwei Atemzüge Pause
2. jeweils 20 x **Jump** mit links und mit rechts, seitlich hin und her springen, dann 1 Minute Pause
3. jeweils 1 Minute **Box Skipping,** hohes Tempo, und **L-Sit** rechts, dann 1 Minute Pause
4. jeweils 20 x **Jump** mit links und mit rechts, vor- und zurückspringen, dann 1 Minute Pause
5. jeweils 1 Minute **Box Skipping,** hohes Tempo, und **L-Sit** links, dann 1 Minute Pause

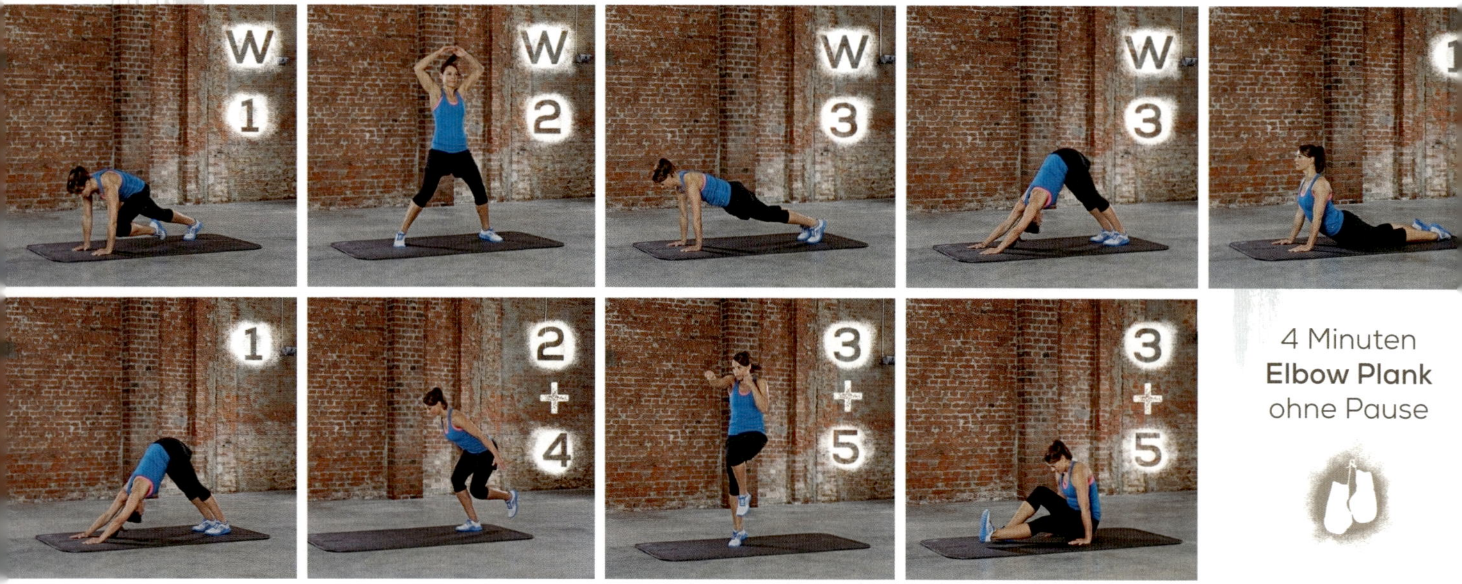

4 Minuten
Elbow Plank
ohne Pause

19. TAG: CHALLENGE

Ich möchte, dass du noch einmal alles gibst. Denke an das, was dich erwarten wird – deine Traumfigur. Sei stolz auf dich und deinen Körper und führe die Übungen mit größtmöglicher Präzision aus.

Warm-up
1. 1 Minute **Jogging**
2. jeweils 30 Sekunden **Sprinter & Kick** rechts und links, gelaufen, dann 30 Sekunden Pause
3. 1,5 Minuten **Sprinter & Kick** und **Push-up** im Wechsel

Time-Challenge: So schnell du kannst, notfalls mit Pause
1. 2 Minuten **Push-up Knee,** dann 1 Minute Pause
2. 2 Minuten **Lunge High Impact,** dann 1 Minute Pause
3. 2 Minuten **Superman** pendelnd, moderates Tempo, dann 1 Minute Pause
4. 2 Minuten **Jumping Jack,** dann 1 Minute Pause
5. Komme in eine tiefe Squat-Position: 20 x **Crawling** vorwärts, **Push-up** und **Crawling** rückwärts im Wechsel

Mache vor dem Battle 3 Minuten Pause, entspanne dich und tue einfach gar nichts.

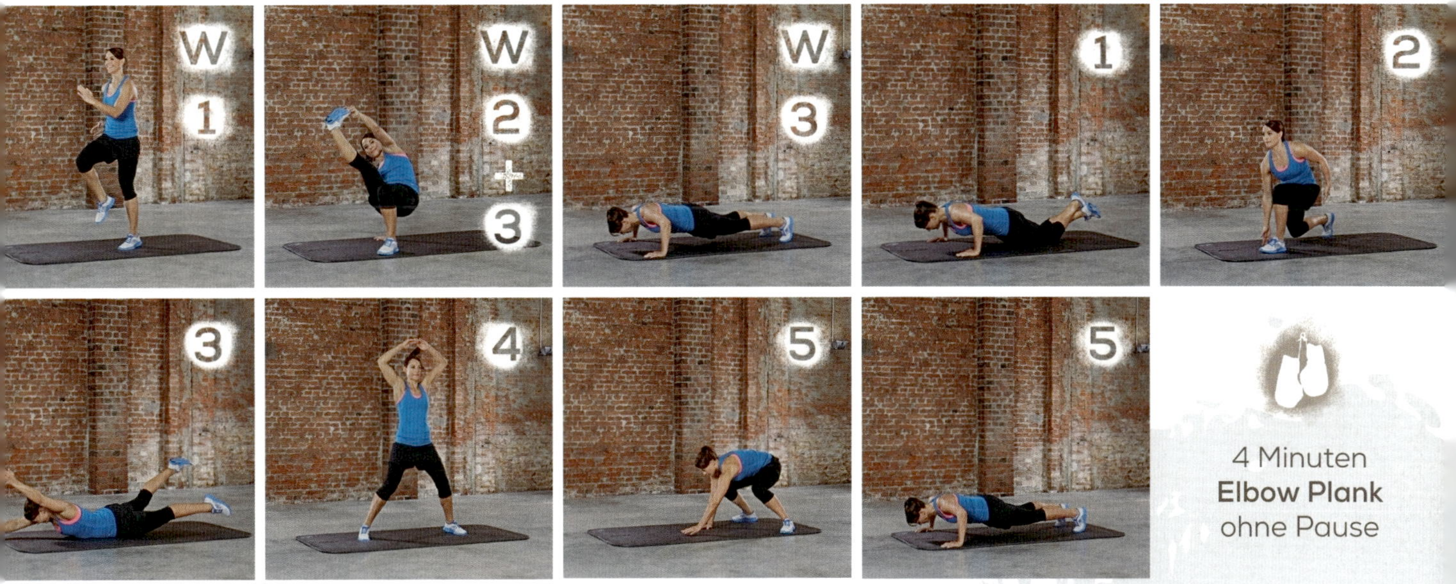

4 Minuten **Elbow Plank** ohne Pause

20. TAG: TEST 2

Heute möchte ich dir eine Zusatzaufgabe geben, die du auch nach diesem Projekt gern an geeigneten Tagen einmal pro Woche in deinen Trainingsplan einbauen darfst. Die Zusatzaufgabe heißt: Sixpack-Power! Heute bitte den ganzen Tag den Bauch anspannen. Versuche, dich immer wieder daran zu erinnern. Am besten malst du dir einen kleinen Reminder auf die Handinnenfläche oder stellst einen Wecker im Handy ein, der dich jede halbe Stunde an dein Tagesprojekt erinnert. Vergiss dabei nicht, die Schultern zu senken und den Nacken lang zu lassen. Trainieren tun wir natürlich trotzdem. Heute ist es so weit: Test Nummer zwei. Gib alles!

Warm-up
1. 2 Minuten **Jogging**
2. 2 Minuten: 7 x **Jumping Jack**, 1 x **Jumping Jack Down**, im Wechsel wiederholen

Test-Workout: 5 x 5 Minuten
Mache so viele Wiederholungen wie möglich. Vergleiche deine Wiederholungszahlen mit Tag 10.
1. **Sprinter High Impact**
2. **Push-up Knee**
3. **Jumping Jack**
4. **Lunge High Impact**
5. **Superman** dynamisch

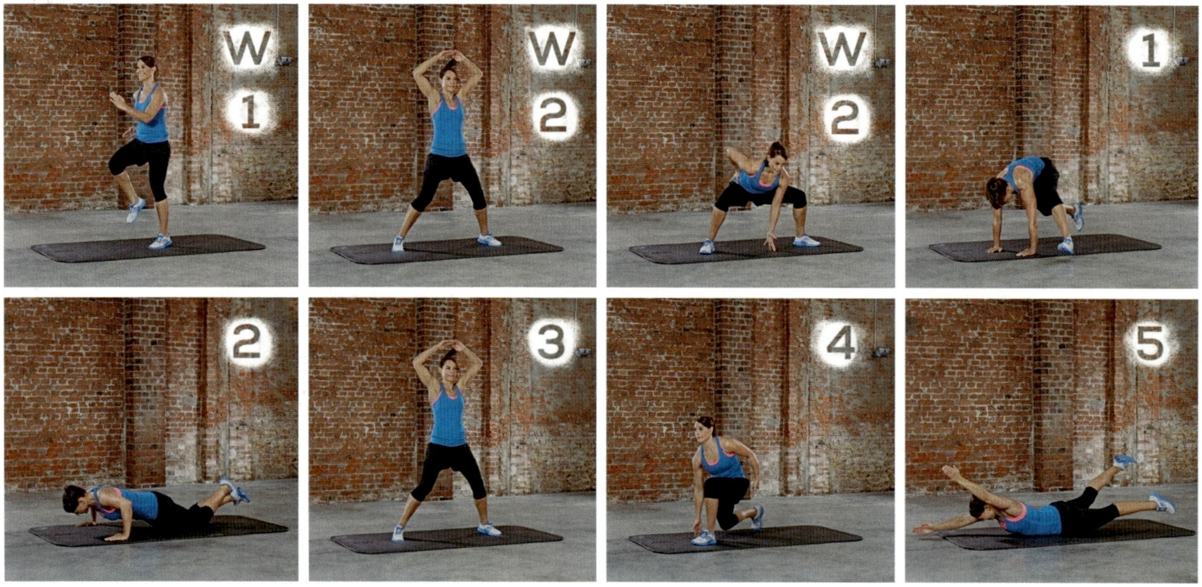

4 Minuten **Elbow Plank** ohne Pause

THE SECRET OF SUCCESS

Du hast jetzt zwei Drittel des Programms hinter dir. Es ist Zeit für einen kleinen Test: Nimm einen Zettel und schreibe die drei Dinge auf, die dir im Leben am wichtigsten sind. Lege den Zettel kurz zur Seite und lies weiter.

Ich werde ständig und überall gefragt, was die beste Übung zum Abnehmen sei – meine Geheimwaffe sozusagen. Ich möchte dir dieses Geheimnis jetzt gern anvertrauen. Hier kommt die Übung:

Setze dich auf einen Stuhl und drehe deinen Kopf so weit wie möglich nach rechts und dann so weit wie möglich nach links. Jetzt schneller: rechts, links, rechts, links. Et voilà, fertig.

Das ist nur ein einfaches Kopfschütteln? Was das bringen soll? Wenn du bei jedem Glas Wein, bei jedem Naschi und bei jeder überflüssigen Mahlzeit den Kopf schüttelst, bringt das eine Menge! Kleiner Scherz. Jetzt kommt das wahre Geheimnis:

Was haben Trainer und Kunde gemeinsam? Der Kunde möchte den Ansprüchen des Trainers gerecht werden. Der Trainer auch! Ein Trainer misst sich an seinen eigenen Ansprüchen. Er erhebt seine Ziele zur obersten Priorität. Nimm jetzt deinen Zettel und sage mir, an welcher Stelle du dich selbst notiert hast. Nein warte: Ich werde es dir sagen. GAR NICHT! Für wen hast du dir dieses Buch gekauft? Für deine Kinder? Deinen Freund? Deinen Chef? Du musst dir selbst wichtiger sein. Wenn du dir selbst wichtig bist, brauchst du nicht mehr den Ansprüchen von mir oder sonst irgendwem gerecht werden. Hol das Beste aus dir heraus – FÜR DICH! Am Ende werden DEINE Arme hübscher, DEIN Po fester und DEINE Leistung besser. Denke wie ein Trainer. Trainiere wie ein Trainer. Du wirst erfolgreicher sein und schneller ans Ziel kommen.

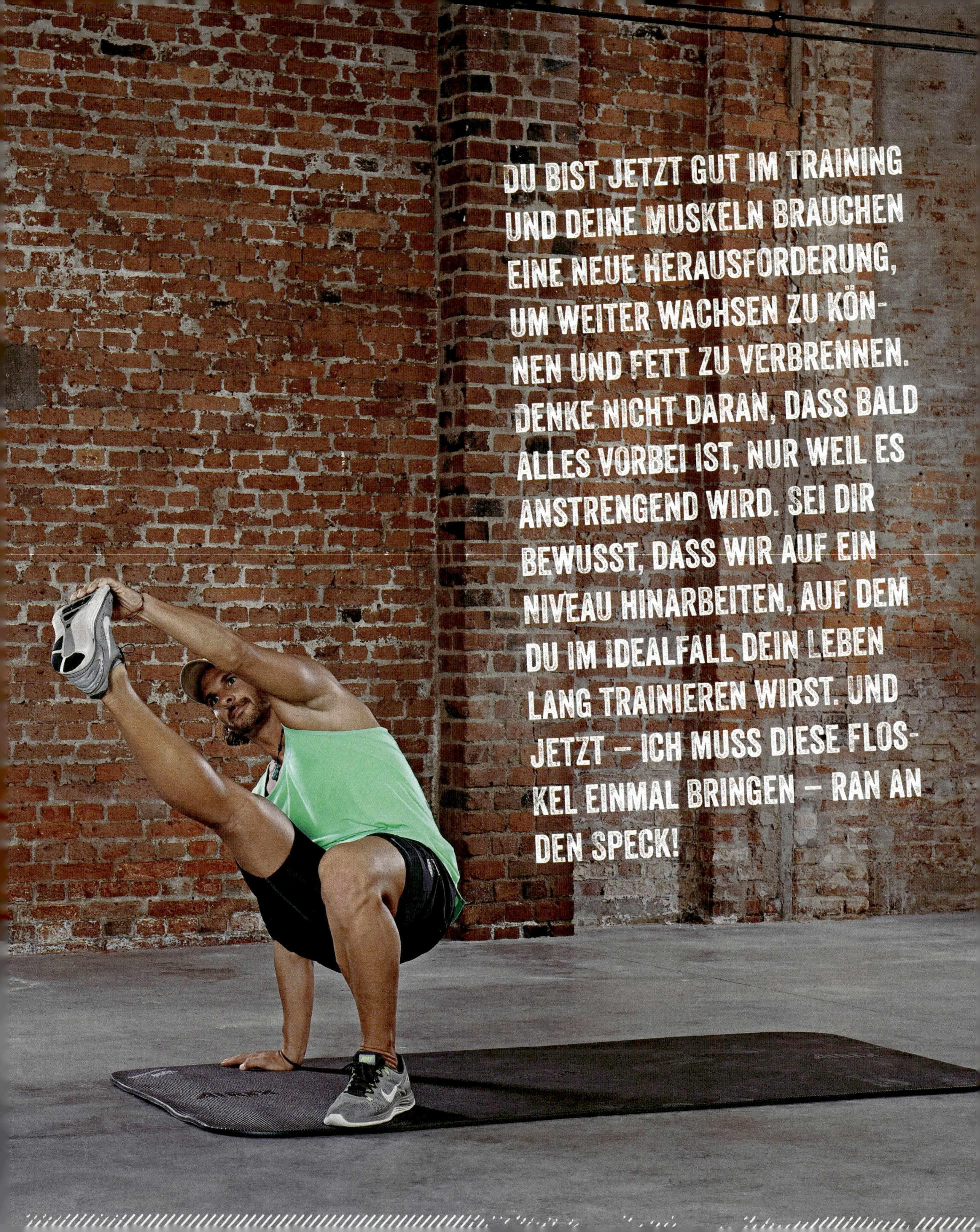

DU BIST JETZT GUT IM TRAINING UND DEINE MUSKELN BRAUCHEN EINE NEUE HERAUSFORDERUNG, UM WEITER WACHSEN ZU KÖNNEN UND FETT ZU VERBRENNEN. DENKE NICHT DARAN, DASS BALD ALLES VORBEI IST, NUR WEIL ES ANSTRENGEND WIRD. SEI DIR BEWUSST, DASS WIR AUF EIN NIVEAU HINARBEITEN, AUF DEM DU IM IDEALFALL DEIN LEBEN LANG TRAINIEREN WIRST. UND JETZT – ICH MUSS DIESE FLOSKEL EINMAL BRINGEN – RAN AN DEN SPECK!

21. TAG

Stress macht bekanntlich dick, weil er unsere Stoffwechselvorgänge und den Fettabbau lähmt. Hier ein kleiner effektiver Antistresstrick: tief ein- und ausatmen, die Schultern fallen lassen – fertig. Und weiter zu Stressabbau-Methode Nummer eins: Sport.

Warm-up

1. 1,5 Minuten **Sprinter & Kick** rechts, **Sprinter & Kick** links, **Push-up** und **A-Stand** im Wechsel
2. 1 Minute **Standing Full Stretch** statisch
3. 3 Minuten **Plank Running**
4. 1,5 Minuten **Table Extension** dynamisch
5. 1,5 Minuten **Roll-up**

Workout

Jede Übung 8 x 20 Sekunden mit 10 Sekunden Pause dazwischen

1. **High Jump**
2. **Push-up**
3. **Plank Running**
4. **Superman** dynamisch
5. **Sprinter High Impact** im Wechsel

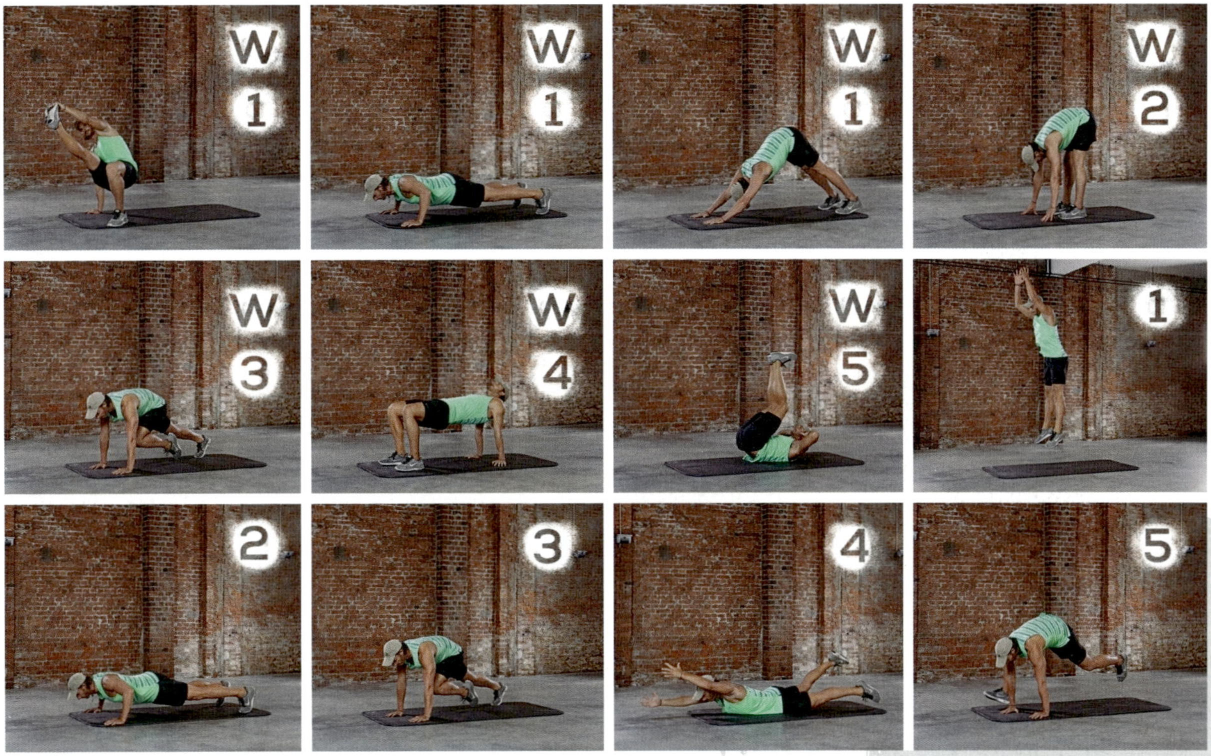

5 Minuten **Elbow Plank.** Mache zwei Pausen von je 10 Sekunden.

22. TAG

Der Squat ist der König unter den Fitnessübungen, denn er fordert alle großen Muskeln wie Oberschenkel, Po und Rückenstrecker gleichzeitig. Wichtig ist nur, dass du den Po weit nach hinten schiebst, die Knie über dem Mittelfuß sind und der Rücken gerade ist.

Warm-up

1. 1 Minute **Jumping Jack**
2. 1 Minute **Table Extension** dynamisch
3. 1 Minute **Box Skipping**
4. 1 Minute: Komme in eine tiefe Squat-Position, springe mit den Füßen in die **Handplank,** springe wieder nach vorn, im Wechsel wiederholen

Workout: insgesamt drei Runden
Runde 1: nach jeder Übung 15 Sekunden Pause

1. 1 Minute **Crossed Squat** rechts, mache beim Hochkommen einen Sprung
2. 1 Minute **Crossed Squat** links mit Sprung
3. 1 Minute: Komme in eine tiefe Squat-Position: **Crawling** vorwärts, **Push-up, Crawling** rückwärts, wiederholen
4. 1 Minute **L-Sit** rechts und links im Wechsel
5. 2 Minuten **Full Crunch**

Runde 2 und 3: nach jeder Übung 30 Sekunden Pause
Übung 1 und 2: 1,5 Minuten **Crossed Squat** rechts und links im Wechsel mit acht schnellen Sprints beim Hochkommen
Übung 3: 1,5 Minuten **Crawling** und **Push-up,** so schnell wie möglich
Übung 4: jeweils 1 Minute **L-Sit** links und rechts

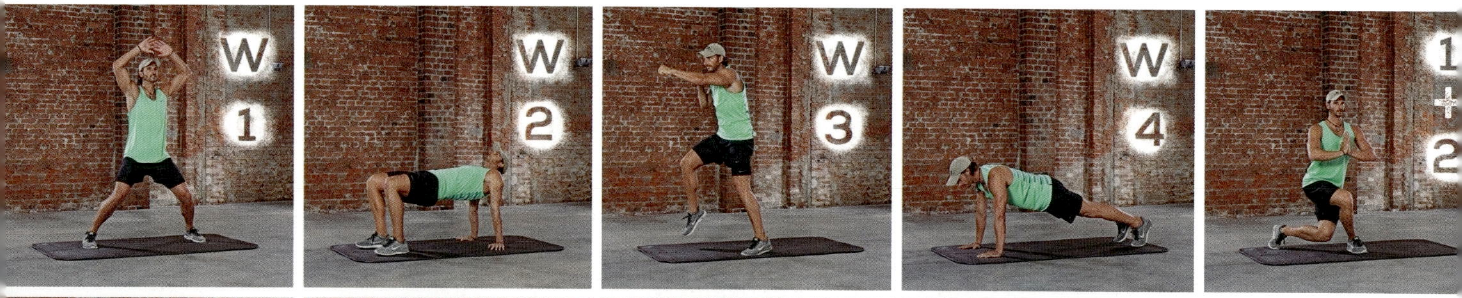

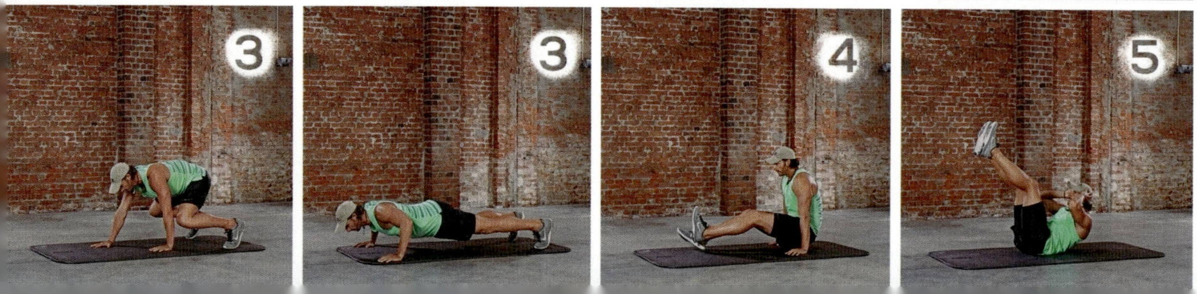

5 Minuten **Elbow Plank.** Mache zwe[i] Pausen von je 10 Sekunden.

23. TAG: RECREATION DAY

Beim Training höre ich gern die Musik zum legendären Boxerdrama „Rocky". Das Geheimnis des Erfolges dieses Films ist natürlich zum einen die Ästhetik des Boxens. Nur wer Kampfsport mag, kann das nachvollziehen. Alle anderen an dieser Stelle bitte das Buch zur Seite legen und 20 Liegestütze machen! Zum anderen sind es die motivierenden Worte des Trainers und des Hauptdarstellers selbst. Großartig finde ich die Rede, in der Trainer Mickey seinem Schützling Rocky erklärt, dass es nicht darauf ankomme, wie oft man gewinnt, sondern wie oft man aufsteht und weitermacht. Beharrlichkeit ist das Geheimnis des Glücks. Kennt jemand die Erfolgsgeschichte der Diesel-Jeans? Sein Erfinder entdeckte durch Zufall, dass geblichene Jeans irgendwie gut aussehen. Keiner glaubte an seinen Erfolg. Außer ihm selbst. Da er kein Geld hatte, setzte er sich in sein altes Auto, den Kofferraum voller selbst geblichener Hosen, und machte sich auf den Weg kreuz und quer durch Europa, um Läden zu finden, die ihm einen Meter ihres Regals für seine schrägen Hosen zur Verfügung stellten. Er schlief teilweise im Auto und hatte tagelang Hunger, aber er versuchte es weiter. Das Unternehmen macht jetzt 1,3 Milliarden Dollar Umsatz im Jahr.

5 Minuten **Elbow Plank.** Mache zwei Pausen von je 10 Sekunden.

TIPP

GEHE AN DEINE GRENZEN

Wenn du wirklich nicht mehr kannst – und das gilt für alle Übungen – darfst du die einfachere Alternative wählen, falls es eine gibt, oder den Spielraum der Übung verkleinern. Wichtig ist, immer bis an die Grenze zu gehen, bis du wirklich nicht mehr kannst. Erst dann erfüllt die Übung ihren Zweck und löst den erwünschten Trainingsreiz aus. Auch wenn du das Gefühl hast, dich kaum noch bewegen zu können – das Halten der Position ist immer möglich. Alles ist erlaubt, nur nicht aufgeben.

24. TAG: RUNNING DAY

Du bist auf der Zielgeraden. Viele haben an dieser Stelle des Trainings große Erfolge in Sachen Gewicht und Muskelaufbau erzielt, sich an die neue Ernährung gewöhnt und verzichten auf Süßigkeiten und Fast Food. Weiter so! Wer jetzt bemerkt, dass er mit weniger, weil gehaltvollerer Nahrung zurechtkommt – bitte deshalb nicht ganze Mahlzeiten auslassen! Wer viel trainiert, sollte auch regelmäßig essen. Denn wenn du deinen Stoffwechsel nicht ankurbelst, fährt dieser bis zur nächsten Mahlzeit Tempo und Intensität herunter. Ein langsamer Stoffwechsel verbrennt aber weniger Fett. Also: Mittagessen!

Da fällt mir eine Sache ein, wie wir das Training noch optimieren können. Nach dem Training öffnet sich das sogenannte „Window of Opportunity". Gemüseshakes, Eiweißshakes, Salate – alles, was du jetzt isst oder trinkst, wirkt sich mehrfach positiv auf Muskulatur und Gewebe aus, weil der Stoffwechsel auf Hochtouren arbeitet. Was dein Körper jetzt aufnimmt, wird mit Volldampf verwertet, Umwandlungsprozesse funktionieren besser, dein Körper verlangt nach gesunden Nährstoffen. In der Ruhephase – quasi über Nacht – kann der Körper umso besser Muskeln aufbauen. Nutze daher das Window of Opportunity – das Fenster der Möglichkeiten – und optimiere den Effekt deines Workouts um bis zu 30 Prozent, indem du nach dem Training eine gesunde Mahlzeit mit reichlich Eiweiß oder Kohlenhydraten zu dir nimmst.

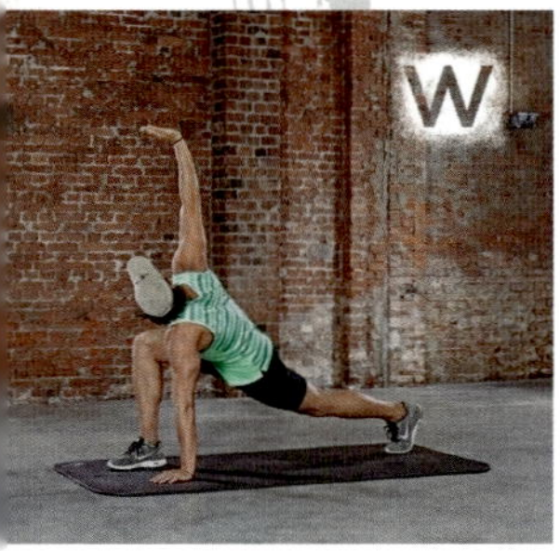

Warm up: 3 Minuten locker laufen
10 x **Open Sprinter** im Wechsel mit circa 10 Sekunden Dehnung

Workout: 15 Minuten Steigerungsläufe
Aus dem Stand zehn Schritte beschleunigen bis auf Sprintniveau,
10 Sekunden Highspeed, dann auslaufen und noch eine Minute gehen

Cool-down: 4 Minuten locker laufen

FITNESS MYTHOS

SCHWITZEN IST GUT

Es hält sich ja hartnäckig ein Mythos: Wer stark schwitzt, ist total unfit. Es ist genau umgekehrt. Sportler, die sehr gut trainiert sind, schwitzen stärker, weil sie über eine bessere Thermoregulierung verfügen. Wenn du also jetzt stärker schwitzt als zu Trainingsbeginn, ist das ein gutes Zeichen.

25. TAG

Heute steht wieder eine meiner Lieblingsübungen im Plan: Plank Running. Kaum eine Übung ist so vielseitig wie diese. Versuche, bei dieser Übung wirklich alles zu geben, und ihr Effekt potenziert sich ins Unermessliche. Sie ist sozusagen der Lamborghini unter den Fitnessübungen.

Warm-up

1. 8 x 20 Sekunden **Superman** dynamisch mit 10 Sekunden Pause dazwischen, am Ende 1 Minute Pause
2. 8 x 20 Sekunden **Plank Running** mit 10 Sekunden Pause dazwischen, am Ende 1 Minute Pause

Workout

1. 20 x **Jump** rechts, im Quadrat
2. 15 x **L-Sit** rechts
3. 2 Minuten **Roll-up**
4. 20 x **Jump links**, im Quadrat
5. 15 x **L-Sit** links
6. 2 Minuten **Upper Crunch**
7. 20 x **Squat Arms Up** und **Standing Full Stretch** im Wechsel
8. 2 Minuten **Handplank**

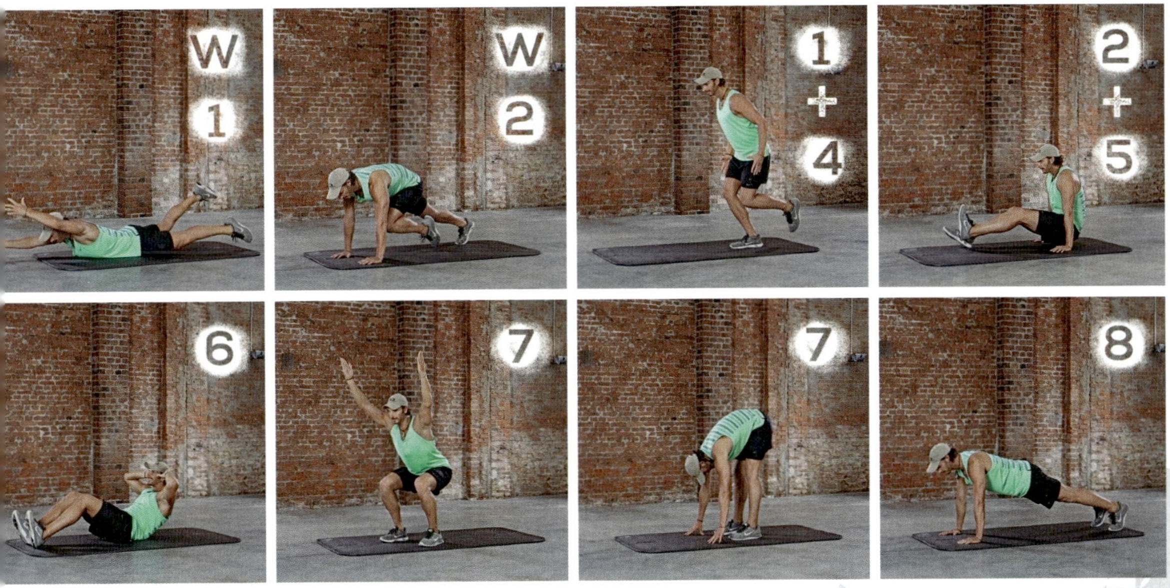

5 Minuten
Elbow Plank.
Mache eine Pause von 10 Sekunden.

26. TAG

Sammle für eine Minute deine Gedanken. Stelle dir vor, wie du die Übungen ausführst, ermahne dich, ruhig zu atmen, und denke daran, dass am Ende deine Traumfigur wartet. Programmiere dich auf Trainingsmodus und du wirst besser und erfolgreicher trainieren.

Warm-up: jede Übung 1,5 Minuten

1. **Plank Running**
2. **Roll-up**
3. **Box Skipping**
4. **Full Crunch**
5. **Box Skipping**
6. **Upper Crunch**

Workout

1. 20 x **Sprinter Arms Up** rechts, **Kick** links
2. 20 x **Handplank** und **A-Stand** im Wechsel
3. 20 x **Sprinter Arms Up** links, **Kick** rechts
4. 10 x **Sprinter & Kick** und **A-Stand** im Wechsel
5. 10 x **Sprinter & Kick, Push-up** und **A-Stand** im Wechsel

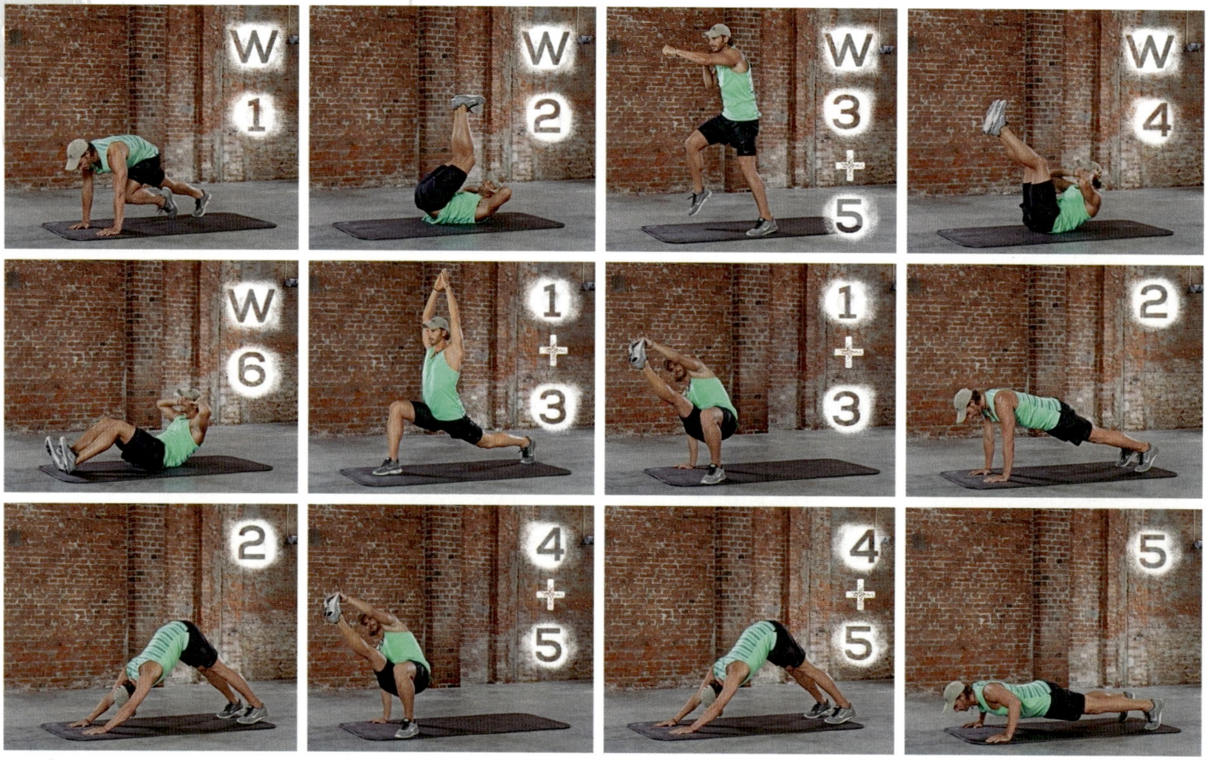

6 Minuten **Elbow Plank.** Mache drei Pausen von je 10 Sekunden.

27. TAG

Nur noch ein paar Tage! Versuche immer wieder, das Training als etwas Positives zu sehen. Du tust das für dich – für niemanden sonst. Genieße die Zeit, in der sich vielleicht ausnahmsweise alles nur um dich dreht, und visualisiere immer wieder dein Ziel.

Warm-up

1. 10 x **L- Sit** links
2. 10 x **Handplank** und **A-Stand** im Wechsel
3. 1 Minute **Superman** dynamisch

Wiederhole das Warm-up noch einmal mit dem L-Sit auf rechts.

Workout

1. 20 Sekunden **Plank Running**
2. 20 Sekunden **Box Skipping**
3. 20 Sekunden **Jumping Jack**
4. 20 Sekunden **Jumping Jack Down**

Wiederhole das Workout insgesamt 5-mal in hohem Tempo mit 20 Sekunden Pause nach jeder Runde. Mache vor dem Battle 3 Minuten Pause, entspanne dich und tue einfach gar nichts.

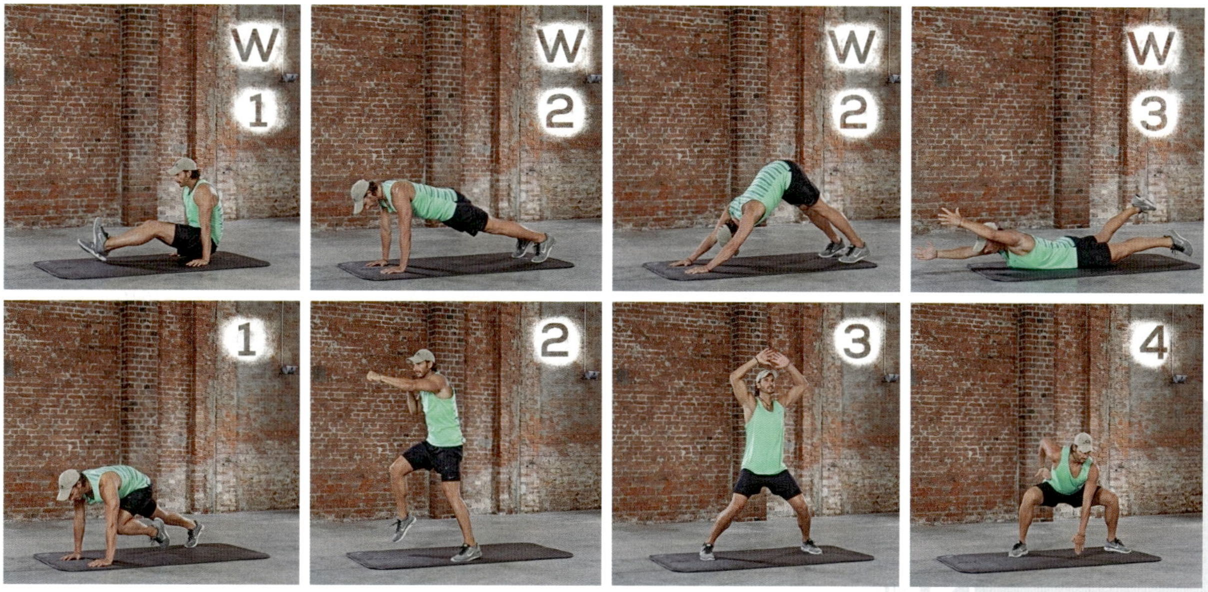

5 Minuten **Elbow Plank** ohne Pause

28. TAG: CHALLENGE

Ich möchte dir noch ein paar Anregungen geben, eine zusätzliche Sportart zu finden, die dir Spaß macht. Hier drei Vorschläge für tolle Outdoor-Trainings, die es vielleicht irgendwo in deiner Nähe gibt: Outdoor-Bootcamp (www.original-bootcamp.com), Stand Up Paddling (www.sup-mag.de), Klettergarten (www.hochseilgarten-kletterwald.de). Meine persönliche Empfehlung: Bikram-Yoga und Beachvolleyball.

Warm up

1. jeweils 30 Sekunden **Sprinter & Kick** rechts und links, gelaufen
2. 1,5 Minuten **Sprinter & Kick** und **Push-up,** Sprung nach vorn, **High Jump**

Time-Challenge

Führe alle Übungen, so schnell du kannst, aus und erhöhe damit deine Wiederholungszahlen.

1. 2 Minuten **Push-up Knee,** dann 1 Minute Pause
2. 2 Minuten **Lunge High Impact,** dann 1 Minute Pause
3. 2 Minuten **Superman** pendelnd, moderates Tempo, dann 1 Minute Pause
4. 2 Minuten **Jumping Jack,** dann 1 Minute Pause
5. Komme in eine tiefe Squat-Position: 20 x **Crawling** vorwärts, **Push-up** und **Crawling** rückwärts im Wechsel, dann 1 Minute Pause

Mache vor dem Battle 3 Minuten Pause, entspanne dich und tue einfach gar nichts.

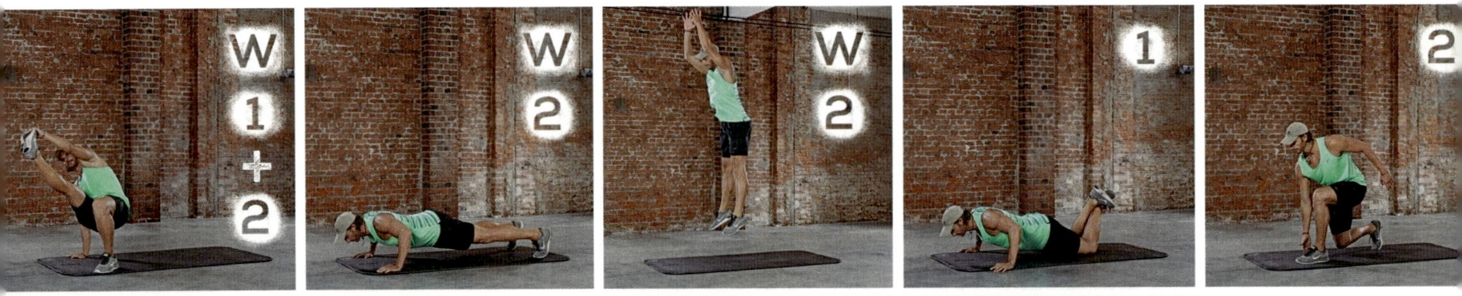

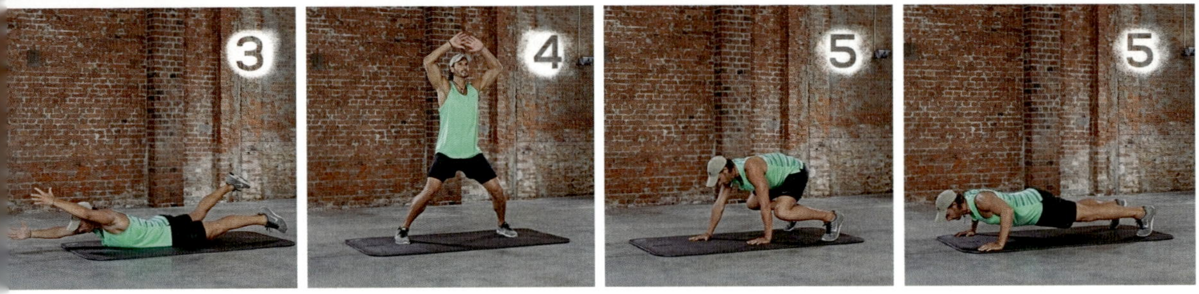

6 Minuten **Elbow Plank.** Mache eine Paus von 10 Sekunden

29. TAG

So viel Gutes hast du dir bis hierher getan: Du hast Muskeln aufgebaut, Fett verbrannt, bist beweglicher geworden, weil deine Bänder und Sehnen gedehnt sind. Dein Stoffwechsel läuft wie ein Sportwagen und du siehst mit Sicherheit noch besser aus als zuvor.

Warm-up

1. 1 Minute **Plank Running**
2. 1 Minute: Komme in eine tiefe Squat-Position: Springe mit den Füßen in die **Handplank** und mache einen **High Jump,** im Wechsel wiederholen
3. 1 Minute **Push-up Knee**
4. 1 Minute **Lunge High Impact**

Workout

Führe die Übungen 1 bis 3 für 5 Minuten im Wechsel aus, dann 2,5 Minuten Pause

1. 20 Schritte **Plank Running**
2. 1 x **Push-up,** mit den Füßen nach vorn springen, dann **High Jump**
3. 8 x **Lunge High Impact**

Wiederhole das Workout insgesamt 3-mal.

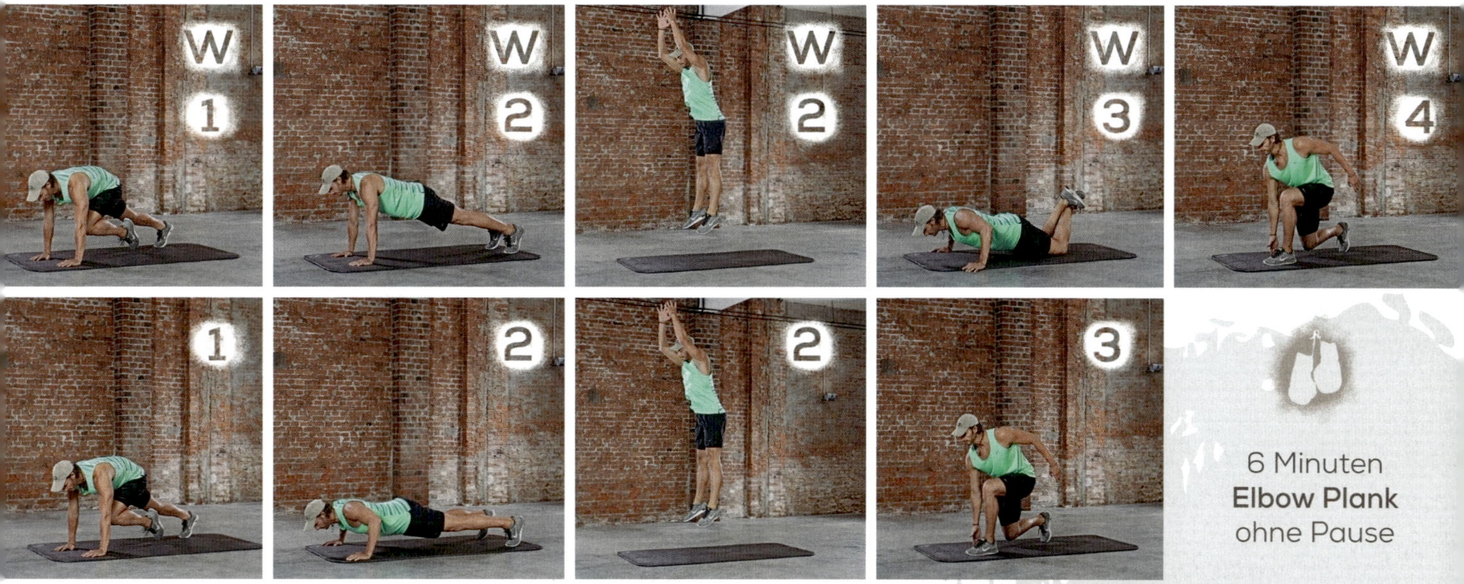

6 Minuten
Elbow Plank
ohne Pause

30. TAG: TEST 3

Finale! Wenn du es bis hierher geschafft hast, dann höre jetzt nicht auf! Das Ziel: Training als eine Selbstverständlichkeit in deinen Alltag einzubauen. Genieße das heutige Training noch einmal als letzten Teil einer Etappe, die du erfolgreich gemeistert hast.

Warm-up

1. 2 Minuten **Jogging**
2. 2 Minuten: 9 x **Jumping Jack**, 1 x **Jumping Jack Down,** im Wechsel wiederholen

Test-Workout: 5 x 5 Minuten
Mache so viele Wiederholungen wie möglich. Vergleiche deine Wiederholungszahlen mit Tag 10 und Tag 20.

1. **Plank Running**
2. **Push-up Knee**
3. **Jumping Jack**
4. **Lunge High Impact**
5. **Superman** dynamisch

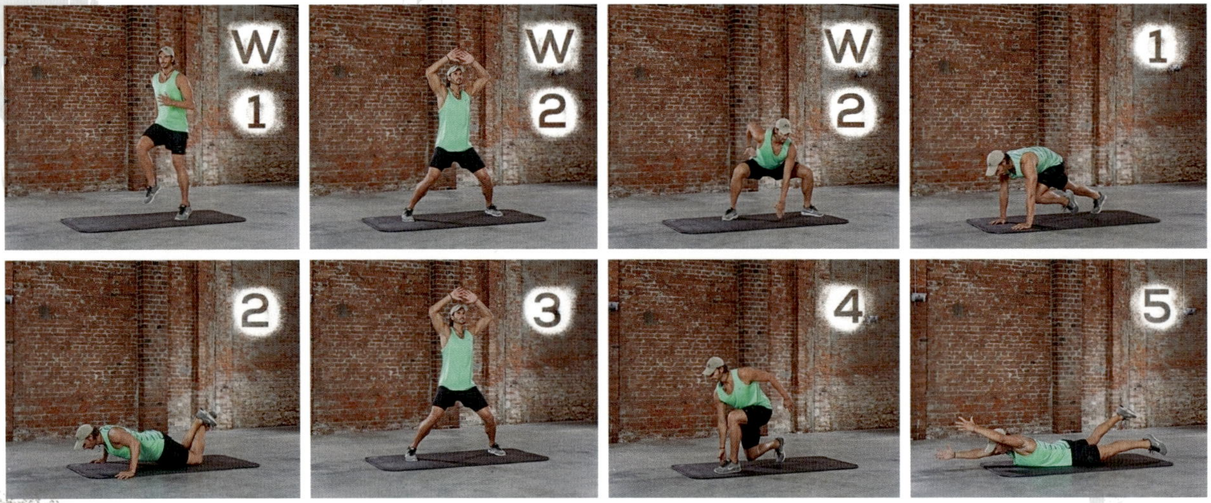

FITNESS MYTHOS

EIWEISS FÜR SCHÖNE HAUT

Eiweißshakes lassen Frauen nicht wie Bodybuilder aussehen.
Sie stecken voller guter Dinge, wie zum Beispiel seltenen Mikronährstoffen, und verbessern so das Hautbild. Welchen Shake du nimmst, ist egal. Achte nur darauf, dass kein ungesunder Zuckerersatz wie Aspartam enthalten ist.

ENTDECKE DIE WELT UND BLEIBE SPORTLICH

Ich würde dir gern noch drei Dinge mit auf den Weg geben, bevor wir uns verabschieden.

1. Du bist jetzt mit allem gerüstet, was du brauchst, um ein gesünderes, sportlicheres und glücklicheres Leben zu führen. Denke immer daran, dass ewiges Glück ewige Arbeit daran bedeutet. Du hast jetzt die Wahl, entweder diesen Trainingsplan zu wiederholen oder in den Umschlagklappen zu lernen, wie du dir deinen eigenen Trainingsplan mithilfe der Ringrichter zusammenstellst. Für beide Wege gebe ich dir grünes Licht. Nur ein Weg führt dich nicht weiter: nichts tun oder in alte Verhaltensmuster zurückkehren. Bleibe am Ball!

2. Sei ein Vorbild. Vorbilder sind toll, Vorbilder sind wichtig. Sie helfen dir bei der Orientierung, wenn du ein Ziel vor Augen hast. Es gibt viele Menschen, die zu dir aufschauen werden, weil sie so sein wollen wie du: zielorientiert, strukturiert, diszipliniert, ehrgeizig, positiv, sportlich, gut aussehend, vital, sexy ... Und es wird Menschen geben, die sich von dir abwenden werden oder mit Sarkasmus reagieren. Lasse dich auch dadurch nicht von deinem Ziel abbringen. Immerhin verrät es dir auf eine sehr ehrliche Weise, wer deine wahren Freunde sind. Deshalb sagt auch ein Sprichwort aus dem Sport: „Nur wer den Ball hat, wird angegriffen." (Herkunft unbekannt)

3. Bleibe neugierig. Was hat das mit Sport zu tun? Neugierde ist eine wichtige Grundvoraussetzung für Glück und Erfolg, denn nur wer sich öffnet – der Welt, den Menschen und den Dingen gegenüber –, kann sich weiterentwickeln. In unserem Fall – in Bezug auf den Sport – ist Neugierde genauso wichtig wie in anderen Bereichen des Lebens. Oft entstehen neue Sportarten aus zwei bereits vorhandenen und plötzlich machen sie in der Kombination Spaß. So habe ich zum Beispiel gerade mit einem Freund und Kollegen, Hans, „Yogaletic Moves" kreiert: eine Kombination aus Yoga und athletischen Übungen aus vielen anderen Sportarten. Viele Menschen, denen zuvor Yoga zu Yoga war und Athletik vielleicht zu wenig geschmeidig, sind große Fans dieser sportlichen Verschmelzung geworden. Bleibe neugierig – wie ein Kind – und entdecke die Welt des Sports.

Ich würde mich sehr freuen, dich weiterhin in meiner Welt begrüßen zu dürfen.

REGISTER

IMPRESSUM

1. Auflage 2015

Redaktionsleitung: Silke Kirsch
Projektleitung: Esther Szolnoki
Redaktion: Birgit Dauenhauer, Regensburg
Rezepte: Franca Mangiameli; die Rezepte auf den S. 46, 47, 49, 59, 65, 68, 69, 75, 76 und 77 wurden dem Titel „Die Milchdiät. Abnehmen mit dem Kalzium-Kick" von Franca Mangiameli (ISBN 978-3-517-08746-7) entnommen
Umschlaggestaltung und -konzeption: zeichenpool, München, unter Verwendung von Fotos von Südwest Verlag/Marco Grundt (Ziegelmauer und Button: © shutterstock)
Layout, Satz, Illustrationen und Grafiken: Katja Muggli, www.katjamuggli.de
Bildredaktion und Leitung der Fotoproduktion: Sabine Kestler
Fotografie: Marco Grundt
Assistenz: Andi Hopfgarten
Styling: Julia Neubauer
Haare und Make-up: Claudia Wegner
Bildnachweis: gettyimages, München: 60 (Cultura/Brett Stevens), 66 (William Shaw); **istockphoto/RF:** 40/DNY59; **shutterstock/RF:** 54 (Ekaterina Smirnova), ; **Stockfood, München:** 57 (Studio R. Schmitz), 59 (Matthias Hoffmann), 65 (GU Verlag/Peter Schulte), 74 (Bernhard Winkelmann); **Südwest Verlag:** 49, 68, 79, 77 (Anke Politt), 58, 71 (Maike Jessen), 72 (Julia Hoersch); **Mark Maslow, www.marathonfitness.de:** 33
Für die freundliche Unterstützung der Fotoproduktion danken wir der Firma Airex.
Reproduktion: Artilitho snc, Lavis (Trento)
Druck und Verarbeitung: Neografia, Martin
Printed in Slovakia

MIX
Papier aus verantwortungsvollen Quellen
FSC® C020353
FSC www.fsc.org

Verlagsgruppe Random House FSC® N001967
Das für dieses Buch verwendete FSC®-zertifizierte Papier *Profimatt* liefert Sappi Ehingen

ISBN 978-3-517-09316-1
www.suedwest-verlag.de